实用全科医学

诊疗与护理精要

李玉芬　于海荣　路智超　主编
刘曙光　王建凤　戴光霞

北方联合出版传媒（集团）股份有限公司
辽宁科学技术出版社

图书在版编目（CIP）数据

实用全科医学诊疗与护理精要 / 李玉芬等主编 .

沈阳：辽宁科学技术出版社，2024. 9. -- ISBN 978-7
-5591-3653-4

Ⅰ . R4

中国国家版本馆 CIP 数据核字第 20243YV807 号

出版发行：辽宁科学技术出版社

　　　　　（地址：沈阳市和平区十一纬路25号　邮编：110003）

印 刷 者：辽宁新华印务有限公司

幅面尺寸：170 mm × 240 mm

印　　张：18.25

字　　数：365 千字

出版时间：2024 年 9 月第 1 版

印刷时间：2024 年 9 月第 1 次印刷

责任编辑：张诗丁

封面设计：吕晓林

责任校对：卢山秀　刘　庶

书　　号：ISBN 978-7-5591-3653-4

定　　价：98.00元

前　言

　　随着社会经济的飞速发展和物质、文化生活水平的不断提高，人类对珍惜生命、追求健康也不断提出新的要求。全科医学的概念在 20 世纪 80 年代后期引入中国内地医学界，至今已建立起了比较完整的全科医学体系。全科医疗涉及内容广泛，从紧急的医疗问题到缓慢发展、迁延终生的慢性疾病，从人们熟悉的轻微疾病到危及生命的严重疾病都有涉猎。因此全科医师所面临的任务与其他专科医生明显不同，学科特点和其服务模式决定了他们在专业训练中所掌握的知识既要全面又要有选择性。

　　全科医学贯穿了新的生物、心理、社会医学模式，弥补了单纯生物医学模式下所形成的医学观念和医疗服务体系的缺陷，可以更好地解决人口老龄化、疾病改变等医学面临的新问题。护理学已经逐步向微观、快速、精细和高效能发展，传统的护理知识与技术的临床应用已不能适应现代护理学科的发展。从事临床医学的护理工作者，无疑也必须随着现代科学技术的进步和医学科学的发展不断丰富和更新自己的知识，熟练掌握护理操作技能，提高自己敏锐的观察力和应急处理能力。

　　由于时间仓促，本书涉及内容较广、篇幅较长，加之编者的学识和能力有限，书中难免存在不足之处。恳请各位专家和同行予以批评指正。

目 录

第一章　绪论 ……………………………………………………… 1

　　第一节　全科医学产生的基础 ………………………………… 1

　　第二节　全科医学基本概念 …………………………………… 5

　　第三节　全科医疗与全科医师 ………………………………… 8

第二章　全科医学的基本内容 …………………………………… 21

　　第一节　以人为中心的健康照顾 ……………………………… 21

　　第二节　以家庭为单位的健康照顾 …………………………… 25

　　第三节　以社区为基础的健康照顾 …………………………… 32

　　第四节　医患关系 ……………………………………………… 35

第三章　全科医学的临床思维 …………………………………… 38

　　第一节　全科医疗临床诊断思维的要素、规律和特点 ……… 38

　　第二节　全科医学的诊疗观 …………………………………… 44

第四章　循证医学在全科医疗中的应用 ………………………… 53

　　第一节　循证医学的概念 ……………………………………… 53

　　第二节　全科医疗中循证医学的实施步骤 …………………… 55

第五章　预防医学在全科医疗中的应用 ………………………… 58

　　第一节　预防医学的概念 ……………………………………… 58

　　第二节　全科医学中的流行病学原理 ………………………… 64

第六章 呼吸系统疾病 ··· 71

第一节 总论 ·· 71

第二节 急性上呼吸道感染 ·· 79

第三节 急性气管－支气管炎 ····································· 83

第四节 慢性支气管炎 ·· 85

第五节 支气管哮喘 ··· 91

第六节 慢性阻塞性肺气肿 ·· 97

第七节 慢性肺源性心脏病 ······································· 102

第八节 支气管扩张症 ·· 111

第九节 肺炎 ·· 117

第七章 解剖 ·· 124

第一节 上皮组织 ·· 124

第二节 神经组织 ·· 127

第三节 肌肉组织 ·· 130

第八章 病理 ·· 132

第一节 细胞和组织的损伤 ·· 132

第二节 细胞和组织的修复 ·· 136

第三节 血栓形成 ·· 141

第四节 栓塞 ·· 146

第五节 梗死 ·· 150

第九章 耳科疾病 ··· 154

第一节 先天性外耳畸形 ··· 154

第二节 外耳损伤 ·· 157

第三节 急性化脓性中耳炎 ·· 158

第四节 梅尼埃病 ·· 162

第十章　护理学基础 ·· 168

第一节　护理实践标准和临床护理路径 ···················· 168

第二节　整体护理 ·· 169

第三节　消毒与灭菌 ·· 172

第四节　一般患者的心理护理 ································ 182

第十一章　外科护理 ·· 199

第一节　普通外科护理 ·· 199

第二节　心胸外科 ·· 227

第十二章　内科护理 ·· 244

第一节　呼吸内科护理 ·· 244

第二节　消化系统疾病 ·· 259

参考文献 ·· 282

第一章　绪论

　　全科医学发展至今称得上是历史悠久，从最初不被人看好的边缘学科，到现在已成为西方医疗体系的重要基础。在全世界范围的实践过程中发现，提供更为"专业"的全科医师不仅能够更有效地提高医疗服务质量，还能够有效地节约医疗成本。全科医学作为现代医学发展的新趋势，对医疗事业的发展具有举足轻重的意义。全科医疗服务是被世界公认的适应第二次卫生革命需要的全球重要卫生政策之一。全科医疗被世界卫生组织称为"最经济、最适宜"的医疗卫生保健服务模式。

第一节　全科医学产生的基础

　　全科医学面向社区与家庭，以人为中心，以家庭为单位，以整体健康的维护和促进为目标，提供连续、综合、便捷的基本卫生服务。全科医学的产生，是与人口数量迅速增长、人口老龄化加剧、医学模式的转变、医疗资源分配不合理、疾病谱和死因谱的变化等密切相关的。

一、人口迅速增长与老龄化

　　随着社会的发展、经济条件的改善、医学的进步，全世界人口数量迅速增长，人类的生存环境发生了巨大的变化。生活空间越来越拥挤，生活节奏越来越快，人与人之间的竞争越来越激烈，因而出现了大量与之相关的健康问题。随着我国人口数量的迅速增长，老年人口的比例日趋增大。老年人口迅速增长带来了与大众有关的许多健康问题。由于老年人以慢性病为主，病程长、就诊次数较多、住院人数多、住院时间长、医疗费用高、护理和康复的工作量大，因此，回到社区和家庭接受社区卫生照顾是最佳选择。社区卫生服务的发展是适应人口老龄化的必然结果，这是促使全科医学兴起和发展的最重要的历史背景。

二、疾病谱与死因谱的变化

在第一次卫生革命前，影响人们健康的主要疾病是急性传染病、寄生虫病和营养不良。由于疫苗、灭菌术、抗菌药物的发明和应用，急性传染病和寄生虫病得到了控制。随着社会的发展，慢性非传染性疾病、退行性疾病、生活方式及行为疾病在疾病谱和死因谱上已经逐渐取代了传染病，成为危害人民健康的主要问题。然而，已控制的传染病还有死灰复燃的可能。如结核病在 1984 年开始以每年 10% 的速度增加，成为公共卫生上严重的问题。疾病谱与死因谱的变化向现代医学提出了挑战。各种慢性病的病因复杂多样，病程长，不仅无法治愈，且会出现各种并发症，影响人们的生活质量。因此，人们需要获得长期的、连续性的，包括生理、心理、社会各个方面（护理、医疗、康复、咨询、教育等内容）的健康照顾，而这种全面性健康照顾的提供者只能是全科医师。

三、医学模式的转变

医学模式指医学整体上的思维方式或方法，也就是说用什么方式或方法来解释和处理医学问题。医学模式在不同的历史时期是不同的，其中生物医学模式是从欧洲文艺复兴时期发展起来的。它把人作为生物体进行解剖分析，致力于研究疾病特定的病因和病理生理变化，并研究相应的生物学治疗方法。生物医学模式的缺陷在于忽略了心理、社会因素对疾病的影响。20 世纪50 年代以来，由于医学的发展，导致疾病谱和死亡谱的改变，心脏病、恶性肿瘤和脑血管疾病等疾病逐渐成为威胁人们健康的主要杀手。这些疾病与环境污染、吸烟、酗酒、心理紧张等社会、心理和行为因素密切相关。基于这个背景，医学模式开始从单纯的生物医学模式逐渐地向"生物－心理－社会"医学模式转变。此医学模式认为：人是一个开放的系统，通过与周围环境的相互作用以及系统内部的调控能力决定健康状况。这种医学模式的转变是医学进步的产物。随着医学模式的转变，医学科研及医疗卫生服务必须重视社会、心理、生物因素对健康和疾病的综合作用和影响。

四、医疗费用的高涨与卫生资源的不合理分配

20 世纪 60 年代以来，由于专科医学的高度发展和人口老龄化，医疗投入急剧增长，世界各国都面临着医疗费用高涨的问题。其中大部分都投入了专科医学的发展和利用之中。这种资源的不合理消耗，使社会不堪重负。为了控制医疗费用的高涨与合理分配卫生资源，实现"21 世纪人人享有卫生保健"的全球卫生战略，积极开展基层卫生保健、大力发展全科医学是根本措施。

五、健康概念的扩展

世界卫生组织给健康下了比较全面的定义："健康不仅是没有疾病或虚弱，而且是生理、心理和社会适应的良好状态。"然而很多人处在亚健康状态，亚健康状态进一步发展下去，就到达了潜临床阶段。其特征是活力、适应能力、反应能力的减退，以及接近临界水平的高血脂、高血液黏度、高血糖和免疫功能低下。潜临床阶段进一步发展，就到了前临床阶段，此时机体已有病变，因为症状不明显而没有到医院就诊或者因为病灶小而暂时检查不出来。因为健康与疾病之间有一个渐进的发展过程，所以疾病的防治工作应贯彻于生命的全过程。为了使全人类都能达到健康的标准，首先要帮助大家建立起积极的健康观，大力进行行为生活方式、精神卫生的宣传，并且把预防工作放在首要位置。全科医学以预防为主，实行三级预防的策略以降低疾病的发病率、提高疾病的治愈率、促进功能恢复以及防止并发症的发生，而不是单纯地治疗某一种疾病，能更好地维护与促进人类的健康。

六、社区卫生服务的发展

第二次世界大战结束以后，世界各国均难以承受专科医疗带来的卫生费用迅速增长的压力，积极寻求控制卫生费用的有效途径。实践证明，以社区卫生服务为基础的医疗保健体系是理想的保健体系。除急诊外，所有民众的首诊都在基层卫生保健院，80% 以上的健康问题在这里都能解决，仅有极少数患者需要被全科医师转诊到二级乃至三级医疗单位接受专科医疗，在接受专科医疗服务后则又被转回基层卫生保健院。这样的医疗保健体系有利于为患者提供方便、连续而以人为本的社区卫生服务，避免了浪费，大大提高了医疗卫生资源的利用率。社区卫生服务是对患者实行医疗、预防、保健、康复于一体的全面、连续的终身服务。社区卫生服务的发展，为全科医学的发展创造了条件。

七、卫生需求的转变

随着经济的发展，物质、文化生活的改善，人们的卫生需求也不断增长。在温饱时期，人们的生活目标是以生存为主，对卫生保健的要求较低。在小康时期，人们的生活目标为生存与发展并存而以发展为主，除了基本医疗服务外，还有一定的卫生保健需求。在中富时期，人们的生活目标是发展与享受并存而以发展为主，卫生需求不但要有医有药，还要有经常性的卫生保健服务，而且也要有这种进行经常性保健的条件。在富裕时期，人们的生活目标是享受与发展并存而以享受为主，卫生需求特别高，要求有私人医师、特殊的医护条件，且特别重视寿命的延长。随着不同时期卫生需求的变化，人们普遍要求提供一种集医疗、预防、康复、保健于一体的全面、方便、连续性的服务，以维护和促进健康。因此，卫生需求的转变，促进了全科医学的产生和发展。

第二节 全科医学基本概念

一、全科医学的定义

全科医学的定义，国内外至今尚未统一，不同的学者对其有着不同的界定。目前使用最多的是：全科医学是一个面向社区与家庭，整合临床医学、预防医学、康复医学以及人文社会学科相关内容于一体的综合性临床二级专业学科，其范围涵盖了各种年龄、性别、各个器官系统以及各类健康问题和疾病。其主旨是强调以人为中心、以家庭为单位、以整体健康的维护与促进为方向的长期负责式照顾，并将个体与群体健康照顾融为一体。

二、全科医学的特点

美国家庭医学专家 Taylor 认为，全科医学学科的基础由 3 个要点组成：①将卫生服务普及人民大众的广泛社会运动。②把因过分专科化而分裂的健康服务整合为一体的趋势。③从其他专科知识技能衍生而建立全科医学学科的努力。

纵观全科医学的学科发展演变的过程，其学科特点可以从以下几个方面进行分析：

（1）从服务角度来说，全科医学系综合性较强的临床专科。它除了涉及临床内、外、妇、儿、皮肤病等专科的服务内容外，还涉及医学哲学、心理学、预防医学、行为科学等学科领域的服务内容。不同于其他临床专科的是，全科医学的学科范围宽但较浅显，在一定深度上向横向发展，并根据所服务之对象的健康需要及需求，有机地融合各门相关知识与技能，为患者提供综合性的服务；而其他临床专科都是在各自的领域内不断地向纵深方向发展，因此其向患者提供的服务范围较狭窄。

（2）从临床思维方法上讲，全科医学以现代医学的理论成果与实践来解释发生在患者身上的局部和系统的变化，它的哲学方法是具有科学基础的整体论。其强调及早发现疾病并进行有效预防和维持健康。正确诊治主要是认真进行了临床思维的结果，在高新医疗设备欠发达的基层，全科医师的医疗水平高低主要取决于临床思维水平的高低，正确的临床思维对全科医学的发展至关重要。

（3）从知识体系角度说，全科医学是一门临床二级学科，其知识体系包括理论和实践两个部分。理论部分主要有全科医学的理论精髓，包括以患者为中心、以家庭为单位、以社区为基础、以预防为导向的健康照顾等，同时包括了全科医学临床服务基本技能和服务工具等。实践部分主要包括临床诊疗中常见健康问题的诊断、处理与评价的方法和技术等。只有理论联系实践才能发挥出全科医学在社区医疗及家庭医疗中的作用。

综上所述，全科医学学科的特征可以概括为：①其医学观是整体论。②从整体上系统地来理解和解决患者的健康问题，注重患者及其健康问题的背景和关系，采取整体性的社会生物心理模式来服务患者治愈疾病。③采取以人为本、以健康为中心、以家庭为单位、以社区为范围、以预防为导向的服务等独特的方法与技术为患者提供服务。④服务内容根据社区居民的健康需求为导向，合理利用医疗资源，讲究成本效益和成本效果，强调持续性、综合性、个体化的治疗。⑤强调早期发现并处理疾患，强调预防疾病和维持健康。

三、全科医学与其他相关医学领域的关系

（一）全科医学与替代医学

替代医学，也叫替代疗法，是由西方国家提出的常规西医治疗以外的补充疗法。按照西方的习惯，替代医学包括了冥想疗法、催眠疗法、顺势疗法、按摩疗法、香味疗法、维生素疗法等，传统的草药和针灸也归在其中。在世界范围内，现代医学的局限性使得替代医学广泛存在，这种情况说明了现代医学目前的发展水平还不能完全满足民众的需要。由于替代医学的广泛应用，全科医师应该了解其主要的类型、特点和疗效，同时更应该看到替代医学的

局限性，以便能够适应社区文化和群众的健康信念，并且有助于丰富全科医学理论和治疗手段。因此，全科医师了解替代医学的知识，并教育患者需要使用这类医疗手段时，首先要经过全科医师的评价和转诊，则可以最大限度地避免对患者潜在的伤害。

（二）全科医学与社区医学

社区医学以社区为立足点，应用流行病学、人类学、社会医学、统计学等方法和技术，对社区人群的公共卫生问题以及社区卫生服务的组织管理进行全面而有针对性的研究，通过社区卫生服务达到改善人群的健康水平、促进社区健康等目的，并对社区卫生项目的过程、效果、效率、效益和效用进行评估，以便使有限的资源产生出最佳效益。全科医学的研究内容和研究目标则以个体医疗保健为主，同时又将个体和群体保健融为一体。为此，社区医学在群体目标上与全科医学是相同的。这样，全科医师就自然成了社区医学任务的主要执行者；如何在落实社区医学的过程中所获得的资源，以及全科医师在社区实践中所获得的自身训练，则为全科医学在社区中的实施奠定了坚实的基础。

（三）全科医学与区域卫生规划

区域卫生规划是以提高一定区域内居民健康为中心，动员并合理配置该区域内的卫生资源的管理模式，其主要目标是在一个特定的区域内，根据经济发展、人口数量与结构、自然地理环境、居民主要卫生问题和不同的卫生服务需求等因素来统筹规划，确定区域内卫生发展的标准、模式、规模和速度，从而合理配置卫生资源，力争通过符合成本效能原则的干预措施来协调发展战略，改善和提高区域内的综合卫生服务能力，向全体人民提供公平、有效、经济、方便、综合的卫生服务。区域卫生规划将城市医疗卫生服务体系划分为医疗中心和社区卫生服务机构两级。要求做到"小病在社区，大病进医院"，使80%左右的疾病首先在社区得到处理，必须转诊的患者才被转诊到上级医院。

（四）全科医学与社区卫生服务

我国政府把组建城市社区卫生服务体系作为卫生改革的重要举措。全科医学作为基层医疗保健体系专门培养全科医师这一新型医生的临床医学学科，必将在重新塑造医生形象，发展照顾医学，承担个体和群体的一、二、三级预防，推进卫生改革等方面发挥重要的作用。全科医师已成为发展社区卫生服务的核心力量，全科医疗代表了社区卫生服务发展的最佳服务模式。因此，发展全科医学教育，培养全科医师是实施区域卫生计划的基础。

第三节　全科医疗与全科医师

一、全科医疗的定义

全科医疗是将全科医学的基本理论应用于患者、家庭和社区照顾的、主要由全科医师提供的、以解决社区常见健康问题为主的一种基层医疗，它是整合了其他许多学科领域的知识和技能于一体的临床专业服务，也是现阶段世界各国公认的基层医疗的最佳服务模式。

二、全科医疗的基本特征与原则

（一）全科医疗是一种基层保健的医疗服务

全科医疗是一种以门诊为主体的第一线医疗照顾，即公众为解决其健康问题寻求医疗卫生服务时最先接触、最经常利用的医疗保健部门的专业服务，也称为首诊服务。它能够以相对简便、便宜而有效的手段解决社区居民90%左右的健康问题，并根据需要安排患者方便而及时地进入其他级别或种类的医疗保健服务。正因为如此，全科医疗得以成为世界上大多数国家医疗保健和医疗保险这两种体系的基础与"守门人"，它使人们在追求改善全民健康状况的同时，能够提高医疗保健资源利用的成本效益。

（二）全科医疗是一种协调性的医疗服务

全科医疗立足于社区，距离居民居住地点最近，就诊不受时间、地点和科别的限制，无论躯体、心理或人际关系的问题，都能得到便捷和周到的服务，并且必要时还可以动用社区资源为患者排忧解难，或转介到专科或上一级医院，这些都是全科医疗的工作范围，不单是只解决疾病问题，全科医疗将其范围扩大到与疾病相关的一切困难，如经济、护理照顾等问题，充分地显示了全科医疗面向大众的可及性和与各级各类机构共同协作式的医疗服务。为实现对服务对象的全方位、全过程服务，全科医师应成为协调人，成为动员各级各类资源服务患者及其家庭的枢纽。全科医师掌握各级各类专科医疗的信息和转、会诊专家的名单，需要时可为患者提供全过程"无缝式"的转、会诊服务；全科医师了解社区的健康资源，如社区管理人员、健康促进协会、患者小组、志愿者队伍、托幼托老机构、营养食堂、护工队伍等，必要时可为患者联系有效的社区支持；全科医师熟悉患者及其家庭，对家庭资源的把握与利用更是作为全科医师不可缺少的基本功。上述各种健康资源的协调和利用使全科医师可以胜任其服务对象的"健康代理人"角色。

（三）全科医疗是一种高素质的连续性服务医疗服务

全科医疗虽属于初级保健范畴，但具有丰富的科学性、完善性和哲理性，是以人的健康为中心，综合了"生物－心理－社会"科学的立体思维，全面对待人的躯体、精神疾患和社会适应不良的困惑，并照顾家庭和社区的环境。体现了医疗服务的周全性，学科思维的完整性，大大提高了群众对医疗服务的满意度，因此是一个体现了新医疗模式的高素质医疗服务。而且全科医疗是从生前到死后的全过程服务，其连续性沿着人的生命周期（人生的各个阶段）提供照顾。从婚育咨询开始，经过孕期、产期、新生儿期、婴幼儿期、少儿期、青春期、中年期、老年期直至濒死期，都可覆盖在全科医疗服务之下；当患者去世后，全科医师还要顾及其家属居丧期的保健乃至某些遗传危险因素的连续性关照问题。其延续性还沿疾病周期（健康－疾病康复）的各个阶段提供照顾。全科医疗对其服务对象负有一、二、三级预防的不间断责任，从健康促进、危险因素的监控，到疾病的早、中、晚各期的长期管理。

（四）全科医疗是以患者为中心、家庭为单位的医疗保健

全科医疗不同于专科医疗在医院坐等患者，而是与患者和家庭有密切的联系、友好的往来，是根据人的个性和人格提供个体化服务，重视个人的背景，关注家庭与成员的关系，以家庭为背景合理地处理个人的健康问题和家庭的失衡问题，依托家庭的配合对患者提供长期的照顾，并且眼观整个社区的卫生状况进行整体管理，为社区人民创造良好的条件，促进人群的健康。全科医疗重视人胜于重视疾病，它将患者看作是有感情和个性的人，而不仅是疾病的载体；其照顾目标不仅是要寻找有病的器官，更重要的是维护服务对象的整体健康。为达到此目标，在全科医疗服务中，医生必须把服务对象视为重要的合作伙伴，从"整体人"的生活质量的角度全面考虑其生理、心理、社会需求并加以解决；以个性化的服务调动患者的主动性，使之积极参与健康维护和疾病控制的过程，从而达到良好的服务效果。家庭是全科医师的服务对象，又是其诊疗工作的重要场所和可利用的有效资源。

全科／家庭医学吸收了社会学家关于家庭的理论和方法，发展了一整套家庭医疗的知识和技能，显示出对于家庭与健康影响的格外重视。概括说来，"以家庭为单位的照顾"主要涉及两方面的内容：第一，家庭的结构与功能会直接或间接影响家庭成员的健康，亦受到家庭成员健康或疾病状况的影响；第二，家庭生活周期的不同阶段存在不同的重要事件和压力，若处理不当而产生危机，则可能对家庭成员造成健康损害。因此，全科医师要善于了解并评价家庭结构、功能与周期，发现其中可能对家庭成员健康的危害并通过适当的干预使之及时化解；还要善于动员家庭资源以协助对疾病的诊断与长期管理。发展适合我国国情的家庭评估和干预工具，是今后若干年内的重要课题。

（五）全科医疗是以社区为定向的医疗服务

以社区为定向是强调全科医师既服务于个人，也服务于群体；既服务于患者，也服务于健康人群，它的服务目标主要是社区范围内的一切卫生同题

及卫生管理问题，主要涉及一、二级医疗预防问题，可设置观察治疗室及个别床位，而不同于大医院设有庞大的住院系统。服务于社区是全科医疗的基本宗旨。全科医疗立足于社区卫生服务，其主要实施地点不是在医院病房，而是在社区卫生服务的场所，包括诊所、社区卫生服务中心、托老所、护理院、养老院、患者家庭或单位等地方。全科医疗以社区为基础的服务特征可以概括为：全科医师在社区人群健康状况的大背景下，以患者个体化诊疗为主，并同时关注社区人群的整体健康。也就是说，全科医师作为一个临床医生来讲要具有群体照顾的观念，要真正实施以社区为基础的健康照顾，应掌握社区卫生服务的相关技术和知识。

（六）全科医疗是一种可及性的医疗服务

全科医疗是可及的、方便的基层医疗照顾，它应体现出地理上的接近、使用上的方便、关系上的亲切、结果上的有效以及价格上的便宜等一系列使服务对象易于利用的特点。任何地区建立全科医疗试点时，应在地点上、服务内容上、服务时间上、服务质量上、人员结构素质上，以及服务价格与收费方式上考虑当地民众的可及性，使绝大部分民众，特别是基层百姓感受到这种服务是属于其自身可以并值得充分利用的服务。事实上，由于医患双方的亲近与熟悉，全科医师在诊疗中可以大大减少不必要的问讯与辅助检查，从而获得比一般专科医疗更好的成本效益。

（七）全科医疗是一种综合性的医疗服务

全科医疗不分性别和年龄，不分器官和科别，强调人是一个整体，人体的内部环境和外界环境相互关系，始终处于动态平衡的状态。因此，全科医疗特别重视机体与环境的关系，生理与心理的关系，以及各个器官脏器的互相联系及影响，重视疾病的连带性和整体调适，以系统论和整体性方法为主导思想，对个人及家庭提供完整的医疗保健。这一特征是全科医学的"全方位"或"立体性"的体现，即：就服务对象而言，不分年龄、性别和病患类型；就服务内容而言，包括医疗、预防、康复和健康促进；就服务层面而言，涉及生理、心理和社会文化各个方面；就服务范围而言，涵盖个人、家庭与社区，要照顾社区中所有的单位、家庭与个人，无论其在种族、社会文化背景、经济状况和居住环境等方面有何不同；就服务手段而言，可利用对服务对象有利的各种方式，包括现代医学、传统医学或替代医学，因此又被称为一体化服务。

（八）全科医疗的工作方式是团队合作

全科医疗服务的综合性、持续性和协调性等特征，仅靠全科医师孤军奋战不可能实现。在各国的全科医疗服务中都存在着团队工作模式，即以全科医师为核心，有大批辅助人员配合，一起对服务对象提供立体网络式健康照顾。在基层医疗与各级各类医疗保健网络之间，存在着双向转诊和继续医学教育的合作关系；在基层医疗本身，则存在着以全科医师为核心的社区卫生服务工作网络，由社区护士、公卫护士、康复医师、营养医师、心理医师、口腔医师、其他专科医师、中医师、理疗师、接诊员、社会工作者、护工人员等与全科医师配合，围绕全面改善个体与群体健康状况和生命质量的目标共同工作。

（九）全科医疗是以预防为导向的医疗服务

全科医疗着眼于服务对象整体健康的维护与促进，即在人健康时、由健康向疾病转化过程中以及疾病发生早期（或无症状时）就主动提供关注，因此其服务对象除了患者之外还包括高危人群与健康人群；这也是它有别于一般临床医学的最突出特点之一。全科医疗注重并实施从生到死的"生命周期保健"，即根据其服务对象不同的生命周期中可能存在的危险因素和健康问题，提供一、二、三级预防。三级预防属于综合性预防保健，涉及预防、医疗、康复、心理、行为、社会等多个领域，需要多学科协同分担完成。在三级预防的多项任务中，全科医师主要承担患者的教育和咨询、个案发现、筛查和周期性健康检查，乃至后期患者的生命质量评价和改善等临床预防工作。由于全科医师接受过以临床医学为中心的一体化服务训练，能够作为学术核心，胜任对服务对象进行长期跟踪式三级预防的组织者。

三、全科医疗与专科医疗的区别与联系

全科医疗与专科医疗的区别

1. 从服务宗旨与责任上比较

专科医疗和全科医疗负责健康与疾病发展的不同阶段。专科医疗负责疾病形成以后一段时期的诊治，其宗旨是根据科学对人体生命与疾病本质的深入研究来认识、对抗疾病。当遇到现代医学无法解释或解决的问题时，专科医疗就不得不宣布放弃其对患者的责任（即在某患者"无诊断可能性"或"无法治疗"时，即让其出院或中止治疗）。在这种意义上，专科医生类似于医学科学家，于其工作遵循"科学"的模式，其责任局限于医学科学认识与实践的范围，其最高价值是科学性，充分体现了医学的科学性方面。由于专科医疗强调根除或治愈疾病，可将其称之为治愈医学。全科医疗负责健康时期、疾病早期乃至经专科诊疗后无法治愈的各种病患的长期照顾，其宗旨关注的中心是人而不是病，无论其服务对象有无生物医学上定义的疾病（disease）或病患（illness，有症状或不适），全科医疗都要为其提供令人满意的照顾，也即它对自己的"当事人"具有不可推卸的责任。因此，全科医师类似于"医学服务者"与"管理者"，其工作遵循"照顾"的模式，其责任既涉及医学科学，又涉及与这种服务相关的各个专业领域（包括医学以外的行为科学、社会学、人类学、伦理学、文学、艺术等），其最高价值既有科学性，又顾及服务对象的满意度，即充分体现了医学的艺术性。由于这种医疗服务对照顾的注重，可称为照顾医学。

2. 从服务内容与方式上比较

专科医疗处于卫生服务系统的上层，其所处理的多为少数患者生物医学上的重病或疑难问题，往往需要动用昂贵的医疗资源。其方式为各个不同专科的高新技术，即从艾利希发明第一枚"魔弹"以来现代医学中日新月异的高科技诊疗手段。专科医生是运用越来越复杂而精密的仪器装置救治患者的技术权威，而患者是"听凭医生处置"的高技术手段的被动受体。全科医疗处于卫生服务系统的基础部分，处理的多为常见健康问题，其利用最多的是社区和家庭的卫生资源，以低廉的成本维护大多数民众的健康，并干预各种无法被专科医疗治愈的慢性病患及其导致的功能性问题。由于这些问题往往涉及服务对象的生活方式、社会角色与健康信念，全科医师手中没有包医百病的"万灵药"，其服务方式是通过团队合作进行"一体化"的全方位管理（这种管理的依据既包括现代医学各学科的新成果，又有多年积累的实践经验，还包括各种行之有效的传统医学手段；近年来通过流行病学研究有逐渐将这些经验或手段规范化的趋势）。

四、全科医师的定义

全科医师又称全科家庭医师或家庭医生，是执行全科医疗服务的提供者。全科医师的定义可概括为对个人、家庭和社区提供优质、方便、经济有效的、一体化的基层医疗保健服务，进行生命、健康与疾病的全过程、全方位负责式管理的医生。其服务涵盖不同的性别、年龄的对象及其所涉及的生理、心理、社会各层面的健康问题；全科医师应能在所有与健康相关的事务上，为每个服务对象当好健康代理人。全科医师承担对自己的患者所陈述的任何问题作出初步决定的责任，在适当的时候请专科医生会诊。为了共同的目的，全科医师通常与其他全科医师以团队形式一起工作，并得到医疗辅助人员、适宜的行政人员和必要设备的支持。全科医师的诊断由生物、心理、社会几个方面组成，并为了促进患者健康而对其进行教育性、预防性和治疗性的干预。

五、全科医师的角色与工作任务

（一）全科医师是首诊医生

由于距离患者较近，与患者关系密切，全科医师往往是患者第一次接触到的医生。如果在健康保险系统中建立了首诊和转诊制度，则患者必须首先到全科医师这里就诊，全科医师是法定的首诊医生，是患者进入医疗保险的"门户"。作为首诊医生，全科医师必须有获取有效资料的能力，同时，他们还必须清楚：在所获取的资料中哪些有用、通过哪些途径可以解决患者的问题、如何有效地帮助患者和利用卫生资源等。

（二）全科医师可诊疗 95% 以上一般疾病

基层医疗的缺乏始于 20 世纪初，医疗科技的快速进步，使医学的发展走向专科化，但过度专科化的医生训练，却导致基层医疗的缺乏，不同疾病必须分别看不同的专科医生，患者的诊疗护理缺乏连贯性与全面性，医疗费用也逐年被推高。

国际有关研究表明，以全科医师为主的基层医疗体系可以解决 95% 以上的疾病，只有 3% ~ 5% 的患者需要经由全科医师转诊给其他专科医生做进一步诊治。以全科医师为主的医疗模式好处在于，患者可以自主选择自己信任的全科医师作一般疾病的诊治，并累积健康记录。当患较复杂的疾病时，全科医师就可以依据过去的健康记录及目前症状做判断，并转诊给其他专科，这样，不仅可以实现持续性及全面性的照护，也能提高医疗资源的利用效率。

（三）全科医师在慢性病治疗方面有优势

人口老龄化与疾病谱的变化是全科医师越来越受到重视的原因之一。人类平均寿命延长，世界上包括中国在内的许多国家、地区都迈入老龄化。而疾病谱也以糖尿病、高血压等慢性疾病为主，这些慢性疾病若没有良好的控制，随着年龄增长，往往会衍生出许多严重的并发症，耗费的医疗成本十分惊人。

过去以疾病治疗为主流的医疗服务，已不足以应对新的医疗问题，预防医学因此受到重视。预防医学保健措施的介入与推广，不是等有病时治病，而是在疾病未发生或病情尚不严重的早期，通过医疗干预或健康教育等方式，降低民众患病的概率，已患病者则避免让疾病更恶化或产生严重的并发症。民众由年轻时开始有了预防医学的观念，到老年也可以避免多病缠身，活得久也活得好。

（四）全科医师是健康管理专家

英、美等国的研究表明，基层医生人力增加，可以有效地降低某些疾病的死亡率及提高治疗效果。依据世界全科医学会组织于 1981 年对基层健康照护所下的定义，全科医师应扮演 4 个角色：①处理患者目前表现出来的健康问题。②使患者养成正确的求医行为。③注意并处理慢性或不活动性的健康问题。④推动促进健康的预防保健措施。

全科医学的推广可以解决以下医疗卫生服务体系的问题，并建立起新的医疗观念。①医疗体系以治病为主，忽略预防性诊疗服务。慢性疾病的发生，50% 与不良的生活习惯有关。全科医师在诊治疾病的同时，针对不同患者的疾病状况，考虑其生活习惯，提供合适的健康教育，指导民众改变日常生活方式，建立预防胜于治疗的观念，落实预防为主。②民众缺乏专责家庭医生，自行选择就医方式。民众遇到疾病自行就医时，容易"头痛医头、脚痛医脚"，但若有一位训练有素的专责全科医师，却可以以全人的角度提供诊治。如果全科医师依据专业判断，发现需要进一步由专科处理，也可以适时转诊到其他专科，避免民众求医时不知道该看哪一科或选择了不适当的专科造成病情延误及时间、精神的消耗。③避免医疗资源的浪费，有效利用医疗资源。全科医师制度是低成本、高效率的医疗卫生服务体系的基础。短期看，由于有全科医师在第一线进行医疗把关，可以避免重复就医或轻症患者消耗专科医疗资源。长期看，若能有效推动预防医学，慢性病的发生大概率减少。因此建立好全科医师与其他专科医生之间的转诊制度，必能有效分配医疗资源，避免浪费。④建立家庭医生及全人医疗观念。若全科医师的角色能充分发挥，不只是针对个人，而是整个家庭。就如西方家庭医生的观念，建立一个家庭所有成员的健康档案，并了解疾病家族史。在家庭成员有健康问题时，给予治疗并提供咨询建议。由于良好的健康状态与身体、心理健康息息相关，而全科医师的训练特别强调生理、心理及社会兼顾的全人照护模式。除了照顾身体的疾病，也能掌握心理及家庭整体健康状况，并适时提供必要的协助。

（五）全科医师是患者及其家庭的朋友、"健康保护神"和利益维护者

不成为患者及其家庭的朋友，就无法得到他们的信任和支持，也就无法了解个人和家庭的健康问题，最终就无法有效地帮助个人和家庭解决与健康相关的问题。由于已经成为患者和其家庭的朋友，便自然就成为患者及其家

庭的"健康守护神"和利益的维护者。

（六）全科医师是医疗保健系统的协调者

其他专科医生只是对患者的部分问题和问题的某一部分负责，而不顾其作为一个完整的人的需要。只有全科医师才是患者需要的所有医疗保健服务的协调者。他知道患者需要什么样的服务，其他的专科医生能够提供什么样的服务等。通常，患者需要的服务包括医疗服务、公共卫生服务、家庭服务、社区服务等许多方面，全科医师需要协调多方面的关系，动员各种资源，才能为患者提供整体性的服务。

（七）全科医师是健康保险系统的最佳"守门人"

作为"守门人"，全科医师首先要用最少的资源解决尽量多的健康问题，即要把大多数的社区常见健康问题在社区解决，只把少量的疑难问题转诊给其他的专科医生，以便合理地使用卫生资源，降低医疗费用。其次，加强预防保健服务，防患于未然，防患于早期，尽量减少疾病的发生，控制疾病的发展，改善疾病的进程和预后，改善治疗效果，最终提高卫生资源的使用效率。另外，控制患者的就医行为，准确地鉴别患者的健康问题，避免不适当的和重复的就医，检查、治疗和用药，促进各类各级医疗单位的合作。全科医师的服务理念之一就是把有问题的人转变成为解决问题的人，充分发挥个人和家庭的主观能动性，提高他们的自我保健能力，从而达到节约资源的目的。

（八）全科医师是最有效的管理者

全科医师生活在社区中，是个人和家庭的朋友，并且拥有广泛的社会资源，因此，最有条件在社区中针对慢性病患者实施系统化、规范化、连续性和综合性的管理计划，在有效的维护个人和人群健康的同时，节省了大量的卫生资源。

六、全科医师须具备的能力及工作任务

（一）疾患或疾病方面

能熟练地应用全科医学的原则和方法处理各科常见病和急症，善于鉴别患者的状况是否为心身障碍和行为问题，准确把握会诊和转诊时机。在实践中，整合各科的知识和技术，整合健康教育、心理咨询、心理治疗等技术，适当应用中西医结合的方法，最终在日常工作中将预防、治疗、保健、康复健康教育、计划生育技术指导一体化。

（二）个人方面

能熟练地评价生活事件和处理各种行为问题，包括生活事件与应激反应，个性问题，饮食与营养问题，吸烟、酗酒、药物成瘾，儿童、妇女和老年人的特殊问题。

（三）患者及其家庭方面

负责常见健康问题的诊治和全方位、全过程管理；负责健康的全面维护，促进健康生活方式的形成；定期进行适宜的健康检查，早期发现并干预危险因素；作为患者与家庭的医疗代言人对外交往，维护患者的利益；提供健康与疾病的咨询服务；对服务对象随时进行深入细致的健康教育；卫生服务协调者：当患者需要时，负责为其提供协调性服务。评价家庭的结构、功能、生活周期和资源状况，能灵活利用各种资源和综合性方法，组织和实施家庭治疗，帮助家庭解决存在的问题，顺利度过危机，帮助个别患病成员康复；帮助有临床患者的家庭处理医疗、情感、家庭生活等方面的问题。

（四）社区方面

有较强的社会工作能力，能顺利协调和利用社区内外的医疗和非医疗资源，组织必要的社区调查，并能利用卫生统计学和流行病学的方法全面评价社区健康情况，制定和实施社区卫生计划；能对流行病、传染病、职业病、地方病和慢性病进行有效的监测和控制；为社区内的不同人群提供综合性预防保健服务。

（五）社会与伦理学方面

参与社区和家庭中的各项活动，与社区和家庭建立亲密无间的人际关系，推动健康的社区环境与家庭环境的建立和维护；动员组织社区各方面积极因素，协助建立与管理社区健康网络，利用各种场合做好健康促进、疾病预防和全面健康管理工作；建立与管理社区健康信息网络，运用各类形式的健康档案资料做好疾病监测和统计工作。综合起来看，一个合格的全科医师应能胜任如下工作：社区常见病、多发病的医疗及适宜的会诊和转诊；急、危、重患者的院前急救、转诊与出院后管理；社区健康人群与高危人群的健康管理，包括疾病预防筛查与咨询；社区慢性患者的系统管理；根据需要提供家庭病床及其他家庭服务；社区重点人群保健（包括老人、妇女、儿童、残疾人等）；人群与个人健康教育；基本的精神卫生服务（包括初步的心理咨询与治疗）；医疗与伤残的社区康复；计划生育技术指导；社区卫生服务信息系统的建立与管理；通过团队合作执行家庭护理、卫生防疫、社区初级卫生保健任务等。能妥善处理好在医疗过程中可能遇到的社会与伦理学问题，如为患者保密，尊重患者的隐私权，科学地理解死亡的定义，熟悉临床药物试验的有关规定；熟悉有关的法规，在维护患者及其家庭最佳利益的前提下，尽量避免医疗纠纷的发生。

（六）自我发展方面与事业

有较强的医疗管理能力，善于在竞争中求发展；善于利用各种机会学习，建立终身学习的观念；善于应对各种各样的困境与挑战。能熟练地查阅文献资料并能在专家的指导下开展科研工作。

（七）对医疗保健与保险体系

为医疗保健与保险公司"守门人"；作为团队管理与教育者，在日常医疗保健工作中管理人、财、物，协调好人际关系，保证服务质量和学术水平。

七、全科医师须具备以下基本素质

(一) 强烈的人文情感

这种人格是当一个好的全科医师的基本前提。以人为中心的照顾，要求全科医师必须具有对人类和社会生活的热爱与持久兴趣，具有服务于社区人群并与人相互交流、相互理解的强烈愿望和需求。其对患者的高度同情心和责任感历劫不变，是无条件的、全方位的、不求回报的。

(二) 执着的科学精神

为了保持与改善基层医疗质量，科学态度和自我发展能力是全科医师的关键素质之一，这是由于全科医师工作相对独立，容易导致知识陈旧或技术的不适当运用所致。全科医师必须能够严谨、敏感而孜孜不倦地对待业务工作，注重任何继续接受医学教育的机会，能批判性地评价新知识，理解其与社区和全科医疗的相关性，并将其结合于日常服务实践中。

(三) 出色的管理能力

全科医师工作中处处涉及患者管理、家庭与社区健康管理，乃至社区卫生服务团队管理等。因此全科医师必须有自信心、自控力和决断力，敢于并善于独立承担责任、控制局面。在集体环境中要具有协调意识、合作精神和足够的灵活性、包容性，从而成为团队的核心，与内外各方面保持良好的人际关系；同时能随时平衡个人生活与工作的关系，以保障自己的身心健康与服务质量。

第二章 全科医学的基本内容

第一节 以人为中心的健康照顾

一、以人为中心的患者照顾

生物医学模式是传统的医疗模式，它将人作为生物进行分析，研究每种疾病特定的生理、病理变化，从而寻求相应的治疗方法。这种医疗模式关注的中心是疾病而非人本身。随着历史的进步，生物医学模式的缺陷也日益显现。该模式以疾病为中心，将疾病与患者分割开，认为疾病是与社会行为无关的独立体，忽略了患者的主观感受，漠视患者的心理行为与社会状况。医师用通用的模式来解释治疗疾病，将患者所患的疾病从患者所在的社会文化环境中抽离出来。忽视患者的主观感受和需求，医师往往只顾及疾病的诊治，导致整个诊疗过程机械化和不人性化。医师将自己作为与疾病作斗争的主体，不考虑患者在诊治过程中的主观能动性，患者仅仅是被动接受，很少能参与诊疗过程，他的主观感受也不受重视。医师对疾病热衷但是对患者冷漠，导致医师与患者间缺少交流以致关系疏远，最终使患者依从性下降。在该种医疗模式下医师无视与患者密切相关的人格、个人经历、经济状况、家庭和社会支持等因素，完全不考虑心理、社会因素对疾病的发生、发展以及治疗的影响，思维仅限于生理疾病，这必然会导致在医疗过程中，促进健康的干预措施收效甚微。

在全科医疗中，所实施的"生物－心理－社会"医学模式是以人的整体健康为最终目标，疾病仅仅是患者的一部分。对全科医师而言，患者的需求、对健康的期望与他所患的疾病同样重要。全科医学认为患者是一个整体的人，具有生理功能和心理活动，与社会有着密切的联系。因此全科医师不仅了解患者的病理生理过程，还了解患者的心理过程以及患者的社会背景与社会联系。

在全科医疗保健服务中，全科医师所遇到的问题往往是多种因素作用的结果，因此就必须利用以人为中心的整体论的方法把患者放回到原来的环境，显露出相关的所有作用因素，从而获得"健康问题"的三维印象诊断。有许多健康问题，如某些疾病、社会压力、心理问题等，由于还未认识全面，理论尚未研究清楚，或尚处于争论阶段，这使得全科医师对"健康问题"的诊断难上加难。这就更需强调以人为中心的健康照顾模式，需要全科医师在进行临床医疗过程中了解各种复杂问题的背景。全科医师需了解的相关内容可以分为以下几个部分：

（一）个人背景

患者对疾病的认识是出于个人的健康观，而每个人健康观的形成都是受文化教育、人格个性、家庭背景、宗教信仰和社会环境因素的综合影响，这就是个人的背景。全科医师在处理社区居民的各种健康问题时，必须在充分了解个人背景的基础上进行分析研究，从中除了解有关疾病情况外，还包括心理、行为和社会因素方面的情况，以便区别问题的性质，澄清问题的本质。

（二）家庭背景

家庭对人的影响甚大，同时家庭也是可使人致病的地方。家庭结构的改变和家庭功能的紊乱，可造成人的极大创伤。全科医师在处理患者的健康问题时应了解对其家庭的基本状况，包括家庭的经济状况、家庭对患者问题所持的态度等。在特殊情况下，全科医师利用"家系图"的绘制，了解其家庭各个角色的关系，在考虑病因和治疗时需综合考虑。

（三）社会背景

社会因素对人类健康的影响是不可忽视的。由于人们是生活在动态平衡的社会中，每时每刻都受到社会的支持和冲击，当个人的承受力减弱或来自社会的冲击增大，往往导致精神上的严重挫折，引发心因性疾病。而长期不良刺激亦会影响体内免疫系统的失控而导致某些疾病，如地位改变、经济改变、生活事件、政治压力、人际关系等都是致病和致残的原因。因此，全科医师应了解患者相关问题的复杂性，在处理患者时对各方面的因素进行综合分析，才能正确判断健康问题所在。

全科医疗不仅仅着眼于对患者的健康照顾，而是将其服务对象拓展为整个人群，提供整体健康的维护与促进，即在人健康时、由健康向疾病转化过程中以及疾病发生早期（无症状时）就主动提供关注，因此全科医疗服务对象除了患者之外还包括高危人群与健康人群，这也是它有别于专科临床医疗的最突出特点之一。在不同的人群有着不同的医疗保健需求，全科医疗注重并实施从生到死的"生命周期保健"，即根据其服务对象不同的生命周期中可能存在的危险因素和健康问题，提供一、二、三级预防。

1. **一级预防（易感受期）**

一级预防能提供预防保健，无病防病，包括特异性疾病预防措施和非特异性的健康促进，如健康咨询、生活方式指导、协调关系等整体化照顾，防止疾病的发生。

2. **二级预防（症候前期＋临床早期）**

全科医师需及时发现问题、识别问题，有病早查早治，包括个案发现、筛查和自我检查，以及早期及时提供干预措施，逆转健康向疾病发展的进程，防止疾病恶化与蔓延。

3. **三级预防（临床期＋带病生存＋濒死期）**

三级预防能减少并发症和后遗症，避免残障，提供康复和善终服务，包括长期管理、限制残疾以及康复和终末期照顾，最大限度地改善患者的生活质量。全科医师应充分理解患者独特的患病体验，全面了解患者的人生观和价值观，建立和谐的医患关系，通过教育使患者了解不可治愈的病情，经过医患互动，双方商定其带病健康生存的最佳平衡状态，并制定长期管理计划，在实施计划过程中不断提高患者遵医嘱性，提高患者管理质量。

在三级预防中，全科医师主要承担患者教育和咨询（即日常病床诊疗活动中对患者及其家庭提供随时随地的个体化预防服务）、个案发现、筛查和周期性健康检查，乃至后期患者的生命质量评价和改善等临床预防工作。由于全科医师接受过以临床医学为中心的一体化服务训练，可以作为学术核心，能胜任对服务对象进行长期跟踪式三级预防，提供以患者为中心综合的、整体的、持续性和人格化的健康照顾服务。

二、全科医师应诊的四大任务

（一）确认并处理现存问题

这一环节是全科医师应诊的中心任务。全科医师使用的模式不同于传统的生物医学模式，而是"生物－心理－社会"医疗模式，这就要求全科医师不仅需要进行生物学方面问题的诊断，同时还需要回答另一种问题，即患者为什么要来看病、患者的心理和社会背景如何。全科医师的岗位和任务也决定了他们的工作态度与价值观，即接纳所有的患者，对其进行首次评价处理；其中大部分就诊的是常见疾患（包括疾病与症状），有一部分甚至不一定是疾病，而且疑难危重病例很少。因此，全科医师对患者的不同需求都必须保持高度敏感，才可能作出适当的回应。同样全科医师所制订的处理计划不仅仅是一张药物处方，而应该涵盖健康咨询、生活方式指导、协调关系等整体化照顾。

（二）对慢性问题进行管理

全科医师对患者的健康提供长期、全面的照顾，因此全科医师应诊的任务就不仅仅是处理急性、暂时性健康问题，而是要把健康照顾的范围扩大到患者已知的长期慢性的健康问题上。

（三）根据时机提供预防性照顾

无论患者以何种原因就诊，医师要针对其具体情况进行个别的、适当的预防照顾。对于全科医师而言，他的服务内涵本身包括疾病的预防、诊疗与康复，其中以预防工作最为重要，同时全科医师与患者接触密切，可长期跟踪患者的身心状况，容易得到患者及其家属的信任，所以全科医师应担负起患者及其家属的预防保健工作，可以根据不同的时机提供卫生教育、预防注射以及周期性健康检查等预防保健服务。

（四）改善患者的就医、遵医行为

医疗服务分为 4 个层次：①自我服务。②亲友帮助。③基层保健医师处理。④专科医师处理。实际上 2/3 的健康问题都是在前几个层次中解决的，既包括初次出现的问题，也包括慢性病程中的某些小波折。患者就医过多反映了患者的依赖心理和过于敏感、紧张的情绪，这显然对保持个人的身心健康无益；就医过少表现了个人健康信念和价值观方面的一些错误观念，这容易使其疾病被延误诊治。因此全科医师的重要任务之一就是启发患者：什么情况下应该及时就医？什么情况下不需要就医？什么情况下应该利用哪一个层次及类型的医师和医疗机构？这些能使其对自身的保健能力和需求有一个正确的理解，从而能主动与医师配合，使医疗服务达到最佳效果。

第二节　以家庭为单位的健康照顾

一、家庭的类型

家庭是社会的细胞，也相当于社会的基本单位。随着社会的进步，家庭的结构或含义也随之变迁，形式、结构都趋向多元化，同居家庭、单亲家庭、同性恋家庭等日益增多，家庭的含义也随着延伸。Smilkst Ein 把家庭定义为：家庭是指能提供社会支持，其成员在出现身体或情感危机时能向其寻求帮助的一些亲密者所组成的团体。同时从维护健康和治疗疾病的角度出发，家庭具有下列特点：①行为共同性。②角色稳定性。③关系情感性。

根据家庭的外部结构可以将其分为核心家庭、扩展家庭和其他家庭等。

(一) 核心家庭

核心家庭是指由父母及其未婚子女所组成的家庭和（或）无子女家庭（丁克家庭），也包括养父母与养子女组成的家庭。核心家庭的特点是：规模小，结构简单，一般只有一个权力中心，比较容易作出决定。但也存在明显的缺点：可以利用的内外资源少，家庭成员所能获得的支持也有限。一旦出现家庭危机，往往很难寻求到有效的家庭支持。

(二) 扩展家庭

扩展家庭由存在血亲、姻亲或收养关系的二代以上亲人组成的家庭，包括主干家庭、联合家庭、联合主干家庭。所谓的主干家庭是指由一对已婚夫妻及其至少一位的父母或祖父母，以及其他未婚亲属所组成的家庭。联合家庭是指一对以上的已婚兄弟姊妹所组成的家庭。联合主干家庭是由一对已婚夫妻，至少一位夫或妻的父母或祖父母，至少一对夫或妻的已婚兄弟姊妹，及其他未婚亲属所组成。从上面所描述的家庭结构上可以看出扩展家庭规模大，家庭成员多，关系、结构复杂，可以有多个权力中心。与核心家庭相比，扩展家庭可获得、可利用的家庭内外资源更多、更广，应对家庭压力、家庭危机的能力也更强。

(三) 其他家庭

其他家庭包括单亲家庭、单身家庭、同居家庭、群居家庭以及同性恋家庭等。这些家庭缺乏传统家庭应有的家庭结构，往往家庭功能不完善，能获得家庭内外资源较少，而且其本身结构的不完善也被认为对家庭成员的健康与疾病均有不利的影响。目前在我国这类家庭也有增多的趋势。

目前，中国人的家庭结构大多数还是主干家庭，但是核心家庭正在逐渐增加。对于全科医师来说，当面对患者时，应该了解他们的家庭类型，不论他们来自哪种家庭，均需要了解家庭的背景，患者对自己家庭的认识，这有助于全科医师更好地提供以家庭为导向的健康照顾。

二、家庭对健康的影响

每个人都来自他的家庭，家庭对他的影响不仅仅是身体上的，还包括与家庭密切相关的心理及社会因素的影响。这是由于患者所患的疾病可能与家庭遗传因素、家庭重大生活事件相关，也可能是由于家人照顾不周或不良的家庭环境。此外，家人对于疾病的认知与行为，都会影响到患者求医行为以及遵医嘱性。所以，对全科医师而言，在面对需要照顾的患者时，不能片面地将患者的病情及治疗等问题与其家庭分割开来，而是要将家庭对疾病以及求医行为等的影响一并考虑。

家庭对每个家庭成员的重要性是不言而喻的，家庭对其成员也有着巨大的影响，可以将家庭对健康的影响分为 6 类。

（一）遗传上的影响

目前医学的进展已经证明许多疾病与遗传有关：血友病、珠蛋白生成障碍性贫血（海洋性贫血）、葡萄糖缺乏症等。另外还有一些疾病的发生与家庭的疾病史有非常密切的关系：肺结核、偏头痛、躁狂症、多发性硬化症、强直性脊柱炎、乳腺癌等；而消化性溃疡、2 型糖尿病、高血压、肠癌、乙醇（酒精）中毒等同样也与家庭有很密切的关系。

（二）家庭对儿童发育的影响

虽然绝大部分的儿童拥有相当强的能力来克服生活早期所遇到的困难。但目前有许多证据表明儿童的生理与行为异常与他们的家庭功能障碍有关。异常的亲子关系会影响儿童的发展，往往会导致从轻微的行为异常到严重的身体伤害等后果。

（三）家庭对患病率的影响

研究发现，神经症患者的配偶也会有患神经症的倾向，尤其是在婚后 7 年以后。在一项关于家庭功能、家庭结构、生活事件与怀孕的前胞性之间的关系研究中发现，不正常的家庭功能是低体重儿出生的预测指标之一。

（四）家庭对疾病蔓延的影响

早在 1962 年就有科学家发现链球菌感染与急性或慢性家庭压力有关。Cleveland 研究指出，感染传入家庭的顺序为 6 岁前已上学的儿童、学龄前儿童、6 岁后上学的儿童、母亲、父亲。上呼吸道感染和肠道感染随着儿童年龄的增加而逐渐减少。大致上来说学龄前儿童由于免疫功能尚未发育完备，是最容易发生感染的人群。

（五）家庭对成年人患病率和死亡率的影响

研究发现，丧偶者、离婚者和单身者比结婚的人群有较高的死亡率，其中以鳏夫最为显著。鳏夫和寡妇的死亡率在他们丧偶后 1 年内有明显的增加。Medalie 和 Goldbourt 研究发现，具有严重家庭问题的男性比家庭问题较少男性发生心绞痛的概率高 3 倍。同时家庭状况还会影响利用医疗资源的情况，当家庭压力事件出现时，就医的次数就会增加。所以对全科医师来说当你发现家庭成员有集中就医情形出现时，需要警惕该家庭是否出现家庭问题、家庭压力是否过大。

（六）家庭对疾病恢复的影响

家庭的支持对于疾病的治疗和恢复无疑是非常重要的，尤其在患慢性疾病和残疾的患者中最为明显。研究发现，患有慢性病的儿童在家庭功能良好的家庭中比在家庭功能不良的家庭中恢复要好。有家庭的介入和支持，对疾病的治疗非常有益。全科医师在处理、治疗患者时必须善于利用家庭资源，通过家庭的支持和介入使患者尽早康复。

所谓的健康家庭，是指家庭成员能够感受到家庭的凝聚力，能提供家庭成员足够的资源和身心滋养来应对个人成长以及面对生活中各种挑战的需要。托尔斯泰说过：幸福的家庭是相似的，不幸的家庭各有各的不幸。健康的家庭具备相同的特点：成员角色与家庭关系具有弹性；每个成员都相当具有自主性或个性化，但在家庭内外仍有高度参与性；相互间的沟通开放而且诚挚；具备温馨、关怀及支持的家庭环境；能促进家庭成员的成长。相反，不健康的家庭往往会出现过度亲密或过度干预的现象；家庭成员彼此间的界限变得模糊；家庭可能发生脱离而成员间彼此无相互关系；对于变动缺乏弹性而容易导致解体；家庭成员彼此间的沟通常常不佳，通常是隐藏的或者是间接的；家庭角色结构常出现彼此冲突；几代间的界限模糊不清。因此，全科医师在面对患者时必须了解患者的家庭状况，是否存在问题，从而采用相应的措施来治疗、干预，进而使患者及其家庭都能得到更周全的照顾。

三、生活事件对健康的影响

家庭生活中发生的重大生活事件均会对个人的健康和家庭关系造成深远的影响。这些家庭生活事件主要来自与家庭生活环境、建立维护家庭等有关的因素，其中包括失恋、家庭人际关系不良、生活困难、离婚丧偶、家庭成员伤亡等。需要注意的是各种生活事件都会对人的心理状态产生一定的影响，但并不是所有的生活事件都会导致疾病，只有当它们引起的心理反应累积到一定程度超过个体自我调节能力时才会导致疾病。

下面就几种常见的生活事件加以阐述：

（一）不良的亲情

对一个家庭来说，在父母方面的表现有童年时跟其父母有不满意的经历、早婚、单亲、精神疾病、人格不成熟、父母经常吵架、家庭不和睦。儿童方面的表现有早产儿、身体或精神障碍、为父母不想生的小孩、爱哭的小孩等。甚至在某些家庭，他会产生巨大的压力使原本脆弱的家庭系统无力负担，会导致儿童发育不良、身体伤害，甚至导致家庭崩解。问题的产生是由于双亲、儿童和环境压力综合作用的结果。全科医师不能只注意个人的行为，而忽略父母与儿童之间互动的关系。

（二）冲突

每个家庭都有冲突存在，如何处理和解决冲突决定了家庭功能的好坏。当家庭中存在持久的未解决冲突时，就会导致家庭成员压力过大，会出现抑郁、身体伤害、身心症状、儿童在学校行为不检等问题，甚至有时会出现家庭成员以相似的疾病状况就诊的现象。

（三）离婚

当家庭出现问题，双亲离婚时，儿童是最容易受到影响的。在父母离婚的儿童中有近 1/3 的儿童会受到伤害，往往会为此苦闷、烦恼几年。5 岁以下的儿童比较容易出现成长退化的现象：如进食和如厕出现问题、尿床、睡眠障碍、焦虑等。学龄期儿童可能会有求学问题，出现身心症状、尿床和梦魇。年龄更大的儿童常常会出现情绪容易激动、多疑、不容易相信他人等问题。

（四）生病或残疾

家人若出现严重的疾病或残疾时对家庭生活的影响是大而长远的，其产生的后果会根据疾病的类型和其在家庭中角色的不同而有所不同。每当家庭成员出现问题时，其他成员会想法来解决这些问题并选择扮演新的角色。这些适应上的改变往往会给其他成员带来新的危机，产生新的问题，甚至可以影响到患病者或残疾者。而当医护人员和家人专注于患者时，会忽略家人在照顾时的辛劳，而家中的有些成员可能会因此掩盖自己的病痛、心理上的问题。这样当其他人注意到这些问题时往往已经太晚，这就是所谓的"隐性患者"。

（五）丧失亲人

失去自己所爱的人，对每个人都会造成身心的巨大伤害，往往会变得容易生气、容易生病，甚至产生罪恶感、情绪崩溃、身心症状等问题。有时这些身心症状会严重到让医师误以为是致命性疾病的程度。所以在患者遇到丧失亲人的问题时，医师应该让他适当地表达以及发泄他的哀伤，同时需要特别注意不能表达哀伤的患者，因为这些患者往往比较容易出现精神崩溃和自杀。

（六）贫困

贫困对于健康的影响是不言而喻的。导致营养不良、居住拥挤、环境污染以及不重视卫生等，贫困往往成为患病的主要原因。

（七）失业

对社会人群来说，工作是与收入、自尊、社会地位联系在一起的，失去工作也意味着这一切的丧失，会对个人与家庭造成较大的冲击和伤害，在健康问题上最直接的表现就是家庭成员患病率和死亡率升高。

以上的重大生活事件都对个人与家庭有很大的影响，全科医师在进行以家庭为单位的健康照顾时应该特别注意到这些问题，及时提供全面的照顾，但有一点需要特别指出，我们在与患者就这些问题进行沟通时必须要谨慎，保持警觉，以免对患者及其家庭造成更大的伤害。

四、家庭生活周期

家庭的发生、发展是一个过程，可以将其分成若干个阶段，可以根据家庭生活时间、家庭阶段来预见某些重要的家庭事件，这就是家庭生活周期。家庭周期具有下列特点：①随时间而发生变化。②有起点以及终点。③每个家庭都随着阶段发展。④每个阶段都存在其特定的发展课题。⑤家庭周期存在正常的变迁和意外的危机。⑥家庭生活周期是生物学、行为学以及社会程序的传递。对全科医师来说，掌握家庭生活周期的重要性在于：对于每个所照顾的家庭，了解它的周期，可以帮助提供前瞻性的指导，帮助这个家庭应对家庭发展阶段中可能面临的问题，同时也有助于全科医师了解家庭中出现问题的前因后果。

对于家庭生活周期的各个阶段可能出现的问题，全科医师需要了解下列内容：

（1）单身与原始家庭还存在何种联系？什么是他的生活目标？

（2）新婚夫妇与原始家庭的关系存在何种改变？他们彼此分享哪些事物？哪些事物没有分享（财产／价值观／情感等）？夫妻关系对时间、金钱、朋友、事业、事务存在哪些影响？相互间的期望是否契合？

（3）第 1 个孩子诞生夫妻间的关系有哪些改变？如何分担对孩子的责任？如何处理子女的行为以及对其有哪些限制？夫妻与其原始家庭的关系有哪些改变？

（4）有学龄期儿童的家庭，家庭如何适应孩子的学校生活？婚姻关系有哪些变化？哪些活动会以家庭为单位参加？

（5）子女离家的家庭，家庭角色有哪些变化？父母与子女间存在哪些联系？配偶间的婚姻关系有哪些改变？

（6）中年期夫妻过去用于承担父母任务的时间现在如何打发？家庭中有哪些失落（成员/角色）发生？家庭中有哪些问题（健康/婚姻关系/独立性等）发生？有哪些生理改变发生？

（7）老年夫妻如何适应退休后的生活？对于老年的需要都做了哪些准备？家庭中有哪些问题（健康/婚姻关系/独立性等）发生？存在哪些生理上的改变？

第三节　以社区为基础的健康照顾

一、社区的特点与社区健康照顾的实施

社区是社会的单位，应当具备下列几个特点：

（1）能维持自身运行，并满足基本需求。

（2）能与其他机构进行相互交流，即存在社会互动。

（3）在民俗习惯、文化背景或某种社会特征上具有一致性。

（4）能让人们聚集在一起通过政治行为谋求变化。

社区的构成必须具备以下5个基本要素：①人群。②地域。③拥有生活服务设施。④特有的文化背景、生活方式和相互认同的意识。⑤拥有一定的生活制度和管理机构。

COPC是在传统基层医疗保健实践中产生的，它是多种学科相互交叉、融合的产物，通过基层医疗实践与临床流行病学、社区医学有机结合，扩大了传统意义上的基层医疗范围，通过以积极的健康观为指导，融合个人及社区生物、心理、社会等层面，以及预防、治疗、保健、康复等措施，为社区

居民提供可及性、周全性、协调性、连续性医疗保健服务的新型基层医疗保健模式。它的定义应该包括从事基层医疗保健的行为或服务的计划；对所照顾社区居民的健康负责，为社区内存在的主要健康问题的解决制订计划。

COPC 具备下列两个特征：

（1）提供社区中个人与家庭基层医疗保健照顾，特别强调持续性。

（2）评估健康需求，计划与提供服务以及评估其效果时应该以整个社区为重点来进行。

对于全科医师来说，进行 COPC 可以按照以下步骤：

（1）首先应定义社区并了解该社区的特点，需要注意的是 COPC 中所谈到的社区，可以是社会学上真正的社区，也可以是一群邻居；可以是某一职业的一群职员或是某学校的学生；可以是登记在某一诊所下的一群患者；或者是某种特定服务的使用者。在界定社区并找出社区特性方面应该计算出该社区的总人口数，收集确切的人口学以及社会学资料，为每位居民建立档案，档案中应包括住址、可联系的电话、健康资料等。

（2）其次是找出该社区所存在的健康问题，使用该社区的资料找出社区存在健康问题的排列次序，找出其相关危险因子，并找出该健康问题的照顾模式。

（3）再次是按照社区健康需求的优先次序决定解决问题的方案，依照该社区的健康问题修改健康照顾计划，该计划应该包括基层医疗保健以及社区公共卫生要素，同时应考虑到特殊高危对象以及需提供优先照顾的人群。计划完成后应努力实施。

（4）最后一个步骤是监控计划的完成以及效益的评估，在计划评估的效益时需根据该计划的目的、对不同高危人群的效果等方面进行评估。

在进行 COPC 时，全科医师应该遵循以下原则进行：①界定所照顾社区的范围。②确定社区主要健康问题以及明确其优先次序时必须要有流行病学调查资料的依据。③必须事先拟订解决这些健康问题的方案。④决定采用的方案必须包括疾病自然史中各个阶段可能发生的问题。⑤需要社区的参与。⑥需要将针对个人、家庭以及社区的健康服务部整合到计划中。⑦做好追踪评估。⑧最好进行电脑化管理。

二、社区居民健康档案的建立

在全科医学照顾中正常重要的是为每位社区居民建立详尽、准确的健康档案，全面收集相关的资料。居民健康档案是记录居民健康状况的系统化文件或资料库，包括个人病患记录、健康检查记录、各年龄阶段的保健记录及个人和家庭一般情况记录等。一个好的健康档案是良好照顾患者的基础，也是医师扩大和加深临床经验乃至科研的工具，这已经为大多数医务界人士所认同。

建立和完善全科医疗的健康档案非常重要，主要有以下几点：

（1）系统完整的健康档案可为全科医师提供患者及其家庭全面的基础资料，这是全科医师全面了解患者及其家庭问题，作出正确临床决策的重要基础。

（2）传统的病历记录均是以疾病为中心，而全科医疗服务是连续性的，以健康问题为中心来收集资料并进行诊疗服务，因此其健康档案所需要的形式和内容均与以往病历有所不同。

（3）传统的门诊病历往往缺乏连续性，书写杂乱无章，而全科医疗病历记录是连续而规范的。

（4）完整、系统的健康档案记录也是全科医师进行继续教育的重要资料，同时也是全科医师进行临床科研的重要基础。

（5）全科医疗健康档案记录的内容和形式可克服以往门诊病历过于简单、不规范、医疗及法律效力差等缺点，成为基层全科医疗服务领域内重要的医疗法律文书。

（6）健康档案记录可以为 COPC 的实施提供资料。

（7）健康档案是评价全科医师服务质量和医疗技术水平的工具之一。

（8）通过建立个人、家庭和社区健康档案，能够详细了解和掌握社区居民的健康状况、社区家庭问题和卫生资源。传统的医学病所记录以及健康档案往往是以疾病/医师为导向，这种以疾病/医师为导向的记录法（DOS）因其存在病历繁复、资料分散、容易出现误差以及交流困难等缺点，现已不能满足全科医学的需要，目前已多采用以问题为导向的记录方法（POS）。用POS 所完成的病历，被称为问题为导向的病历记录。目前美国所有全科医师都采用该种记录方法。这种病历记录方法将有关病情资料（包括护理资料），经过整理融合后归纳到各个问题中，以后随访所添加的资料也是加入各个问题中，直到该问题解决。

第四节　医患关系

人际关系在社会生活中随处可见，在医务人员与患者及其家属的交往中也存在。良好的医患关系是所有医疗活动的基础。全科医学特别强调以人为本的健康照顾，良好的医患关系是全科治疗与诊断得以顺利进行的基础，所以对全科医师来说，必须掌握处理人际关系以及进行良好的医患沟通的技巧。这些内容不仅需在全科医师培养中进行学习，同时也需要在以后的医学实践中不断完善。在进行医患关系的阐述前，必须了解医患关系非常复杂，目前还没有哪种学说或者理论模型可以完全准确地阐述医患关系，其次医患关系不是一成不变的，不但特定个人间的医患关系会发生改变，整体的医患关系也会随着社会的变迁、经济的发展而不断变化。目前我国对于医患关系的研究还非常有限，许多医患关系的理论都是针对西方社会，可能与我国的实际情况还有所出入。

当患者就医或医师查房时，医师与患者的关系就立即发生，狭义的医患关系就是指医师与患者之间发生的关系；而广义上的医患关系的范围十分广泛，"医"包括：医师、护士以及一切与医疗有关的人员。"患"包括：患者、家属、同事等一切与患者有关的人员。由于全科医师需要照顾到患者身心两方面的需要，在全科医疗活动中实施的是全面性、连续性、协调性的医疗服务，所以良好的医患关系就显得尤为重要。在医疗活动中，患者对医疗的顺从性、遵医嘱性、满意度以及保持医疗关系的持续性均是建立在良好的医患关系的基础上。

医患关系是建立在一定的社会、文化、经济、伦理道德和宗教信仰的基础之上的，明显受这些因素的影响。

一、医务人员方面的影响

（1）医务人员的道德水平和职业志向。

（2）医务人员的人格特征、交际能力、个人品质。

（3）医务人员的医学观念、服务模式、服务态度。

（4）医务人员的心理状态、对事业和生活的满意度、自制能力。

（5）服务能力、医疗过失、纠纷与处理方式。

二、患者方面的因素

（1）患者的道德价值观。

（2）患者的文化修养、社会地位与自尊程度。

（3）患者的人格特征、个人品质与交际能力。

（4）患者的主观意愿、就医目的、对医疗服务的要求、参与能力。

（5）患者的心理状态、患病体验与就医经验。

（6）治疗的结果与满意度。

三、医疗管理方面的因素

（1）医疗设置的合理性。

（2）医疗资源的可用性和可得性。

（3）医疗机构的服务与管理程序。

（4）管理制度与监督机制的完善程度。

（5）收费的合理性与监督机制。

四、医学科学与技术的发展水平

医学观念、医学方法论、医疗技术水平、仪器设备的应用等。

良好的医患关系本身就具有治疗的效力，它可以使患者心情愉快、信心倍增，可充分发挥患者的主观能动性，增加患者对医嘱的顺从性和对自身健康问题的了解与责任，从而提高医疗服务的效果。医生只有在建立良好的医患关系的基础上，才能了解到完整、准确的病史资料和背景资料，并有利于减少医疗差错和医疗纠纷，提高医疗服务的质量和患者的满意度。良好的医患关系也可以提高医生对自身生活和事业的满意度，有利于医生调整心态，增强自信心和进取心。全科医师对生活和事业的满意度很大程度上取决了医患关系的质量和自己在社区中的威望。只有在医疗过程中贯彻"以人为本"的原则，熟练运用医患沟通技巧，全科医师与患者共同的努力，才能建立和维护和谐融洽的医患关系，给患者带来福音。

第三章　全科医学的临床思维

第一节　全科医疗临床诊断思维的要素、规律和特点

思维即思考，是指理性的认识过程。全科临床诊断思维，是全科医师运用已有的医学理论和经验对于疾病的认识过程。全科临床思维要素和规律与其他学科中常有的思维要素、规律和方法既有共性，又有其自身的特点，研究这些，对于提高全科医师临床诊断水平具有重要作用。全科医疗临床思维是以哲学为基础的，也可称之为全科临床哲理，即指全科医师在临床实践中探索现实的原则和行为的本质，是他们临床活动的理念与价值取向。全科临床哲理的本质要求全科医师把关于对真理的认识和把握，转化为人生哲理，贯彻到日常生活中去，成为其理念与价值观，用来判断是非、善恶、美丑，确立目标，取舍方向。在临床实践中，全科医师面对患者躯体上的具体疾病，疾病与其整个机体相连，整个机体的每个系统、器官又相互影响。每位患者的性别、年龄特征不同，生活经历、社会关系、思想情感有所不同，对他们的疾病都有着不同的影响。全科医师在对患者诊断治疗时，常常自觉或不自觉地接受某种临床哲理的影响，这些临床哲理常常成为全科医疗工作是否成功的关键因素。

一、全科医疗临床诊断思维的要素

（一）思维客体

思维的对象是指致病的客体，包括生物客体（如致病微生物）、理化客体（如天然环境、人造环境的理化因素）、实物客体（如车祸、工伤）和社会客体（如社会政治、经济、文化因素等），以及患病客体，它包括患者的身体素质、心理状态和遗传因素等。思维的领域主要是指宏观领域、微观领域、宇观领域和横断领域。宏观领域主要是从个体、群体和生态等层面研究；微观领域则是从细胞、亚细胞和生物大分子等全面研究；宇观领域是从天、地星球等层面研究；横断领域是从与医学邻近、交叉等学科方面研究，共同探寻人体健康与疾病产生和发展的规律。

（二）思维主体

全科临床诊断思维的主体，主要是指全科医师，同时也包含患者。全科临床诊断治疗质量的高低，在很大程度上取决于全科医疗人员的素质水平，包括全科医师的业务素质、心理素质、思想素质和身体素质等。

（三）思维工具

全科临床思维工具包括理论工具、实践经验和技术手段。理论工具主要是指方法论，可分为哲学方法论、科学方法论和医学方法论，它是搜集、分析和加工全科临床资料的指导方法，它对全科临床思维具有方法论的指导意义。实践经验是全科医师长期积累的知识，它对全科临床思维有着直接的实现意义，全科医师凭借自己在医疗实践中积累的丰富经验，对社区常见疾病可以凭直觉作出诊断。技术手段主要是指观察、实验、检测的仪器设备，它们可延伸人的感官，辅助人的思维，特别是先进的、现代化的检诊仪器、设备的运用，大大提高了全科医师临床诊断思维的效率。

二、全科医疗临床诊断思维的基本规律

全科医疗临床诊断思维的基本规律，是指全科医师在临床思维活动中，一种内在本质联系的趋势。全科医师在临床思维活动中，一定要注重和强调逻辑性与非逻辑性的辩证统一，抽象思维与形象思维的辩证统一，经验思维与理论思维的辩证统一。

（一）逻辑性与非逻辑性的辩证统一

全科医师在临床思维过程中，既要有严密的逻辑推理，又要有凭借个人知识、经验的非逻辑的直觉判断。全科临床思维活动，既要有常规的模式，又要有非常规的模式，它是常规与非常规、逻辑与非逻辑的辩证统一。

全科医师除了运用医学基本概念、范围进行逻辑判断、推理之外，还可能有意会知识、感觉体验和思辨猜测，以及一些尚未或暂时还不能用明确概念表达出来的个人"工匠性"经验等。另外，表现在患者思维中，患者除了如实陈述病情之外，还可能由于社会、心理、情感、价值或隐私等因素的影响，部分隐瞒或遗漏病因、病情，从而使临床诊断不仅要逻辑推理的决定，而且受到伦理道德、社会经济、心理、情感等多方面的因素制约。逻辑思维与非逻辑思维在每一个全科医师的头脑中都同时存在，并在临床思维中互相渗透，辩证统一。

（二）抽象思维与形象思维的辩证统一

人们抽象思维的形式，一般可分为两大类：一是抽象思维，二是形象思维。抽象思维是运用概念进行判断推理，它的特点是靠对感性实体（或表象）的抽象概括而形成概念，然后在概念的基础上运用"三段论"法进行判断和推理，最后获得对事物的本质认识；形象思维虽然也要经过对感性形象的抽象，但它在抽象过程中不抛弃客观事物的具体性和形象性，而把它保持在"内心视觉"中并利用这些形象的联系来推论事物的本质。临床上应用形象思维来分析综合感官的印象，可以为全科医师弄清疾病的本质和规律提供依据。临床中使用的脑电图、心电图、B超、造影、透视、拍片等，都是为疾病诊断提供形象思维的资料。它的作用是：通过分析综合景象的内在联系，推论出疾病的大体解剖的改变；比较分析影像的特异性，达到鉴别诊断的目的；根据影像的发展变化，进行疾病诊断推理，预测疾病的预后和转归。抽象思维与形象思维在全科临床诊断中，是同时交叉使用、互相渗透。在抽象思维中有形象思维的印象，在形象思维中又有抽象思维的方法，只是在某一段时间里或某一过程中各有侧重而已。

（三）经验思维与理论思维的辩证统一

就全科临床诊断思维的层次而言，可分为经验思维和理论思维，这两个层次既有区别又有联系。前者是全科临床诊断思维的初级阶段、初级形式，主要是凭借医学经验的方法来思维，它是全科临床思维的基础；后者是全科临床思维的高级阶段、高级形式。主要是凭借全科医师科学抽象的方法来思维，它是在经验思维的层次上发展起来的，具有比较普遍的意义。经验思维在全科临床医学中占有特殊的地位，古代医学就称之为经验医学。经验思维仍占有极为重要的地位。它是全科医师一种比较熟悉而又经常使用的思维形式，全科医师凭借个人的经验思维方法，可对疾病作出正确的判断和推理，形成正确的诊断和治疗方案。经验具有"两极相通"的性质，它既可以通向唯物主义，向理论层次发展；又可以通过唯心主义，走向经验主义的泥潭。在全科临床思维中，既要重视经验的作用，又要防止经验主义的倾向，应在经验思维的基础上，向理论思维层次发展。实际上全科医师在临床思维中，既有经验思维又有理论思维，在经验层次的思维中有理论指导，并逐渐向理论层次过渡飞跃；逐渐地把两者有机地结合起来，融为一体。否则，理论思维就成了无源之水，无本之木。因此，经验思维和理论思维在每一个全科医师的头脑中都是同时存在的，并在临床思维中交互使用、互相渗透，逐渐达到辩证统一。

三、全科医疗临床诊断思维的特点

（一）对象的复杂性

全科临床诊断思维和认识的对象是一个个具体的人。人是世界上最复杂的有机体，人对于自身的结构与功能、健康与疾病的认识远远没有充分，而且人与人之间的个体差异也远远不是其他有机体所能比拟的。不仅如此，人类的疾病也是复杂多变的，就是相同的疾病也会出现不同的症状和体征。因此，全科医师对疾病的认识也是一个极其复杂而又曲折的过程。全科临床思维的对象是活生生的人，是有头脑、有思维、有心理和行为活动的人。他们不同于自然界的客体，自然界的客体是被动的，不具有主观能动性。而临床认识的对象，具有思维能力，在很多情况下，会有意无意地参与临床思维。当人们发生疾病时，患者只要在意识清醒的状态下，总是要对自己所患疾病进行臆测、想象、判断、推理。因此，患者的主诉、症状（病史）等虽说是临床认识的感性材料，但全部是通过患者理性加工后才反映出来的。有些患者甚至会进行"自我诊断"，可以为临床医生提供素材，并且对临床诊断具有重要的价值。然而，患者的思维也具有另一方面的作用，有时也会干扰全科医师的思维判断。因此，全科医师在临床思维和诊治过程中，既要充分发挥患者思维的能动作用，又要排除他对临床思维和诊断的干扰。总之，在临床诊断中，全科医师要充分认识对象的特点及其主观能动性，使自己的思维尽量符合患者的客观表现，主观和客观一致，才能得出正确的诊断。

（二）时间的急迫性

全科临床诊断思维的另一个重要特点，就是时间观念很强，在多数情况下，时间是非常紧迫的，尤其对危急重症患者来说，时间就是生命，全科医师必须在很短的时间内作出诊断，减轻急症给患者带来的极大痛苦，及时抢救危及生命的患者，这就要求全科医师在最短的时间内对疾病作出较为正确的诊断和及时合理的治疗。同样，还要求全科医师具有迅速把握疾病整体特征的能力和抓住疾病关键性特征的能力。尤其是在社区院前急救过程中，必须争分夺秒。

急症的诊断要求全科医师迅速地接通最简便的诊断思路，这条思维只有经验思维才能成为其向导。因为经验思维是借助于头脑中已有的各种疾病的模式，对它进行各个相似的分析，确诊其从属程度，并将这种程度进行叠加，通过分析综合找到归宿。全科医师头脑中疾病模式越多，大脑就越能够习惯地、迅速地启动思路，按照熟知的模式反映事物的本质。直觉思维作为一种认识事物的特殊思维形式，具有爆发性和突破性的特点，它可以在短时间内，甚至在瞬间内将平时所获得和储存的许多信息综合集成为一个整体，并且从整体上而不是在细节上把握事物的发展，这是一种经过浓缩了的综合判断，没有必要进行严格的逻辑证明，就能得出结论，这正是对全科医师处理急症患者的要求。直觉思维必须具有丰富的临床经验，是长期临床实践的积累。因此，急症工作宜由知识广博、经验丰富、年资较高的全科医师担任。

（三）诊断的概然性

全科临床诊断思维的特点之一，就是诊断的概然性。概然性是相对实然性而言的，属逻辑判断范畴。概然性判断是针对事物可能性的判断，这种判断暂时还不确定，是相对的，不是绝对的，可能是这样，也可能不是这样。但是，这里所讲的可能性并不是毫无根据的、抽象的和没有现实意义的可能性，而是有根据、有现实意义的可能性，随着事物的发展和条件变化有可能变为现实。概然性并不等于随意性、不确定性。全科临床诊断是以事实为根据的，对于疾病发生发展的认识是确定的，但又有不确定性，例如，在临床诊断思维过程中，初步印象的提出，对治疗前景以及预后等情况的预测，都是概然性和近似性的推断。其中有些判断推理是以经验为基础的直觉思维形式。所谓直觉判断的思维形式，是指全科医师一见到患者或观察到患者的表情、神志，当即断定患者患有某种疾病。这种判断是以从前的知识和经验为依据的，它为正确地诊断提供了可能性，但这种可能性是否符合现实性，还有待今后的临床实践来检验。所以说，这种诊断思维是概然性的。造成临床思维的概然性因素很多，有的因为患者处于发病的初期症状不明显，有的由于患者个体的特殊性，超越了正常的疾病发生和发展规律；有的因为资料不完备，这些都是造成诊断思维的概然性的客观因素；也有的是因为医生的知识不足、经验不够，或者是粗心大意、观察不细、检查不周、综合不当等，这些是造成诊断思维概然性的主观因素。正确认识临床诊断的概然性，对于提高全科医师的正确诊断率，防止误诊有着重要的意义。一名全科医师如果真正懂得诊断的概然性，就会在诊断中自觉地克服主观主义，养成谦虚谨慎、尊重事实、一切从实际出发和实事求是的工作作风，从而使全科医师的临床诊断建立在更加客观、科学、可靠和有效的基础之上。

第二节　全科医学的诊疗观

一、全科医疗的诊断观

诊断是医生通过对人体健康状态的诊察和对疾病所提出的概括性判断。人们对疾病诊断所持的态度及其总的看法称之为诊断观。诊断疾病的过程，就是医生正确认识疾病的过程，也是有效地治疗疾病的前提。

（一）临床诊断思维的步骤

临床诊断思维主要是从思维规律和思维方法的角度来研究正确诊断疾病的规律。在临床上，要作出正确的诊断，大致要经过 3 个步骤，即：①深入调查研究，全面搜集材料。②综合分析，作出诊断。③反复验证，不断深化。全科医师通过对患者进行病史采集、体格检查和必要的实验室检查，掌握第一手材料，经过分析、综合、类比、判断、推理的思维活动，作出对于疾病本质的、理性的、抽象的判断，得出对于疾病诊断的理性认识，继而根据诊断采取相应的治疗措施，观察病程发展与治疗效果，反过来验证原来的诊断，进一步肯定或修改甚至完全否定原来的诊断，如此多次反复，使全科医师对疾病的认识逐步深化。这是一个从感性到理性、从理论到实践，即实践—认识—再实践—再认识的过程。

1. 深入调查研究，全面搜集材料

对病情的调查研究，主要包括病史的采集、体格检查、实验室检查 3 个方面，其中最重要的是病史的采集。

（1）病史的采集。病史是患者就医的直接原因，也是诊断的重要依据。采集病史是一个分析、综合、归纳、演绎的过程。采集病史时，应力求客观，避免主观，注意临床资料的真实性和完整性。所谓真实性，是指诊察所获得的资料符合客观实际，准确无误，不能是虚假的、歪曲事实的资料；所谓完整性，是要求搜集的资料不仅真实可靠，而且全面准确，没有遗漏重要的线索和有价值的资料。

（2）体格检查。体格检查是采集病史的继续，与采集病史相比较，查体获得的资料，能够比较客观地反映病情，并可以补充病史资料的不足。查体还可以印证采集病史获得的资料。但是，体格检查也有其局限性，它仅能反映患者就诊时的体征，即疾病的静态特征，不能反映疾病的发展进程与动态表现。

（3）实验室检查。随着科学技术的迅猛发展，实验室检查方法的不断改进，仪器设备的不断更新，实验室检查越来越成为临床诊断的重要手段。各种常规检查和特殊检查，对初步印象的验证和临床诊断的形成具有极大的帮助，并且深化了医生的认识水平，增添了临床思维的新线索。

2. 综合分析，作出诊断

采集病史、体格检查、实验室检查能够搜集到许多临床资料，这些资料都是反映疾病现象的，还不是疾病本质的。诊断疾病的过程就是要通过这些现象去发现疾病的本质。作为全科医师，在搜集到大量感性资料后，一般采用下列思维方式进行综合分析，作出诊断：

（1）顺向思维。这是全科医师处理一般较为典型的疾病的常用方法，是以患者的典型病史和体征以及某些辅助检查为依据，直接作出诊断，例如，有人饮食失常，就可能会立即出现腹痛、腹泻、呕吐等症状。

（2）逆向思维。根据患者的病史及体征的某些特点，提出可能是某一范围内的某些疾病，然后根据进一步检查或辅助检查，否定其中的大部分，筛选某种或某几种疾病，该思维方式常用于疑难病症的诊断。

（3）肯定之否定。这是为了排除某些疑诊而采用的一种思维方式。

（4）否定之否定。这是在诊断初步成立之后，为了进一步证实其确定性而采用的一种方式。也就是说假定诊断不成立，其病史及体征以其他疾病解释均不能成立，证明原诊断成立。

（5）差异法。在临床思维中，无论采用何种思维方式，都必须以差异法为基础。这就是说，从临床思维的起始到终结，都必须注意不同疾病的差异，不同患者的特点，抓住其特殊性进行综合分析，作出正确的诊断。

3. 反复验证，不断深化

在采集病史、体格检查和实验室检查基础上，全科医师掌握了大量临床资料，再经过综合分析等思维过程就形成了初步诊断。这种诊断尽管已经有了比较充分的依据，但其正确性还没有经过验证。尽管症状和体征是作出诊断的客观依据，但诊断结论是经过医生的头脑加工、分析之后作出的，带有一定主观性。因为临床诊断是医生对患者病情的一种认识，属主观范畴。无论诊断的依据如何充分，医生的分析如何客观；无论是比较明确的诊断，还是假设性的拟诊，还有待于临床实践的不断检验。一个正确的诊断，一般需要经过从感性认识到理性认识，再从理性认识到医疗实践的多次反复才能形成。

（二）临床诊断的基本原则

1. 整体性原则

整体性原则是指全科医师在临床诊断过程中，坚持从普遍联系的观点出发，把人体看成是一个有机联系的整体，这不仅是诊断观的要求，也是医学科学自身发展规律的要求。全科医师在诊断过程中要坚持整体性的原则，就必须做到：牢固树立事物是相互联系的观点；处理好局部和整体性的关系。首先，全科医师要从整体联系中识别局部变化的实际意义；其次，要全面地揭示局部变化在复杂的整体运动中的因果联系，认清局部变化的实际地位；再次，要从整体联系中预见到局部变化的发展。我国医学是以整体观念为指导的典型代表，如中医诊断就是全面运用望、闻、问、切四诊，把证与病、病与患者、患者与周围环境看作是一个统一的整体，结合致病的内外因素，从整体观念出发，首先考虑的是人与自然的关系。认为人体的生理、病理活动，一般是随着四时气候的变化而相应改变的；最后，中医诊断疾病时，特别是强调人体的整体观念，处处考虑到体表与脏腑的联系。正因为有了这种联系，人们就可以从体表表现象探知脏腑病症的本质。

2. 具体性原则

把疾病与特定的时间、地点、条件联系起来，放到历史发展过程中，放到与其他事物的联系中加以观察和研究，这是对具体性原则的最好贯彻。现代医学发展的趋势之一，就是疾病的分类、分型系统越来越庞大，越来越细，各种疾病的差异性，同一种疾病的多样性等，都要求全科医师必须采取具体问题具体分析的思维原则。

3. 动态性原则

动态性原则，就是要求全科医师必须以发展、变化的观点看待患者、看待疾病，人体作为一个有联系的整体，时刻都处在运动变化之中，人体生命活动中各方面相互联系的特性，只有在运动中才能显示出来。全科医师的思维应该是辩证的、开放的，为了患者的康复，只要有必要，应随时修改原来的诊断和调整治疗方案，因为临床思维不是一次完成的，而是一个反复观察、反复思考、反复验证、反复改进的动态过程。

4. 安全性原则

安全性原则是指全科医师在诊断时，要从抢救和保障患者生命安全，有利于患者身体康复出发，以人为本，以患者为中心，一切为患者着想，为患者负责，尽可能选择最优诊断。

（三）临床诊断的辩证范畴

1. 现象与本质

现象和本质是疾病的不同方面。要认识疾病，首先就应该把现象和本质区分开，千万不能把现象当本质。现象是事物在矛盾运动中所显露出的各种外表形态，可以被人们的感觉器官所感觉，它是表面的、个别的、片面的东西，如疾病过程中的某些症状、体征和各种检查结果等；本质则是疾病的根本性质，是疾病内在联系，是由它自身所包含的特殊矛盾构成的，是比较深刻、比较稳定的方面，它不能被我们的感官所感知，只有通过对临床资料进行分析综合，才能认清疾病本质。一般说来，现象和本质大体是一致的，在疾病过程中，疾病的现象和本质也大体相统一，疾病现象总是反映着疾病的本质，其本质也必然通过现象表现出来，人们可以运用临床思维透过病变的各种现象去认识其本质。

疾病过程中，患者的临床表现（现象）一般是和本质相一致、相统一的，但本质和现象又有区别。本质是由内在矛盾规定的事物性质，它表明事物的全体和这一事物与另一事物的内部联系；现象只说明事物的外部联系，仅反映事物的某一侧面。在临床实践中，我们经常碰到疾病过程中现象与本质不一致的情况。如疾病发展中的轻型、早期、亚型、特殊类型等，其现象和本质就不完全一致，对这类病如不被充分认识常导致误诊。在复杂繁多的临床现象中，有时还出现假象。假象是现象的一种，它以虚假、歪曲、颠倒的形式表现本质。如冠心病心绞痛，可出现短阵性咽痛或上腹痛，又无局部体征，应考虑不典型心绞痛，及时做心电图可以证实。我们必须用联系的观点、整体的观点、发展的观点透过扑朔迷离的假象，深入疾病的本质，找出现象的根据，才能正确诊断疾病，避免误诊。

2. 原发病与继发病

疾病的发生、发展和转归是一个过程，不能孤立、静止地观察和分析。这就要求全科医师在临床诊断时，既要考虑到继发病，又要考虑到原发病；既要注意病史，又要注意既往史。对比较复杂的病例要进行深入的分析思考，由表及里和去伪存真地综合分析，不能只满足于一般的印象诊断，要把继发病和原发病联系起来思考，才能提高临床诊断的准确率。

3. 病理生理与社会心理

疾病是个人在躯体、社会、心理方面处于不完满的状态，因此，必须从这三个方面去寻找病因。例如，不孕症和性功能障碍就有很大部分与心理因素有关。由于现代医学的发展，要求扩大疾病诊断范围，不仅需要病理解剖学诊断，还要有病因学诊断、病理生理学诊断、病理心理学诊断。而且还要求一种包括病变部位、病变性质、病因、机能损害情况、患者整体的生物、心理、社会状态等各个方面内容的全面具体的诊断。既重视病理、生理因素，又重视社会心理因素，这是现代临床诊断学的发展趋势，也是医学模式转变的客观要求。

4. 本专科疾病和其他专科的疾病

要考虑其他专科疾病，甚至多优先考虑其他专科的疾病，以免误诊。因为在一般情况下，一个专科医生对自己本专科的疾病是熟悉的，不易忽略。

二、全科医学的治疗观

治疗疾病，就是全科医师根据诊断，对患者施以药物、手术等措施，并配合休息、锻炼等方法，使病情得到控制、好转或痊愈。所谓治疗观，就是指全科医师如果能按照唯物辩证法的原则，以全面、联系、发展的观点看待治疗的作用，就是正确的治疗观，就能使疾病早日治愈。

（一）临床治疗的基本原则

1. 整体性原则

所谓整体性原则，就是临床医生在治疗过程中，必须从人体是一个有机联系的统一体这个观念出发，在使用药物、进行手术时都必须在整体观念和全局思想的指导下，予以通盘考虑，全面衡量，正确处理好整体和局部的关系。局部治疗必须服从整体治疗，整体治疗也必须兼顾局部治疗，防止"头痛医头，脚痛医脚"的形而上学的治疗方法。整体治疗是指药物作用于全身或是改善全身各种器官的功能和代谢，或是增强整个身体的抗病能力，或是药物虽在局部器官发挥作用，但该器官功能的加强，能够改善全身的代谢状况。医学中的整体观念贯穿于医学理论与实践的各个方面，指导着临床治疗的全过程。我国医学早已积累了许多宝贵经验，并有众多的文献记载。诸如阴阳、脏象、气血、津液、经络等学说以及在此基础上确立起来的辨证施治，都是以整体观念为指导的。如肝病从肾治、肺病从脾治、脾病从肾治、眼病从肝治、耳病从肾治、上病从下治、下病从上治等。局部变化往往以整体变化为前提，只有从整体观念出发，才能解决治病的根本任务，才能既治标又治本，使病理状态恢复到生理状态。从整体观念出发，在一定意义上说，就是在疾病治疗中，要着眼于全局，只有抓住全局性的东西，才能有效地战胜疾病。整体治疗是主要的，全身状态良好，往往使局部病灶的治疗收到事半功倍的效果。但是，忽视局部对整体的影响也是不对的。所谓局部治疗是指药物治疗措施仅仅作用于病灶的局部。这种治疗虽然也会对全身产生影响，但其影响只是轻微的、间接的、次要的，这种治疗同全身治疗比较起来，具有明显的局部性质。

2. 针对性原则

唯物辩证法认为，世界上万事万物千差万别，各有其特殊本质。所谓针对性原则，就是指对疾病要进行具体分析，按其发生的时间、地点及患者的性别、年龄和体质的不同，予以区别对待，做到对因治疗，对症治疗。坚持针对性原则，首先要做到对因治疗。所谓对因治疗，就是针对引起疾病的病内所采取的治疗措施。疾病是一定因素造成的结果。对因治疗一直是人类所向往的理想的治疗方法。全科医师要做到对因治疗，必须首先弄清病因，病因搞清楚，才能有的放矢。坚持针对性原则，就是对症治疗。所谓对症治疗就是针对疾病的临床症状所采取的治疗措施。

3. 主次性原则

所谓主次性原则，实际就是指主要矛盾和次要矛盾这一哲学原理在治疗中的运用。全科医师在治疗疾病过程中，必须识别病变的主要矛盾和矛盾的主要方面，针对病变的性质，分清主次、先后、轻重、缓急，围绕着解决主要矛盾，集中力量，突出重点，恰当采取治疗措施，达到救死扶伤的目的。这就是我们说的治疗中主次性原则。

（二）治疗中的辩证范畴

1. 治病与致病

治病与致病是对立的统一。治病的目的，是在于疾病痊愈，使患者恢复健康。但在临床治疗中却往往具有二重性，既能治病，同时又能致病。只有懂得治病与致病的关系，懂得治病的二重性，全科医师在治疗过程中才能自觉地制定最佳治疗方案，选择最优治疗方法，以尽量减少致病因素。因治病而导致的疾病叫医源性疾病或医院感染。治病和任何事物都一样，无不具有两重性，不可能只有利而无害，关键是对治病和致病（利与弊）要予以正确权衡，既要看到治病的必要性，又要看到治疗时可能带来的不良后果，但也不能因噎废食。

2. 治标与治本

祖国医学理论中的"标本治则"是唯物辩证法本质与现象这一范畴的体现。所谓"标"，一般是指疾病的外部表现形式，属于现象方面的东西；所谓"本"，一般是指疾病的内在联系，属于本质方面的东西。

认为人体为"本"，疾病为"标"；以正为"本"，以邪为"标"。疾病的发生发展，是人体与疾病，正气与邪气斗争的结果。在病因与症状的关系中，认为病因为"本"，症状为"标"。因为现象是由本质决定的，症状是在病因的基础上产生的。病因是疾病的本质，症状是疾病的外部表现。在原发病与继发病的关系中，原发病为本，继发病为标。因为原发病可以导致人体内部气血脏器的变化，新病往往是在这些缺陷的基础上发生的。

3. 可治与不可治

从长远来看，从战略上看，从发展来看，从整个人类的认识能力看，是不存在不治之症的，一切疾病都是可治的。不治之症与可治之症是辩证的，可以转化的，就每个个体来说，任何可治之症都有治愈的因素。任何不治之症也存在着可治的因素。癌症在治疗的某个阶段，也可出现一定转机的趋势。

4. 特效疗法与一般疗法

特效疗法是相对于一般疗法而言的，是指特定的治疗方法和药物对于相应的疾病有特殊的效果和作用，也就是说有时间短、疗效好、见效快的特点。而一般疗法则称之为支持疗法。它的功效不在于针对特异病因，而在于能够迅速改善全身状况，维持组织器官正常的功能活动，为特效疗法创造条件。在临床治疗过程中，特效疗法与一般疗法是相辅相成的，要视患者病情发展的需要而灵活运用的。

（三）辨证论治

辨证论治是中医的诊断治疗学的主体，是中医基本理论阴阳五行、脏腑经络、病因病机、治则方药等知识在临床实践中的综合具体运用。通过辨证论治，以达到认识疾病和治疗疾病的目的。辨证是认识、诊断疾病的过程。通过四诊即望、闻、问、切及实验检查等手段，搜集病史、主客观症状、体征及其他临床资料，然后以八纲辨证等基本理论来分析、综合、推理，辨清疾病的原因、性质、部位、正邪状态等，从而揭示出疾病的本质，判断属何症。论治是根据辨证结果确定治疗原则制定治疗方案和给予恰当治疗的过程。辨证和论治是密切相关密不可分的两个阶段。辨证是论治的依据，论治是辨证的目的，治疗效果是检验辨证论治是否正确的客观标准。辨证论治的特点是：强调从整体上分析机体对疾病的反应，既重视病邪的消长，又重视正气的强弱；既注意到某症的共同规律，又注意具体患者的个体差异；论治要求原则性与灵活性相结合，如标本兼治、同病异治、异病同治，因时、因地、因人制宜等，使治疗个体化，更具针对性。总之，全科医学的诊疗观是以辩证唯物主义为指导，以生态医学模式为目标，以人为本，与时俱进，遵循科学的思维方式和思维原则，用全面、联系、发展的观点来认识、分析、解决疾病的诊断和治疗问题，对患者既要作出生物诊断，又要作出心理和社会诊断；既要作出生物治疗，又要作出心理和社会治疗。

第四章　循证医学在全科医疗中的应用

第一节　循证医学的概念

循证医学即以证据为基础的临床医学，它是近年来国际临床医学领域迅速发展起来的一个新的方法和学说。其核心思想是要求任何医疗决策的确定都应建立在最新、最好的、客观的临床科学研究信息的基础上，即临床医师开处方、专家制定的治疗指南，以及政府制定的医疗、卫生决策都应依据现有最可靠的科学依据进行。

一、循证医学的定义

循证医学是指在疾病的诊治中，将医生个人的临床经验与现有的临床科学证据相结合，并考虑患者自身的价值观，为每个患者作出最佳的诊治决策过程，这是临床医学的新范例。它提供给患者的医疗建立在目前所能提供的证据的基础上，个人的临床经验是指医生通过临床实践获得的处理临床问题的能力。现有最好的证据来自临床相关研究、医学基础研究，如随机对照的临床试验产生的结果，它并不强调根据直觉得到的非系统的临床经验以及疾病的病理生理的基础知识。忽视临床实践经验，即使得到最好的证据也可能用错，因为每个患者的情况不同，必须因人而异，结合临床资料具体分析；而缺乏最新、最好的科学证据，临床医生可能采用已经过时的旧方法，给患者带来损害。所以，循证医学要求临床医生根据科学研究的依据来处理患者，在仔细采集病史和体格检查基础上，通过有效的文献检索，并运用科学的方法评价临床文献，寻找相关的信息和证据，解决患者的临床问题，制定疾病的诊断、治疗和预防措施。

随着临床医学的迅速发展，人们越来越认识到动物试验不能取代对人的研究，因为人体远较动物复杂，而长期以来单纯根据病理生理机制指导临床治疗也发生了变化，随机对照试验在医学研究中的广泛应用为循证医学的产生奠定了基础。循证医学显示了现代医学的进展，这不仅有利于临床医学由经验型向科学型的转变，还将在医疗卫生领域引入人性化服务，帮助全科医师更好地运用医学文献，将医学研究的结果用于全科医疗实践工作。

二、循证医学产生的背景和基础

随着医疗实践在迅速发展，临床医师经常通过各种途径来了解临床研究进展，如通过查找医学文献包括综述、实践指导报告，或向专家进行咨询，或参加医学讲座、学术会议等。但由于上述来源的资料可能带有不同程度的偏颇，而且有时各种来源的意见也并不完全统一。如不对上述资料进行科学的评价，对于临床实践的应用不会产生很大的帮助。根据上述情况，1984 年由加拿大 McMaster 大学专家制定了文献阅读者指南，帮助临床医师阅读文献，确保知识更新。后来又经 McMaster 大学的工作小组与北美的一些专家一起制定了一套新的使用者指南，用于指导临床医生如何更有效地收集文献，以及如何将临床研究的结果用于医疗实践，提倡用医学文献解决患者的问题，并将此称为循证医学。

作为循证医学理论基础的临床流行病学在 20 世纪 80 年代得到了很好的发展，Cochrance 协作网的成立又为制作、传播和不断更新医疗卫生领域中的各种防治措施提供了科学基础。循证医学中的主要证据来自临床随机对照试验的 Meta（荟萃）分析结果，在 60 年代临床随机对照研究还十分少见，而现在已被普遍接受，任何一种新药上市都必须通过有效的临床试验。随机对照临床试验是采用随机分组的方法，将患者人为的分为试验组和对照组，试验组采用试验措施，对照组不采用试验措施，经过若干疗程，比较两组的效果（如有效率、病死率等，在不可以经行随机对照试验或没有随机对照试验

结果时，设计良好的非随机对照试验（包括观察性、描述性研究）也可作为
证据，但其可靠程度不及随机对照试验。相关资料必须在具有可获得、可供
使用、可被接受、可应用和可被评价性 5 个先决条件后，才能开展循证医学。
Meta 分析是指采用特定的统计学方法，将多个独立的、针对同一临床问题的
而且可以合成的临床研究结果综合起来进行定量分析。Meta 分析作为一种进
行系统分析的方法和手段，已越来越被更多的人所接受。

　　20 世纪 70 年代末，英国已故流行病学家 Archie Cochrance 首先提出将有
关临床专业的所有随机对照试验结果收集起来进行系统评价，为临床实践提
供可靠依据。20 世纪 80 年代出现了跨国合作的对某些重要疾病（如癌症、
心血管疾病等）的疗法进行系统综述，对当时的临床实践和临床研究方向产
生了重大影响。1992 年首先在英国成立 Cochrance 中心，1993 年 Cochrance
协作网这一国际性组织成立，至今已在 13 个国家（包括我国）成立了 15 个
Cochrance 中心，我国 Cochrance 中心建立在四川大学华西医学中心内。

第二节　全科医疗中循证医学的实施步骤

　　开展循证医学，首先要提出一个需要解决的临床问题，然后进行有效的
文献检索，选择有关的最佳研究资料，并使用科学的方法进行评价，了解其
优缺点，分析其结果是否正确合理，最终提取有用的临床信息用于解决患者
的问题。在评价时既需要有关的病理生理基础知识，还需要具有相应的行为
医学知识。归纳起来，在全科医疗中进行循证医学可分为以下 4 个步骤进行：
提出全科医疗实践中要解决的问题；收集有关问题的文献；应用临床流行病
学方法评价这些资料的真实性和有用性；在临床上实施这些有用的结果。

一、如何提出全科医疗实践中要解决的问题

　　全科医疗实践中的问题来源于多个方面，既有诊断、治疗、预后判断、

病因推断等许多临床医生每天会碰到的问题，也有预防保健、康复指导以及如何将治疗与预防服务结合、提供综合性服务等问题。有的问题属于临床医生的基本技能，如疾病的诊断和治疗过程中，如何全面正确地收集病史和进行体格检查？如何合理地解释临床表现？如何进行鉴别诊断？应选择什么样的诊断试验作为进一步诊断的依据？如何选择利弊、效果好成本低的最佳治疗方案？如何估计疾病的病程和可能发生的并发症？对已具有某些疾病危险因素的患者，如何采取适当的预防措施，防止疾病的发生？如何提高患者的生活质量？这些问题都是临床医生所关心的，也是患者迫切想知道的。全科医师在更新知识、提高临床技能、进行有效的临床实践时也会遇到各种问题，这些问题也可以作为循证医学的问题。当然，要想一下子解决所有的问题是不现实的。全科医师应考虑各种因素，选择急需解决的问题：①在患者的诊治或预防过程中最重要的问题。②医生和患者双方最感兴趣的问题。③在现有的时间内，最有可能回答的问题。④在全科医疗实践中最常遇到的问题。全科医师应根据这些因素和自身工作条件，开展循证医学，提高全科医学服务的水平和质量。

二、收集有关问题的资料

随着信息技术的飞速发展，临床医疗服务中可利用的信息资源也越来越丰富，除了图书杂志，还有很多的电子出版物，通过国际互联网，迅速查找最新的信息。在全科医疗的循证医学实践中，以下两份杂志是非常重要的信息来源：《美国内科医生杂志俱乐部》（American College of Physician Club，ACPC，网址为：http：//www.acponline.org/journals/acpjc/jcrnenu.htm）和《循证医学》（EBM，网址为：hllp：//www.bmjpg.com/dala/ebm.him）。上述两份杂志将研究方法科学、结论真实而有临床实用价值的文章以结构摘要的形式作为二次出版物出版，并附有专家评述。结构摘要的选择要经过两个步骤：①由图书管理员和流行病学家按照事先确定的主题词和方法学标准，采用手动检索的方法检索临床杂志中发表的有关诊断、治疗、预后、病因、预防、生活质量、卫生经济学分析等方面的文章，并从中筛选出科学性强、结论真实的文章。②将筛选出的文章交给由临床医生组成的评审组，确定具有临床重要性和实用价值的文章。经过上述严格的筛选，将符合标准的医学文献以结构摘要的形式刊出，并以电子出版物的形式发表。

三、对文献资料的真实性和有用性进行评价

（一）评价研究结果的正确性

（1）患者是否随机分组？文献中是否提到随机分组？有无随机分组方法的具体描述？

（2）两组患者的一般情况在研究开始时是否相同？所有进入试验的患者是否都归入原先随机化分配的各组中进行分析？

（3）失访率有多少？失访率越高，结果的偏差越大，因为失访者可以有不同的结局，有些可能因好转而不继续求医；有的可能很差、因不良反应或因死亡而离开试验。如失访率较高时，应将上述两种可能的结果都计算一遍，若结论不变，则结果较为可信。

（4）在收集资料时，是否采用"双盲法"（即患者及医师对治疗措施都是"盲"的）？有无双盲法设计的具体描述？

（5）样本病例采用什么诊断标准？

（二）对结果进行评价

（1）对治疗作用的评价方法。
（2）治疗作用估计的精确程度。

四、应用证据指导临床决定

（1）估计治疗措施对具体患者的影响。
（2）治疗的好处与可能发生的不良反应及费用。
（3）权衡治疗方案的效果、安全性与患者的价值观、喜好。

第五章 预防医学在全科医疗中的应用

第一节 预防医学的概念

一、预防医学的定义

预防医学是医学的一门应用学科，它以个体和确定的群体为对象，目的是保护、促进和维护健康，预防疾病、失能和夭折。作为医学的一个重要组成部分，它要求所有医师，尤其是全科医师除了掌握基础医学和临床医学的常用知识和技能外，还应对预防医学各方面的知识和技能有一定的了解，包括医学统计学、流行病学、环境医学、社会医学、健康促进、卫生管理学（包括规划、组织、实施、筹集资金和健康措施评价），以及在临床医学中运用三级预防措施。预防医学以健康为目的，除了个体健康外，它尤其强调群体的健康。它通过分析人群中健康与疾病的消长规律，探查人类物质和社会环境因素对人群健康和疾病的作用，确定人群健康的影响因素，制定和实施有针对性的三级预防措施，从而达到促进健康、预防疾病、防止伤残和夭折以及提高人群生活质量的目的。一般来讲，在临床所遇见的疾病或一些健康问题，只是"冰山一角"，很多病例、高危人群或具有危险因素的人群往往都被忽视。所以，预防医学尤其强调全科医师在为个体服务的同时，要着眼于所负责的人群，开展人群的健康促进和疾病预防，维护社区人群的健康。

二、健康决定因素

人从生到死的生命周期是一个自然现象，生命周期的一个个阶段组成了人的生命全过程。如果没有或尽可能地减少健康危险因素的作用，人的生命功能就可能是一个随年龄增大向健康地发育成熟并逐渐衰退的老龄化过程，即健康老龄化。在这一过程中，决定个体和人群健康状态的因素称为健康决定因素。现在认为健康的决定因素可分为以下几部分：

（一）社会经济环境

1. 个人收入和社会地位

研究表明，经济收入和社会地位是重要的健康影响因素。健康状态每一步的改进都与经济收入和社会地位的提高有关。另外，人们会在一个合理繁荣和社会福利公平的社会中，享受到更高的健康水平。

2. 文化背景和社会支持

网络文化包括人们的信仰、价值观、行为规范、历史传统、风俗习惯、生活方式、地方语言和特定表象等，它通过潜移默化的作用影响着人们的健康。社会支持网络是一个人在社会中所形成的人际关系。良好的健康与家庭、朋友和社会的安宁密切相关。

3. 教育健康状况与文化程度有密切关系

文化程度增加了就业和收入的机会，并提高了人们控制生活条件和自我保健的能力。

4. 就业和工作条件

拥有稳定工作和较少因担心失去工作导致紧张的人们会有更健康的身体，而失业则明显与不良的健康有关。

（二）物质环境

包括在生活和职业环境中的物理、化学和生物因素，以及住房、工作场所的安全、社区和道路的设计等都是影响人们健康的重要因素。

（三）个人因素

1. 健康的婴幼儿发育状态

良好而健康的人生早期阶段（围生期和婴幼儿期），包括良好的身体素质、幸福的家庭生活、良好的生活习惯和处理问题的能力，是他们将来健康生活的基础。如出生体重低，除了因免疫力低，在出生后比正常体重儿易患各种传染病外，将来患慢性病如糖尿病的概率也会较高。生活在充满家庭暴力或父母有不良生活习惯的儿童，容易沾染不良的生活习惯。

2. 个人的卫生习惯

如吸烟、酗酒、滥用药物、不健康的饮食习惯、缺少体育活动等不良的生活行为方式是当今人类健康的重要威胁。

3. 个人的能力和技能

人们具有健康生活的知识、态度和行为，处理这些问题的技能以及支持人们作出健康选择的社会支持环境，是影响健康的关键因素。

4. 人类生物学特征和遗传因素

人体的基本生物学特征是健康的基本决定因素。遗传的素质影响不同个体的健康问题和疾病状况。

（四）卫生服务

卫生服务尤其是维持和促进健康、预防疾病和损伤的卫生服务，健全的卫生机构，完备和质量保证的服务网络，一定的经济投入以及公平合理的卫生资源配置，对人群健康有着重要的促进作用。

三、三级预防

各种健康决定因素有些可导致急性、短期的健康问题，如许多的传染病、急性中毒损害人的健康和功能；而对许多因素，是由于长期累计接触作用后，才导致疾病和最后功能的损害。如果在人的一生周期各个阶段积极地、有针对性地开展预防，就可以有效地避免有害因素对健康的危害，充分发挥人的生命潜能，保护劳动力，延长生命期限和改善生活质量。所以，人的健康问题的出现，是一个从接触健康危险因素、机体内病理变化从小到大，最后导致临床疾病发生和发展的过程。根据疾病发生、发展过程以及健康决定因素的特点，把预防策略按等级分类，称为三级预防策略。

（一）一级预防又称病因预防

在一级预防中，如果在疾病的因子还没有进入环境之前就采取预防性措施，则称为根本性预防。它是从全球性预防战略和各国政府策略及政策角度考虑，建立和健全社会、经济、文化等方面的措施。如为了保障人民健康，从国家角度以法令或规程的形式，颁发了一系列的法律或条例，预防有害健康的因素进入国民的生活环境。

一级预防包括针对健康个体的措施和针对整个公众的社会措施。首先是针对健康个体的措施，如：①个人的健康教育，注意合理营养和体格锻炼，培养良好的行为与生活方式。②有组织地进行预防接种，提高人群免疫水平，预防疾病。③做好婚前检查和禁止近亲结婚，预防遗传性疾病。④做好妊娠和儿童期的卫生保健。⑤某些疾病的高危个体以服用药物来预防疾病的发生，即化学预防。其次是针对公众健康所采取的社会和环境措施，如制定和执行各种与健康有关的法律及规章制度，有益于健康的公共政策，利用各种媒体开展公共健康教育，防止致病因素危害公众健康，提高公众健康意识和自控能力。如清洁安全饮用水的提供，针对大气、水源、土壤的环境保护措施，食品安全，公众体育场所的修建，公共场所禁止吸烟等。

（二）二级预防

在疾病的临床前期做好早期发现、早期诊断、早期治疗的"三早"预防工作，以控制疾病的发展和恶化。早期发现疾病可通过普查、筛检、定期健康检查、高危人群重点项目检查及设立专科门诊等。达到"三早"的根本办法是宣传，提高医务人员诊断水平和建立社会性高灵敏而可靠的疾病监测系统。对于某些有可能逆转、停止或延缓发展的疾病，则以早期检测和预防性体格检查更为重要。对于传染病，除了"三早"，尚需做到疫情早报告及患者早隔离，即"五早"。

（三）三级预防

对已患某些疾病者，采取及时的、有效的治疗措施，防止病情恶化，预防并发症和伤残；对已丧失劳动力或残废者，主要促使功能恢复、心理康复，进行家庭护理指导，使患者尽量恢复生活和劳动能力，参加社会活动并延长寿命。对不同类型的疾病，有不同的三级预防策略。但任何疾病或多数疾病，不论其致病因子是否明确，都应强调一级预防。如大骨节病、克山病等，病因尚未肯定，但综合性的一级预防还是有效的。又如肿瘤更需要一级和二级预防。有些疾病，病因明确而且是人为的，如职业因素所致疾病、医源性疾病，采取一级预防，较易见效。有些疾病的病因是多因素的，则要按其特点，通过筛检、及早诊断和治疗会使预后较好，如心、脑血管疾病，代谢性疾病，除针对其危险因素，致力于一级预防外，还应兼顾二级和三级预防。对病因和危险因素都不明，又难以觉察预料的疾病，只有施行三级预防这一途径。对许多传染病来讲，针对个体的预防同时也是针对公众的群体预防。如个体的免疫接种达到一定的人群比例后，就可以保护整个人群。而传染病的早发现、早隔离和早治疗，阻止其向人群的传播，也是群体预防的措施。有些危险因素的控制既可能是一级预防，也是二级、三级预防。如高血压的控制，就高血压本身来讲，是三级预防，但对脑卒中和冠心病来讲，是一级预防。三级预防措施的落实，可根据干预对象是群体或个体，分为社区预防服务和临床预防服务。社区预防服务是以社区为范围，以群体为对象开展的预防工作。临床预防服务是在临床场所，以个体为对象实施个体的预防干预措施。社区预防服务实施的主体是公共卫生人员，而临床预防服务则是临床医务人员。由于预防避免或延迟了疾病的发生，中止或减缓了可预防疾病的医疗费用的支出，同时也提高了社会生产力，所以，预防无论是对个人或社会，都具有明显的社会和经济效益。

四、全科医师的预防医学优势

全科医学是一门以个人整体健康为中心，面向家庭与社区，整合临床医学、预防医学、康复医学，以及人文社会学科相关内容于一体的综合性医学专业学科。它所提供的服务强调将个体健康与群体健康照顾相结合，是一种以人为中心，家庭为单位，以整体健康维护和促进为方向长期负责式的照顾。全科医师的工作性质和服务范围决定了他们在预防工作中具有的优势。

（一）全科医师以社区为基础

全科医师与社区居民接触频繁，不仅接触到患者，也能接触到健康人和未就诊者，提供预防服务的机会较多。

（二）全科医师以人的健康为中心

全科医师充分了解居民的健康信念模式，有利于帮助个体和家庭改变不良行为和生活方式，朋友式的医患关系也有利于制定个性化的预防保健计划。

（三）全科医师以家庭为单位

全科医师在提供连续性、协调性和综合性卫生服务中，有机会了解个体和家庭完整的背景和健康状况，能全面评价健康危险因素。

（四）全科医师对疾病病因和发病机制的全面认识

全科医师对疾病病因和发病机制的全面认识使其预防观念强，能善于发现早期健康问题，并可同时采取三级预防措施。

（五）全科医师的社会工作能力强

全科医师能充分利用社区内外各种资源，提供包括公共卫生和临床预防在内的协调性的预防服务。

第二节　全科医学中的流行病学原理

　　预防医学需要在掌握健康危险因素以及疾病发生、发展的流行规律的基础上，采取有效的防治措施，达到预防、控制疾病，提高人群健康水平的目的。要了解疾病、健康、行为在人群中的分布及其影响因素，需要借助于流行病学方法。流行病学（epidemiology）是研究人群中疾病、健康状态、健康行为事件等的分布规律及其影响因素，制订相应疾病的预防、控制、行为干预等措施，以促进人群健康的一门科学。流行病学的主要作用包括通过分析疾病在时间、地点和人群中的分布规律，以探讨疾病的致病因子和阐明疾病的致病机制；通过分析健康的影响因素及其特点来寻找高危险人群；通过研究疾病的发生、发展和转归来探讨疾病的自然史；提出预防控制疾病、降低或消除危险因素的社区卫生措施，以促进社区人群的健康水平。

一、疾病的分布

　　疾病分布是指疾病在人群、时间和空间上的分布特征和规律。从健康到疾病，从不流行到流行是一个动态连续的分布过程，了解疾病分布的主要目的是为了确定疾病的流行特征，提出疾病发生的线索和影响疾病流行的因素，从而为制定预防和控制对策提供依据，同时也可以对预防和控制疾病措施的实施效果进行评价。

（一）疾病的人群分布

　　人群的特征可以分为自然特征和社会特征，这些特征决定了人群暴露于疾病或危险因素的机会、暴露程度以及对疾病的耐受能力等。自然特征包括年龄、性别、民族等，社会特征包括文化、婚姻、职业、经济收入、社会地位等。

1. **年龄分布**

疾病在不同的年龄期，发病率、患病率和死亡率不同。在研究疾病的年龄分布时，年龄的划分因不同的疾病而异，但要反映出疾病在年龄分布上的差异，根据疾病在年龄分布的特征可以分成以下几类：

（1）儿童高发型：儿童抵抗能力差，易发病。急性传染病尤其是呼吸道传染病等儿童常见病和多发病，出生后 6 个月逐渐增多。这类病可以通过预防得到有效控制，预防接种可以改变其年龄分布。另外，还包括婴儿腹泻、佝偻病、儿童营养不良等。有时为了较为详细地了解疾病在婴儿期的分布情况，在年龄段划分时把 1 岁以内单独列为一组。

（2）青壮年高发型：取决于暴露于危险因素的机会，包括某些职业病，如硅沉着病（矽肺）等；不良的饮食习惯导致的胃溃疡等消化道疾病；妇产科疾病；与免疫有关的风湿关节疾病。

（3）老年高发型：潜伏期长、致病因子作用时间长的疾病，随年龄的增加而增加，高发于 50 岁以上的老年人，如恶性肿瘤和慢性退行性疾病。

（4）各年龄无差别型：各年龄的发病、患病无明显差别，不固定的免疫力或病原体常发生变异，各年龄的人群普遍易感，如流行性感冒、痢疾等。

2. **性别分布**

男女两性在某些疾病的发病率、死亡率、患病率的差异很大，主要表现在生理差异和接触致病因子的差异。男性高于女性的疾病有传染病中的血吸虫病、钩端螺旋体病、森林脑炎等，恶性肿瘤中的肺癌、肝癌、胃癌、膀胱癌等，以及遗传所致疾病中的红绿色盲、血友病等；女性高于男性的疾病有肠道疾病中的胆囊炎、胆石症等，乳腺疾病，更年期综合征，地方病中的克山病、地方性甲状腺肿，以及女性生殖系统疾病等。

3. **种族与民族**

疾病的种族民族分布与遗传、生理、文化、风俗习惯、生活方式及地理环境相联系。如鼻咽癌在广东地区，讲广东方言的华侨的发病率最高，其次为讲潮州方言和讲客家方言的，讲福建方言者最低；胃癌的发病率和死亡率，中国人明显高于美国人，居住在美国本土的日本人和中国人明显高于美国人，而印度人和菲律宾人则低于美国人；我国肝癌死亡率，壮族、朝鲜族明显高于全国水平，哈萨克族接近全国平均水平，而苗族、维吾尔族则低于全国水平；我国牧区农牧民冠心病的发病率高于非牧区的农牧民。

4. 职业分布

疾病的职业分布与暴露于危险因素的机会、劳动条件、社会经济地位和文化条件、劳动的紧张程度与压力等因素有关。农民高发血吸虫病、钩端螺旋体病、钩虫病等；牧民、皮毛加工和兽医工作人员高发炭疽病、布鲁菌病等；林业、勘探等野外作业人员易发森林脑炎、流行性出血热等；煤矿、隧道作业人员易发硅沉着病（矽肺）、肺尘埃沉着病（尘肺）等；医务人员易发肝炎等。

5. 家庭分布

疾病的家庭分布与家庭人口的多少、密切接触的程度、遗传和居住条件等有关。某些疾病在一定的家庭具有较高发病的现象，如结核、肝炎和一些遗传病、恶性肿瘤等，称为疾病的家庭聚集性。

（二）疾病的地区分布

不同地区在疾病的分布上存在差异，有的疾病是世界性的，有的疾病又局限在某一个地区，这些疾病与自然条件（地理、气候、物理、化学、生物、环境等）、社会经济状况、人们的风俗习惯和文化背景以及社会卫生水平等有关。

1. 地方性分布

有些疾病只在一定地区具有较高的发病率和死亡率，称为地方性疾病。只受自然因素的影响，发生在特定地区的一些疾病，称为自然地方性疾病。如血吸虫病只适合于有钉螺生长的地区；疟疾只存在于适宜按蚊生长的地区；肝癌多见于非洲与亚洲。由于地球化学条件存在地域性差异，某些与此有关致病因子的分布呈一定的地区性，所致的疾病也呈严格的地方性，这类疾病称为地方病。如克山病、大骨节病、地方性氟病、地方性甲状腺肿等。

2. 城乡分布

疾病在城市与农村的分布明显不同。受自然条件影响的疾病农村地区发病较多，受社会因素影响的疾病城市发病相对较多。在城市，呼吸道传染病易于发生和流行，人口多、密度大、交流和流动速度快。与污染有关的疾病在城市发病和患病相对较高，如肺癌。与紧张有关的疾病，如冠心病、高血压等城市高发于农村；农村卫生条件差，肠道传染病易于流行。一些地方病，如甲状腺肿、地方性氟病、大骨节病等也多见于农村。

3. 山区、平原和丘陵的疾病分布

自然条件、经济背景、文化风俗习惯、社会卫生条件的差异，使得山区、丘陵、平原地区的疾病分布存在明显差异。

（三）疾病的时间分布

疾病的发病频率在时间分布上不断发生变化，尤其传染病的发病频率时间变化更为明显，慢性病的发病频率也有其时间分布特点。

1. 季节性变化

疾病的频率在一定季节升高的现象，称为季节性，也是疾病周期性的一种影响因素。这主要与气候条件、生物媒介、野生动物繁殖、人类生活劳动、风俗习惯、卫生水平等有关。

传染病的季节性明显，如肠道传染病夏秋季发病率高，呼吸道传染病冬春季发病率高；非传染病也可有季节性升高现象，其影响因素复杂，发病缓慢，如克山病冬季发病率高，慢性气管炎、冠心病、脑血管病等冬季的发病或发作较高。

2. 周期性

流行是指疾病每隔一定年限发生一次大流行的状况，易见于传染性强、抗原易发生变异、无有效免疫方法的呼吸道传染病。如流感每隔 10 ~ 15 年发生一次大流行，流行性脑脊髓膜炎 7 ~ 8 年流行一次。形成周期性流行的原因：①传播机制容易实现，有足够的易感者。②病后形成免疫，阻挡进一步传染、发病减少。③主要发生在大中城市，新生儿增加使易感者增加。④易感者积累的速度或病原体变异的速度决定流行的间隔年限。

3. 短期波动

短期波动指几天、几周或几个月的暴发流行。多局限在一个集体单位，发病人群都接触同一致病因子，致病因子作用时间短、社会影响大、非人传染给人。典型例子如食物中毒，为非人传染给人。环境污染如伦敦烟雾事件，发生于 1952 年 12 月，完全是煤气、二氧化硫累积超过限值，1 周内支气管炎、冠心病、脑炎发病率明显上升。

4. 长期变异

某些疾病几年、几十年的变化趋势，称为疾病的长期变异。传染病的流行发生了很大的变化。1961 年霍乱的流行失去了地方性，几乎遍及各大洲；猩红热发病率下降，死亡率降低，轻型及非典型的病例增加；麻疹很少见，天花已被消灭，脊髓灰质炎也正被消灭。非传染性疾病，如恶性肿瘤、心血管病、脑血管病等，也有相应的长期变化趋势。

二、疾病分布的测量指标

下面介绍一些常用的描述疾病分布的测量指标。

（一）发病率

发病率指在一定期间内（一般为 1 年）、某人群中某病新病例出现的频率。若在观察期间内一个人多次发病时，则应多次计为新发病例数，如流感、腹泻等。对发病时间难以确定的一些疾病可将初次诊断的时间作为发病时间，如恶性肿瘤、精神病等。分母中所规定的暴露人口是指可能会发生该病的人群，对不可能患该病的人，如传染病的非易感者，有效接种疫苗者，不应计入分母内。因此，有时暴露人口也称易感人口。但实际工作中，如人群较大，暴露人口数不易得到，故分母多用该人群该时间内的平均人口数。如果观察时间以年为单位，可为年初（1 月 1 日 0 时）与年终（12 月 31 日 24 时）人口数之和除以 2 所得的人口数，或以当年 7 月 1 日的人口数表示。发病率可按不同特征（如年龄、性别、职业、民族、种族、婚姻状况、病因等）分别计算。由于发病率的准确度可受很多因素的影响，所以在对比不同资料时，应考虑年龄、性别等的构成，进行发病率的细化。在流行病学研究中，发病率可用作描述疾病的分布，它能反映疾病发生的频率。通过比较某病不同人群的发病率可探讨发病因素，提出病因假说，评价防治措施的效果。

（二）新患率

新患率计算方法和发病率基本一样，也是人群新病例发生频率的指标。但观察期限可以日、周、旬、月为单位，适用于局部地区疾病的暴发，如传染病、食物中毒及职业中毒等暴发。

（三）患病率

患病率也称现患率，指某特定时间内，总人口中患有某病者（包括新和旧病例）所占的比例。患病率可按观察时间的不同分为期间患病率和时点患病率两种，时点患病率较常用，而期间患病率的时间范围较长，通常超过 1 个月。

患病率的大小取决于两个因素，即发病率和病程。患病率下降既可由于发病率下降所致，也可由于患者恢复快或死亡快，病程缩短所致。如果病程缩到很短，尽管发病率增高，但患病率仍可很低。患病率通常用来表示病程较长的慢性病的发生或流行情况，如冠心病、肺结核等，为医疗设施规划、估计医院床位周转、卫生设施及人力的需要量、医疗质量的评估和医疗费用的投入等提供科学的依据。

（四）死亡率

死亡率指在一定期间（通常为 1 年）内，某人群中死于某病（或死于所有原因）的频率。死亡率是测量人群死亡危险最常用的指标，其分子为死亡人数，分母为可能发生死亡事件的总人口数。

死亡率是用于衡量某一时期、某人群死亡危险性大小的一个指标。既可反映一个地区不同时期人群的健康状况和卫生保健工作的水平，也可为该地区卫生保健工作的需求和规划提供科学依据。

（五）病死率

病死率表示一定时期内，患某病的全部患者中因该病死亡者所占的比例。

病死率表示确诊疾病的死亡概率，它可表明疾病的严重程度，也可反映医疗水平和诊断能力，多用于急性传染病。用病死率作为评价不同医院的医疗水平时，要注意患者的病情、病期等是否可比。

（六）续发率

续发率也称 2 代发病率，指某传染病易感接触者中最短潜伏期到最长潜伏期之间，发病的人数占所有易感接触者总数的百分率。

在一个家庭、病房、集体宿舍、托儿所、幼儿园班组中第 1 个病例发生后，在该病最短与最长潜伏期之间出现的病例称续发病例，有时称 2 代病例。在进行续发率的计算时，须将原发病例从分子及分母中去除。续发率可用于比较传染病传染力的强弱，分析传染病流行因素，如年龄、性别、家庭中儿童数、家庭人口数、经济条件等，以及评价卫生防疫措施的效果等。

（七）感染率

感染率是指一定时间内所检查的人群样本中所占的比例。感染率的性质与患病率相似。

流行病学工作中对这一指标的应用甚为广泛，常用于研究某些传染病或寄生虫病的感染情况和防治工作的效果，估计某病的流行形式，也可为制订防治措施提供依据。它是评价人群健康状况常用的指标，特别是对隐性感染、病原携带及轻型和不典型病例的调查较为常用。

第六章 呼吸系统疾病

第一节 总论

一、呼吸道的基本结构和功能

（一）气道的传导部分与呼吸部分

呼吸道自鼻腔开始至环状软骨下缘称为上呼吸道，软骨以下称为下呼吸道。气管－支气管树共有分支23级，包括气管、主支气管、肺叶支气管、肺段支气管、亚段支气管、亚亚段支气管、小支气管、细支气管、终末细支气管、呼吸性细支气管、肺泡导管、肺泡囊和肺泡。终末细支气管以上为气道的传导部分，其功能为湿化、传导气体和生理性黏液运动。呼吸性细支气管的管壁已开始出现肺泡，以下为呼吸部分，进行气体交换。管腔直径小于2mm的细支气管称为小气道。

（二）肺段的名称

右肺：右上叶分尖、后、前3段（S_1、S_2、S_3）；右中叶分外侧和内侧两段（S_4、S_5）；右下叶分为背段（S_6）和内、前、外、后（S_7、S_8、S_9、S_{10}）4个基底段。

左肺：左肺上叶分尖后（S_{1+2}）、前（S_3）上舌和下舌（S_4、S_5）4个肺段；左肺下叶分为背段（S_6）和内前、外、后（S_{7+8}、S_9、S_{10}）4个肺段。

（三）气管－支气管壁的结构和功能

气管和支气管的管壁由黏膜、黏膜下层和外膜组成。黏膜上皮为假复层纤毛柱状上皮，上皮表层几乎全由纤毛细胞组成，其间散布着杯状细胞，支气管分支越细，杯状细胞的数目就越少。到达细支气管水平仅有单层的纤毛柱状上皮细胞和偶见的杯状细胞，至呼吸性细支气管则变成无纤毛的立方形上皮细胞，无杯状细胞，而出现 Clara 细胞。杯状细胞分泌黏液，Clara 细胞分泌浆液和少量的肺泡表面活性物质。此外，黏膜层尚含有刷细胞、基细胞和具有神经分泌功能的 K 细胞。黏膜下层为疏松的结缔组织层，弹力纤维纵行成束沿黏膜皱襞分布，并含有黏液腺和黏液、浆液混合腺。外膜由透明软骨和纤维组织构成。气管软骨呈马蹄形，缺口位于背侧，由平滑肌束和结缔组织连接，构成膜壁。在 4 级以下的较小支气管中，软骨则由不规则的软骨片所代替，到达细支气管时，软骨不再存在。无软骨包绕的细支气管其外膜平滑肌渐呈纵行排列近如螺旋状，当平滑肌收缩时，使支气管变狭变短。

（四）肺泡的结构与功能

肺泡由肺泡上皮、毛细血管和结缔组织构成。是气－血之间氧和二氧化碳交换的场所。肺泡 I 型上皮细胞呈扁平形，胞浆伸展得很薄，占整个肺泡面积的 95%，有利于进行气体交换。但细胞间的连接又是非常紧密的，限制肺间质的液体和蛋白渗入肺泡内。I 型肺泡上皮细胞可将肺泡内的液体或蛋白等物质清除掉。肺泡 I 型上皮细胞含有板层小体，能分泌肺泡表面活性物质，减低肺泡表面张力，维持肺泡的稳定性。肺泡隔内的淋巴细胞和巨噬细胞共同参与肺的免疫过程。肺泡与肺泡间有孔氏（Kohn）孔，呼吸性细支气管间有 Lambert 侧通管，在呼吸性细支气管阻塞时起侧支通气作用，以保持肺泡通气。

（五）肺毛细血管

肺的毛细血管极其丰富，总面积约为 $72m^2$，相当于肺泡面积的 90%。肺毛细血管由内皮细胞及基底膜构成。在肺泡隔内呈蛇形走行，当其凸面向肺泡侧时，毛细血管基底膜与肺泡上皮的基底膜相融合，肺泡腔与毛细血管腔之间为肺泡上皮、基底膜和毛细血管内皮，称为薄部，其厚度只有 $0.2\sim0.6\,\mu m$，有利于进行气体交换。毛细血管与肺泡之间距离较远的部分称为厚部，其中含有胶原纤维、弹力纤维等成分，起支架作用。肺毛细血管内皮之间紧密联结，其中有小孔，毛细血管内的液体和蛋白质可由小孔渗出至间质，再通过毛细淋巴管回流。在某些病理情况下（如休克）间孔的数量增多或口径增大，可造成肺间质水肿，进而造成肺泡水肿。毛细血管内皮细胞可因损伤而肿胀、肥大或形成空泡，阻塞毛细血管腔，造成微循环障碍，血流缓慢，红细胞的摄氧量降低。

（六）肺的淋巴组织

肺的淋巴管可分浅丛与深丛两部分。浅丛淋巴管分布在脏层胸膜下和肺小叶外围结缔组织中，深丛淋巴管分布在肺泡、支气管和血管周围结缔组织中。两组淋巴管在呼吸性细支管水平相通，引流到肺、肺门和纵隔淋巴结。肺的淋巴组织包括淋巴小体、淋巴小结和淋巴结。淋巴结主要分布在气管和支气管周围，收集淋巴液经过右淋巴管或胸导管至静脉。左下叶和左上叶舌状部淋巴引流到右侧淋巴结。胸壁胸膜的淋巴液直接引流到腋淋巴结。

二、呼吸系统疾病的诊断技术

（一）胸部影像学诊断技术

1. X线胸片

X线胸片常用于后位、前位及侧位。病变在左侧者照左侧位；病变在右侧者照右侧位；病变位于肺尖或疑为右肺中叶不张者，可加照前弓位；病变被胸水遮盖或肺内巨大病灶看不清内部结构者（如畸胎瘤）可加照高电压胸片；危重患者需床边照胸片者常照前后位。

2. 体层摄影

体层摄影分为病灶部位体层及气管－支气管中央平面体层摄影。前者目的是看清病灶的部位、大小、形状、边缘、密度、空洞、钙化及病变周围情况。后者目的是观察肺门部肿块、淋巴结与气管－支气管的关系，有无支气管阻塞或受压，纵隔淋巴结有无肿大。

3.支气管造影

支气管造影主要用于诊断支气管扩张症。

4.肺血管造影

肺血管造影用于诊断肺部血栓、肺动脉高压和肺血管病。胸－腹主动脉造影常用于诊断肺隔离症。

5.电子计算机体层扫描（CT）

电子计算机体层扫描（CT）常作肺窗和纵隔窗两套扫描。肺窗主要辨别肺内病灶，能区别组织间X线衰减的密度差，CT扫描横断面像无影像重叠，比X线胸片更为详细，尤其是薄层CT扫描可发现早期病灶。纵隔窗主要观察纵隔有无肿大淋巴结及其他病变，以及病变和血管、支气管的关系。CT扫描并有利于对胸膜病变的发现。

6.磁共振成像（MRI）

磁共振成像（MRI）目前已用于肺癌及胸内病变的诊断。其最大优点是对纵隔淋巴结及纵隔病变的辨别能力及病灶与血管的关系优于CT。

（二）纤维支气管镜检查

目前纤维支气管镜已在我国广泛应用，在肺科疾病的诊疗方面主要有如下用途：①常规纤支镜检查，主要观察肺亚段管口以前支气管黏膜有无病变，并进行活检和刷检。对肺癌的诊断具有重要意义。②支气管肺泡灌洗术（BAL），可用于诊断及治疗。③纤支镜取异物。④经纤支镜向病灶注射药物。⑤经纤支镜肺活检，以诊断肺内弥散性病变。⑥用纤支镜代替胸腔镜进行胸膜腔病变的观察及钳取标本活检。⑦参与危重患者的呼吸道管理，床边进行纤支镜检查，可从气管切开患者的内套管进镜，吸引出阻塞气道的脓性分泌物或痰检及进行局部治疗。

（三）肺功能检查

肺功能测验的目的是：①发现有肺功能损害而临床难以查出的某些呼吸系疾病。②对功能损害作出诊断和分型。③对肺功能损害的严重程度作出客观评价。

1. 通气功能检查

（1）肺容量的测定：在平静呼气基线进行测定。

a. 潮气容积（VT）：平静呼吸时1次吸入或呼出的气量。成人正常值约为500mL。

b. 补吸气容积（IRV）：平静吸气后再用力吸气所能吸入的最大气量。正常值男性约2100mL；女性约1500mL。

c. 补呼气容积（ERV）：平静呼气后继续用力呼气所能呼出的最大气量。正常值男性约910mL；女性约560mL。

d. 深吸气量（IC）：平静呼气后所能吸入的最大气量。正常值男性约2600mL；女性约1900mL。

e. 肺活量（VC）：深吸气后作最大呼气所能呼出的气量。正常值男性约3500mL；女性约2400mL。由于肺活量与性别、年龄等生理因素相关，故判断时应以实测值占预计值的百分比作为指标。正常为100%±20%，低于80%为减少。肺活量明显减低是限制性通气功能障碍的特点。

f. 功能残气量（FRC）：平静呼气后肺内所含的气量。正常值男性约2300mL；女性约1600mL。

g. 残气容积（RV）：用力呼气后肺内所含的残余气量。残气容积一般以其占肺总量的百分比（RV/TLC%）作为判断指标。正常值为20%～30%，＞35%视为异常，常见于肺气肿患者。

h. 肺总量（TLC）：深吸气后肺内所含的总气量。正常值男性约5000mL；女性约3500mL。肺总量正常并不一定提示肺功能正常，因肺活量与残气容积的增减可互相弥补。肺总量增高常见于慢性阻塞性肺气肿，减低常见于肺纤维化及肺叶切除的患者。

（2）通气功能测定。

a. 每分钟呼气量（VE）：静息状态下每分钟吸入或呼出的气量。成人正常值男性约6.6L，女性约5.0L。每分钟部分存在于呼吸性细支气管以上的气道内不能参与气体交换的呼气量，称为死腔气（VD），正常约150mL。能进行气体交换的气量称为有效通气量，即肺泡通气量（VA）。VA=（VT−VD）×f（频率）。肺泡通气量不足可导致缺氧和二氧化碳潴留。

b. 最大通气量（MVV）：以最大的速度和幅度在限定时间内（通常12s

或 15s）进行呼吸，再计算出 1min 的最大通气量。正常值男性约 104 ± 2L；女性约 86 ± 2L。判断时以实测值占预计值的百分比作为指标，低于 80% 为异常。

c. 通气储量：最大通气量减去每分钟呼气量称为通气储量。常作为胸外科术前肺功能考核的重要依据。

正常值大于 93%，低于 86% 提示通气储备不佳，胸部手术宜慎重考虑。低于 60% 列为手术禁忌。

d. 1s 用力呼气容积（FE1V）：在第 1 秒钟用力呼出的气量，是测定有无气道阻塞的重要指标，正常值男性约 3200 ± 100mL，女性约 2300 ± 50mL。FEV1 通常以其占用力肺活量的百分比表示〔FEV1（%）=FEV/FVC × 100〕，正常大于 80%（或预计值的 75% 以上），低于 70% 提示气道阻塞，常见于慢性阻塞性肺病。

e. 最大呼气中段流量（MMEF）：将最大呼气曲线分成 4 等分时所计算出中间的 50% 部分的容量与时间之比，为测定气道阻塞的敏感指标。

正常值男性 3.36L/s，女性 2.88L/s。或占预计值的 75% 以上。

（3）通气功能障碍的判断。

通气功能障碍分为三种类型：①阻塞性通气功能障碍。②限制性通气功能障碍。③混合性通气功能障碍。如表 6-1 所示。

表6-1　通气功能障碍的判断指标

项目	VT	VC	RV	TLC	MVV	FEV1	MMEF
阻塞性通气功能障碍	↑	正常或↓	↑	↑	↓	↓	↓
限制性通气功能障碍	↓	↓	正常或↓	↓	正常或↑	正常或↑	正常或↑
混合性通气功能障碍	不定	↓	不定	不定	↓	↓	↓

注：↑表示增高；↓表示减低。

2. 小气道功能检查

小气道系指直径小于 2mm 的细支气管而言，有些肺部疾病的早期，常规的肺功能检查难以发现，而需进行小气道功能检查。其内容包括以下几项：①闭合容积（CV）。②最大呼气流量 – 容积曲线（MEFV）。③等流量容积（VisoV）。④频率依赖肺顺应性（CFD）。

3. 换气功能检查

（1）弥散：肺泡与毛细血管中的 O_2 和 CO_2 通过肺泡－毛细血管膜进行气体交换的过程。由于 CO_2 的弥散能力是 O_2 的 20 倍，故临床上弥散功能主要指 O_2 而言。由于直接计算 O_2 弥散量方法复杂，测定时多以 CO 作为测定气体。一氧化碳弥散量（DLCO）计算：

求得 CO 弥散量后可间接计算氧弥散量（DLO_2）算式：

$$DLO_2 = 1.23 \times DLCO$$

正常值和临床意义：DLCO 与性别、年龄等生理因素相关，正常平均值约为 27.46mL/(mmHg·min)。弥散量减少常见于下列疾病：①弥散面积减少，如全小叶性肺气肿、肺结核、肺不张等。②肺泡膜、毛细血管壁增厚，如弥漫性肺间质纤维化、石棉肺、钡中毒、结节病等。临床上，单纯因弥散功能障碍导致缺氧的患者并不多见，往往是肺部病变产生弥散功能障碍的同时，存在通气/血流比例失调，导致缺氧。

（2）生理死腔（VD）：潮气中不参与气体交换的部分气量，等于解剖死腔与肺泡死腔之和。VD 与潮气容积之比为判断指标，用 Bohr 公式计算。

正常值和临床意义：正常人生理死腔为潮气的 25%～30%（VD/VT=0.25～0.30），可受年龄等生理因素的影响。生理死腔是反映肺内通气－血流比例是否正常的一项指标。

（3）肺内分流量：肺内静动脉分流占总血流量的百分比。

正常值和临床意义：正常人生理分流量约为 3.65%±1.69%。成人呼吸窘迫综合征（ARDS）的患者，肺内分流量＞10%。

（4）肺泡气－动脉血氧分压差，BPP（A-a）O_2：肺泡气氧分压（PAO_2）与动脉血氧分压（PaO_2）之差。

正常值和临床意义：正常人吸空气时平均为 1.33～2kPa，可受年龄因素的影响。P（A-a）O_2＞4kPa 为异常。常见于弥散功能障碍，通气－血流比例失调和肺内右至左分流量增加，表明存在换气功能障碍。

（四）血液气体和酸碱分析

血气分析的目的是了解患者有无呼吸衰竭或酸碱失衡。

1. 血气分析的有关参数

(1) 动脉血酸碱度 (pH)：氢离子浓度的负对数。正常值为 7.40，范围 7.35 ~ 7.45。当 pH < 7.35 时为酸血症；pH > 7.45 时为碱血症。

(2) 动脉血二氧化碳分压 ($PaCO_2$)：是指血液中物理溶解状态的 CO_2 所产生的压力，是反映呼吸因素最重要的参数。正常值 5.33kPa，范围 4.67 ~ 6.0kPa。$PaCO_2$ 升高提示通气不足；$PaCO_2$ 降低提示通气过度。

(3) 碳酸氢根浓度 (HCO_3^-) 实际碳酸氢盐浓度 (AB) 是反映体内代谢性成分最重要的参数。正常值 24mmol/L，范围 21 ~ 27mmol/L。标准碳酸氢盐浓度 (SB) 是指在标准条件下 ($PaCO_2$=5.33kPa，温度为 37℃，Hb 接近完全氧合) 测得的血浆碳酸氢盐浓度。正常人 SB=AB。

(4) 剩余碱 (BE)：在 $PaCO_2$ 为 5.33kPa，温度为 37℃条件下，用强酸或强碱将血液的 pH 滴定至 7.4 时所需的强酸或强碱的量。用强酸滴定时得正值；用强碱滴定时得负值。正常值为 0，范围 –3 ~ +3mmol/L。

(5) 动脉血氧分压 (PaO_2)：血液中物理溶解状态的氧所产生的压力，是反映肺脏氧合能力最重要的指标。正常值 10.67 ~ 13.33kPa。

(6) 动脉血氧饱和度 (SaO_2)：动脉血液中血红蛋白实际结合氧量与应当结合氧量之比。正常值 95% ~ 98%。

(7) 血氧含量 (O_2CT)：每 100mL 血液实际含有的氧量，包括物理溶解状态的氧量及与血红蛋白结合的氧量。正常值 15% ~ 20%。

(8) 二氧化碳总量 (TCO_2)：血液中总的二氧化碳含量，包括物理溶解状态的 CO_2 以及化学结合状态离子化的 CO_2。正常值 24 ~ 26mm/L。

2. 呼吸衰竭的血气标准

在海平面高度静息呼吸空气的条件下，PaO_2 低于 8kPa 称为呼吸衰竭。根据是否伴有 $PaCO_2$ 的升高而分为：氧合障碍型呼吸衰竭 (1 型)，$PaCO_2$ 降低或正常；通气障碍型呼吸衰竭 (U 型)，$PaCO_2$ > 6.67kPa。

3. 酸碱失衡类型的判断

(1) 单纯性酸碱失衡：

①代谢性酸中毒：HCO_3^- 原发性降低。②代谢性碱中毒：HCO_3^- 原发性增高。③急性呼吸性酸中毒：$PaCO_2$ 原发性升高，肾脏尚未出现代偿。④慢性呼吸性酸中毒：$PaCO_2$ 原发性升高，肾脏已出现充分代偿。⑤急性呼吸

性碱中毒：$PaCO_2$ 原发性降低，肾脏尚未出现代偿。⑥慢性呼吸性碱中毒：$PaCO_2$ 原发性降低，肾脏已出现充分代偿。

（2）混合性酸碱失衡。

①呼吸性酸中毒合并代谢性酸中毒：是指 $PaCO_2$ 原发性升高与 HCO_3^- 原发性降低同时存在。②呼吸性酸中毒合并代谢性碱中毒：是指 $PaCO_2$ 原发性升高与 HCO_3^- 原发性增高同时存在。③呼吸性碱中毒合并代谢性酸中毒：是指 $PaCO_2$ 原发性降低与 HCO_3^- 原发性降低同时存在。④呼吸性碱中毒合并代谢性碱中毒：是指 $PaCO_2$ 原发性降低与 HCO_3^- 原发性增高同时存在。

第二节　急性上呼吸道感染

上呼吸道是指环状软骨以上部分，急性上呼吸道感染是指鼻、咽、喉部的急性炎症。多数为病毒引起，部分为细菌所致。本病一般病势较轻，病程较短，预后较好，是一种很常见的呼吸道疾病。但少数患者可发生心肌炎等并发症，造成严重后果，应予注意。俗语说："感冒是百病之源"，应强调预防。

一、病原和发病机制

病原体主要为病毒，约占 70% 以上，主要为鼻病毒、流感病毒、副流感病毒、腺病毒、呼吸道合胞病毒、柯萨奇病毒和埃可病毒等。细菌感染者只占少数，主要表现为咽炎和扁桃体炎，致病菌多为溶血性链球菌，其次为肺炎链球菌、流感嗜血杆菌等。本病全年均可发生，但寒冷季节较多。偶尔也有炎热季节小高峰。通过含有病毒的飞沫或被污染的用具传播，受凉、淋雨或过度疲劳为常见诱因。

二、病理

鼻咽部黏膜充血、水肿、上皮细胞破坏，有少量单核细胞浸润，浆液性及黏液性炎性渗出。继发细菌感染后有中性粒细胞浸润，并出现脓性分泌物。

三、临床表现

（一）病毒感染临床上可表现以下类型

1. 普通感冒

普通感冒以鼻咽部炎症为主要表现，起病较急，首先感到全身不适、肌肉酸困、轻度畏寒、头痛。继而喷嚏、鼻塞、流涕、咽干、咽痛。一般不发热或仅有低热。检查可见鼻腔黏膜充血、水肿，有较多分泌物，咽部轻度充血。如无并发症，数日内症状消退，痊愈。

2. 急性咽喉炎

急性咽喉炎常发生于冬春季节。以咽痛和声音嘶哑为主要症状，常伴有全身不适、肌肉酸痛和发冷发热。检查可见咽部充血明显，扁桃体肿大，可有灰白色点状渗出物及咽后壁淋巴滤泡增生，颌下淋巴结肿大。肺部无异常体征，病程一周左右。

3. 疱疹性咽峡炎

疱疹性咽峡炎多见于儿童，夏季易流行。多由柯萨奇病毒引起。起病急，以发热及咽痛为主要症状。咽部充血明显，咽峡部、软腭、悬雍垂和扁桃体上有灰白色小丘疹，丘疹周围黏膜红晕，以后形成疱疹，破溃后形成浅溃疡。丘疹、疱疹、溃疡三者常同时存在。病程一周左右。

4. 咽 – 结膜炎

咽–结膜炎主要由腺病毒、柯萨奇病毒、流感病毒等引起，好发于夏季，以儿童为多见。以发热、咽痛、畏光、流泪，咽部及球结合膜明显充血为主要表现。病程 4～6d。

（二）细菌感染

细菌感染主要表现为急性扁桃体炎，全年均可发生，但以冬春季节较多见。

溶血性链球菌是主要致病菌，其次是葡萄球菌和肺炎链球菌。起病急，畏寒、发热（多为高热）、咽痛，吞咽时明显加重，伴有头痛及全身酸痛。检查可见咽部充血明显，扁桃体肿大，表面有黄色脓性分泌物，颌下淋巴腺肿大，有压痛。血白细胞总数及中性粒细胞均明显增高。

急性上呼吸道感染大多数预后良好，但少数患者可出现并发症，例如急性副鼻窦炎、中耳炎、气管 – 支气管炎、心肌炎、肾炎和风湿病等。尤其值得注意的是病毒性上呼吸道感染后并发的心肌炎，必要时应作心电图检查。

四、诊断及鉴别诊断

急性上呼吸道感染主要根据喷嚏、流涕、鼻塞、咽痛、声音嘶哑、发热、畏寒、肌肉酸痛、全身不适等症状、结合查体时发现的上呼吸道局部炎性改变，可作出初步诊断。但要注意进一步区别是病毒感染还是细菌感染。前者白细胞正常或降低；后者白细胞总数及中性粒细胞均增高，甚至出现核左移现象。确诊有赖于实验室检查，如用鼻洗液、鼻拭子、咽拭子作培养，分离病毒，也可用血清学试验测定抗体。然而，某些急性传染病的早期可能出现类似上呼吸道感染的症状，应结合具体病情严格进行鉴别诊断。

（一）流行性感冒

流行性感冒常有明显的流行病史，几天内大批人员发病。起病急、高热、全身酸痛，但鼻咽部症状及局部炎症改变较轻。鼻黏膜印片和血清学检查有助确诊。

（二）急性传染病的早期或中期

这是鉴别诊断的重点，尤其要结合当地流行病学情况，注意和麻疹、脊髓灰质炎、伤寒、流行性出血热、流行性脑膜炎、脑炎和白喉等急性传染病的区分。

（三）过敏性鼻炎

过敏性鼻炎主要表现为鼻腔发痒、喷嚏频发、流清鼻涕，而无发冷发热咽痛等症状。检查可见腔黏膜苍白、水肿，分泌物中可有较多嗜酸性粒细胞。常反复发作，多伴有荨麻疹或支气管哮喘等过敏性疾病病史。

五、治疗

中医中药治疗急性上呼吸道感染有独到之处。现代治疗可用解热镇痛剂阿司匹林或复方阿司匹林（APC）有良效。但用药前应询问患者有无阿司匹林过敏史或粒细胞、血小板减少、阿司匹林性哮喘等病史。鼻腔发痒、流清涕、打喷嚏明显者可加用扑尔敏或息斯敏、维生素 C 等药；鼻塞可用 1% 麻黄素液点鼻；咽痛者可用含碘喉片等。伴有咳嗽、咳痰者可用祛痰止咳药。目前市场上有多种复方感冒片，大多数是由阿司匹林、扑尔敏、维生素 C 以及中药合成，疗效较好。但应注意其中含有阿司匹林，凡忌用阿司匹林者亦忌用此类合成药物。由细菌引起的上呼吸道感染，尤其是咽扁桃体肿大有脓性分泌物者应及时应用抗生素，例如红霉素 0.25g，每日 4 次（饭后服），或肌肉注射青霉素（先询问有无过敏史及作青霉素皮内试验）。感冒后容易继发细菌感染，对于原有慢性阻塞性肺病或支气管扩张症、慢性上颌窦炎等患者患上呼吸道病毒性感染时亦应酌情应用抗生素。

六、预防

锻炼身体，增强体质，提高对寒冷的适应能力。在急性上呼吸道感染散发小流行期间，应适当注意呼吸道隔离，并避免过度疲劳、淋雨、受凉等诱因的发生。一旦出现症状应早期休息治疗。

第三节 急性气管－支气管炎

急性气管－支气管炎是指气管－支气管黏膜的急性炎症。多由感染、理化因素刺激或过敏等引起。常见于冬春季节或天气突变之时。

一、病因和发病机制

(一)感染

感染可由病毒、支原体或细菌感染所引起。临床上继发于急性上呼吸道感染的急性气管－支气管炎颇为常见。病毒常见者为呼吸道合胞病毒、流感病毒、副流感病毒和腺病毒等。细菌常见者为肺炎链球菌、葡萄球菌、流感嗜血杆菌和卡他布兰汉氏菌等。肺炎支原体也可引起气管－支气管急性炎症。也有少数患者的急性气管－支气管炎出现于某些传染病（如麻疹、百日咳、伤寒等）的早期或作为一种并发症出现。

(二)物理化学因素

物理化学因素如冷空气刺激，大量粉尘或浓烟吸入，二氧化硫、氯、氨和二氧化氮的吸入等。近年已注意到胃酸或胃肠道分泌物的反流吸入也可引起急性气管－支气管炎。

(三)过敏因素

过敏因素如花粉、蔗尘或其他有机粉尘、真菌孢子等的吸入可引起本病。

二、病理

气管－支气管黏膜充血、水肿，浆液性渗出，继而纤毛上皮细胞损伤脱落，黏膜下层炎性细胞浸润，分泌物增多，呈黏液性或黏脓性。由理化因素刺激引起者，除气管－支气管黏膜发生炎症损伤外，病情严重者尚可引起肺间质和肺泡水肿。

三、临床表现

临床表现常见有上呼吸道感染症状，继而咳嗽，开始为干咳或少量黏液痰，以后痰量增多，可呈黏液脓性痰，伴有胸骨后钝痛或闷痛不适。肺部听诊有呼吸音粗糙或散在干湿啰音。伴有喘息者肺部可闻及哮鸣音，部分患者可有体温升高或白细胞计数和中性粒细胞比例增高的情况。

四、诊断

主要根据上述咳嗽、咳痰和胸骨后钝痛不适，而胸部X线检查无异常作出诊断。但应注意与麻疹、百日咳和伤寒等病所出现的咳嗽、咳痰症状的区分。

五、治疗

（一）一般治疗

注意保暖，适当休息，防止呼吸道理化因素刺激。多饮水以利排痰。

（二）抗生素治疗

可酌情选用抗生素，如红霉素0.25g，每日4次，饭后服；百炎净0.96g，每日2次（磺胺药过敏者忌用）；头孢氨苄0.375g，每日4次。伴有发热、黏液脓性痰，白细胞总数及中性粒细胞比例增高或年老体弱患者可肌内注射青、链霉素（先作过敏试验），必要时静脉滴注抗生素。

（三）祛痰止咳

早期患者刺激性干咳者可口服咳必清25mg，每日3次。夜间咳嗽剧烈影响睡眠者可短期内应用镇咳药，例如复方桔梗片1片或可待因0.03g，睡前服。已出现多量黏痰或黏脓痰者宜祛痰为主，必嗽平 16mg，每日 3 次；氯化铵合剂 10mL，每日 3 次。症状顽固者可加用雾化吸入疗法或理疗。

第四节 慢性支气管炎

慢性支气管炎是指支气管的慢性非特异性炎症。其临床定义是咳嗽、咳痰每年至少 3 个月，连续 2 年以上，并能排除其他原因所引起者。其主要临床特征包括：①黏液高分泌。②反复感染和黏液脓性痰。③气流阻塞。

一、病因

本病的病因至今尚未彻底弄清，目前认为是由多因素长期相互作用而引起，可分为外因和内因两个方面。

（一）外因

1. 感染

常见的致病微生物有病毒、细菌和肺炎支原体。病毒感染以流感病毒、腺病毒、鼻病毒和呼吸道合胞病毒较为多见。细菌感染主要有流感嗜血杆菌、肺炎链球菌、甲型链球菌及奈瑟球菌。近年发现冬春季节的卡他布兰汉氏菌致病作用值得重视。由病毒或支原体感染首先损害气道黏膜，然后继发细菌感染，这是慢性支气管炎急性加重的常见原因。

2. 理化因素

慢性支气管炎的患病率常与大气污染程度成正比。有害气体如：二氧化硫、二氧化氮、氨、氯气和臭氧等。粉尘和刺激性烟雾也造成慢性刺激。实验证明，动物在接触高浓度二氧化氮后，可产生细支气管炎和小气道阻塞。

3. 吸烟

吸烟是慢性支气管炎的重要病因。国内资料证明吸烟者患病率较不吸烟者高 2~3 倍。长期吸烟会损害气道黏膜，吸烟后副交感神经兴奋性增高，支气管痉挛。气道黏膜上皮细胞纤毛运动受抑制，杯状细胞增生、黏液分泌增多，减弱了气道净化作用。支气管黏膜充血水肿、黏液积聚，肺泡中的巨噬细胞功能减弱，容易导致感染。此外，吸烟还可引起中性粒细胞释放蛋白水解酶，其直接刺激黏膜下受体，使支气管平滑肌收缩，气道狭窄。戒烟后多可使病情缓解。我国近年进行被动吸烟家庭试验也证实吸烟可引起支气管炎症改变。

4. 气象因素

寒冷是慢性支气管炎的重要因素，冷空气吸入可引起支气管黏膜下皮细胞纤毛运动减弱，局部抵抗力降低，并通过神经反射引起支气管平滑肌收缩。黏血液循环障碍和分泌物增多，容易继发感染。慢性支气管炎首次发病及急性发作也在寒冷季节多见。

（二）内因

1. 防御及免疫机能低下

正常人呼吸道具有完善的防御功能。反复酗酒、长期吸烟、过度疲劳、年老体弱、慢性消耗性疾病、维生素 A 及维生素 C 缺乏、胸廓畸形和慢性副鼻窦炎等均可使慢性支气管炎的易感性增加。免疫球蛋白减少或细胞免疫缺陷也容易招致呼吸道感染。

2. 植物神经功能失调

副交感神经功能亢进或交感神经功能低下可引起支气管平滑肌收缩、腺体分泌亢进，而产生咳嗽、咳痰和气喘等症状。

此外，遗传因素可能起一定作用。溃疡病患者可由于长期反复吸入逆流的胃酸及消化液也容易引起慢性支气管炎。

二、病理

主要病理改变包括气道黏膜上皮化生，杯状细胞增多，黏液腺体增生肥大、黏膜下炎性细胞浸润、纤维组织增生、软骨萎缩变薄、管腔狭窄等。其中，黏液腺体增生肥大是慢性支气管炎最突出的病理改变。Reid 在 1960 年提出反映黏液腺体厚度与管壁厚度之比作为客观指标，正常人 Reid 指数小于

0.4，慢性支气管炎患者 Reid 指数大于 0.4，严重者可达 0.7。此外，正常人大气道上皮细胞：杯状细胞约为 10：1，细支气管杯状细胞较少，此比率约为 100：1，慢性支气管炎患者气道黏膜的杯状细胞增多，尤其是外周小气道杯状细胞增多更为明显。

三、病理生理

早期呼吸功能无明显变化，随着病情的加重，出现小气道功能改变和阻塞性通气功能障碍。严重阶段可出现动脉血氧分压降低和二氧化碳分压升高。此外，慢性支气管炎患者肺血管的最早改变是肌化肺小动脉向肺组织的外周延伸，是后期肺动脉高压逐渐形成的始动因素。

四、临床表现

（一）症状

多数缓慢发病，早期症状易被忽视。部分患者起病前有急性上呼吸道感染史，主要症状是慢性咳嗽、咳嗽或伴有喘息。气道黏膜有咳嗽受体，炎症刺激及分泌物增多可刺激咳嗽受体引起咳嗽。咳嗽以清晨或夜间为重，因睡眠后迷走神经相对兴奋，气道由痰液蓄积，晨起后第一小时的痰量约占 24h 总痰量的 1/3。通常为白色或灰色透明黏痰。急性加重期痰量增多，黏稠，可为黄色、黄绿色或乳酪样黏痰。支气管平滑肌痉挛者可伴有喘息或胸骨后紧迫感。

（二）体征

多数患者无明显异常体征。急性加重期可听到干性啰音或两肺底部湿性啰音，大多出现在吸气早期。啰音的多少和部位可不恒定，用力咳嗽咳痰后啰音可减少或消失。少数患者可伴有哮鸣音。

（三）胸部 X 线检查

早期常无异常。随着病情的加重，可出现两肺下野肺纹理增多，有时由于支气管黏膜病变管壁增厚出现"轨道影"或支气管壁"小憩室"。偶尔在严重气管炎的老年患者由于气管软化而见到气管下段管壁呈"波纹状"或"剑鞘样"改变。

（四）肺功能检查

早期常无异常。随着病情的加重则出现小气道阻塞或阻塞性通气功能障碍。小气道阻塞且最大呼气流速－容量曲线在 75% 肺容量时，VR 流速下降或 V50、V25 下降；频率依赖肺顺应性降低；闭合气量增加。气道阻塞加重后，第一秒用力呼气容积（FEV1）减少，最大通气量（MVV）减少。

（五）化验检查

慢性支气管炎缓解期一般无血液白细胞变化。急性发作期可出现白细胞总数及中性粒细胞增多。喘息型或与过敏因素相关者可有嗜酸粒细胞增多或痰液中嗜酸性粒细胞增多。痰液培养细菌及药物敏感试验可作为治疗上选用抗生素的参考依据。

（六）临床分型、分期

1. 分型
国内多数学者把慢性支气管炎分为单纯型和喘息型，后者除慢性咳嗽、咳痰外，尚有喘息症状，并伴有哮鸣音。国际上多采取如下分类：①单纯性支气管炎（只表现过度分泌）。②慢性黏液脓性支气管炎（分泌过度伴反复感染）。③慢性阻塞性支气管炎（分泌过度伴气流阻塞）。

2. 分期
根据病情可分为三期：

（1）急性发作期：指在一周内出现脓性或黏液脓性痰，痰量明显增多，或伴有发热，或咳嗽、咳痰、喘息等症状任何一项明显加剧。

（2）慢性迁延期：指有不同程度的咳嗽、咳痰、喘息症状，迁延到一个月以上者。

（3）临床缓解期：经治疗或自然缓解，症状基本消失或偶有轻微咳嗽和少量痰液，保持两个月以上者。

五、诊断及鉴别诊断

（一）诊断

本病的诊断主要根据病史和症状。咳嗽、咳痰或伴喘息，每年发病持续3个月，连续两年以上，并能排除其他心肺疾病时，可作出诊断。如每年发病持续不足3个月，但有明确的客观检查依据（例如纤维支气管镜直视下观察及支气管黏膜活体组织检查病理证实）亦可诊断。

（二）鉴别诊断

有许多呼吸系统疾病甚至其他系统疾病都可出现咳嗽、咳痰症状，因而，必须注意鉴别诊断。尤其应与支气管哮喘、支气管扩张、肺癌、肺结核、硅沉着病等疾病相鉴别。近年已重视到咳嗽型哮喘与支气管炎的鉴别以及慢性支气管炎合并肺癌容易被忽视的问题。

六、治疗

（一）急性发作期的治疗

治疗原则是控制感染、祛痰止咳、解痉平喘。必要时加用雾化吸入疗法。慢性迁延期的治疗与急性加重期大致相同。

1. 控制感染

控制感染可根据病情选用抗生素，例如：复方新诺明 0.96g，每日 2 次；红霉素 0.25g，每日 4 次（饭后用）；头孢氨苄 0.375g，每日 4 次；磷霉素钙胶囊 0.6g，每日 4 次。对于个别严重患者可考虑肌内注射青霉素类及氨基糖苷类抗生素，例如青霉素 G80 万 U，链霉素 0.5g 联合应用，每日 2 次。必要时可根据痰培养结果及药物敏感试验调整治疗方案或静脉给药。

2. 祛痰止咳

慢性支气管炎急性发作期痰量增多而黏稠，或为黏液脓性痰，治疗上应以祛痰为主而不宜单用镇咳，通过控制感染及祛痰来达到止咳。常用祛痰药有氯化铵合剂 10mL，每日 3 次；必嗽平 16mg，每日 3 次；川贝枇杷露

10mL，每日 3 次；淡竹沥水 20mL，每日 3 次。也可用祛痰药与止咳药混合配制的合剂或不妨碍咳痰的止咳药。

3. 解痉平喘

解痉平喘尤其适用于慢性喘息型支气管炎急性发作期。伴有胸闷不适的单纯型支气管炎也应使用。常用药物有氨茶碱 0.1～0.2g，每日 3 次；喘定 0.2～0.4g，每日 3 次；氨哮素 40mg，每日 3 次；舒喘灵 2.4mg，每日 3 次。如果黄嘌呤类药物和 β 受体兴奋剂效果不佳，必要时可考虑应用少量糖皮质激素。

如果按上述治疗原则仍未收到良好治疗效果时，可考虑加用雾化吸入疗法或物理治疗。

（二）缓解期的治疗

缓解期的治疗主要是以增强体质、提高抗病能力、预防感冒，防止急性发作为主。治法包括增强免疫功能和中药扶正固本。

增强免疫功能：卡介苗划痕具有增强细胞免疫功能的作用，左旋咪唑、转移因子等也有一定疗效。采用患者痰液中常见菌（流感嗜血杆菌等）制成菌苗，作为抗原注射，一般在发作季节前开始，皮下注射，每周 1 次，首剂 0.1mL，每次递增 0.1～0.2mL，直至 0.5～1.0mL 为维持量。有效者宜坚持 1 年左右。

七、预防

（1）注意体育锻炼，增强体质，提高抗病能力。

（2）积极预防感冒及急性呼吸道感染。如果有慢性鼻炎或上颌窦炎者应及早治愈。注意口腔卫生。如有胃食管反流症状者也应及时治疗。

（3）戒烟，并注意避免被动吸烟。

（4）搞好环境卫生，消除或尽力减轻大气污染。

第五节 支气管哮喘

支气管哮喘是一种因气道对各种刺激的反应性增高、支气管平滑肌痉挛、黏膜水肿和分泌物增多，引起广泛的可逆性气道阻塞的一种疾病。其临床特征可归纳为：①广泛的气道狭窄。②可逆性。③气道过敏与高反应性。④除外其他心肺疾病所引起。支气管哮喘是一种常见病。近年各国调查结果，患病率在1%左右。

一、发病机制

本病发病机制尚未完全清楚，近年来世界各国对此研究颇多，目前认为与下列因素有密切关系：

（一）气道反应性增高

气道反应性增高在哮喘发病机制中占有重要地位。据实验室测定结果，98%以上的哮喘患者气道反应性增高。引起气道反应性增高的因素可能是：①气道黏膜炎性水肿、增厚，使气道基础口径变小。②支气管平滑肌肥厚、增生、肌张力增大，平滑肌收缩时易发生支气管狭窄。③支气管上皮损伤，由于上皮细胞紧密连接部的损害使迷走神经末梢敏感，通过咳嗽受体使咳嗽反射和支气管平滑肌收缩增强。④自主神经功能紊乱，分布在气道平滑肌内的迷走神经节后纤维兴奋性增高释放乙酰胆碱使平滑肌收缩。平滑肌中的H1和M受体敏感性明显高于正常人，接受刺激后直接或间接引起支气管平滑肌收缩。哮喘患者可能存在B受体阻滞，也是容易诱发支气管收缩的原因。⑤钙离子通过细胞膜的钙通道内流，使胞浆钙离子浓度增高，肌蛋白激酶活化而使平滑肌收缩。支气管哮喘患者的气道反应性增高可通过非特异性或特异性激发试验而表现出来。

（二）变态反应

外源性哮喘多属 I 型变态反应。特异性抗原的接触使体内产生免疫球蛋白 E（IgE），附着于气道黏膜下的肥大细胞表面，当再次接触抗原时则发生抗原–抗体反应，导致肥大细胞脱颗粒，释放组织胺、慢反应物质、嗜酸细胞趋化因子、嗜中性细胞趋化因子、血小板激活因子、前列腺素 F2α 等化学介质，引起支气管平滑肌收缩，支气管黏膜血管通透性增加，充血水肿和黏液腺分泌增多，造成气道狭窄。内源性或迟发型哮喘多与 In 型变态反应有关，是由 IgG 介导的迟发反应，抗原与沉淀抗体结合，形成免疫复合物。常在接触过敏原 4～6h 或更长时间哮喘发作。

（三）细胞内环核腺苷的影响

细胞内的环磷酸腺苷（CAMP）和环磷酸鸟苷（CGMP）对支气管平滑肌的紧张度和肥大细胞对介质的合成与释放有制约作用，受细胞膜上受体的控制。肾上腺素能 β 受体兴奋时，腺苷环化酶活化，使 CAMP 增多，阻止组织胺等介质的释放，支气管平滑肌松弛。肾上腺素能受体兴奋时作用相反，CAMP 降低，平滑肌紧张度增高。胆碱能受体兴奋时活化鸟苷环化酶，使细胞内 CGMP 含量增加，支气管平滑肌增强收缩。β 受体阻滞导致 CGMP/CAMP 比值增高引起哮喘发作。

（四）胆碱能神经的作用

迷走神经对调节支气管平滑肌张力起着重要作用。分布于气道的各种受体如支气管黏膜下的咳嗽受体，平滑肌的组织胺也受体和乙酰胆碱 M 受体等，它们的传入与传出神经纤维，来自迷走神经，均可接受刺激，通过迷走神经反射引起支气管平滑肌收缩。哮喘患者这些受体的反应阈可能降低，胆碱能神经兴奋促进黏液腺体的分泌，加重气道阻塞。

二、临床表现

支气管哮喘的阵发性咳嗽、呼吸困难和肺部哮鸣音为主要临床表现，一般属于发作性呼气性呼吸困难。

（一）症状

本病的症状因发作的轻重和支气管狭窄的程度而不同。典型的哮喘发作过程是先有胸闷（或兼有鼻腔发痒、流涕），继而阵咳，突然出现呼气性呼吸困难伴有哮鸣音，经治疗或自然缓解前又出现咳嗽，咳出多量稀黏痰，胸闷和呼吸困难随之减轻，发作停止。

（二）体征

发作期两肺可闻及广泛性哮鸣音，伴有呼气时间延长。合并肺部感染时可闻及湿啰音。气流受阻和肺部过度充气的体征包括胸部前后径增大，叩诊反响音增强、肺下界下降。严重者可伴有心动过速、呼吸辅助肌剧烈运动、细脉和发绀。

（三）哮喘持续状态

哮喘严重发作，用常规的支气管解痉药（黄嘌呤类药和 β 受体兴奋药）治疗无效，持续 24h 以上或呈进行性加重的状态，称为哮喘持续状态。

（四）胸部 X 线检查

早期患者或缓解期 X 线胸片常无异常。发作期有肺充气过度征象，少数患者因黏液嵌塞可出现圆柱形或椭圆形密度增高影，偶有在严重发作时合并肺不张、气胸或纵隔气肿。

（五）化验检查

多数患者痰中嗜酸性粒细胞增多，可找到夏科雷登结晶或库什曼螺旋管型。血清 IgE 增高。

（六）血气测定

哮喘发作期或哮喘持续状态由于通气－血流比例失调而出现 PaO_2 降低，常伴有 $PaCO_2$ 降低和 pH 增高。如果哮喘发作加重或持续时间较长，PaO_2 进

一步降低和 $PaCO_2$ 降低转为正常，这是一严重信号，说明病情恶化。如果 PaO_2 明显降低伴有 $PaCO_2$ 升高，则提示气道阻塞严重，肺泡通气量不足，有发生窒息的危险，应立即进行抢救。

（七）肺功能检查

肺功能检查最简便而常用的是床边进行呼气流率峰值（PEFR）测定，哮喘发作期 PEFR 降低，气道阻力增高。反复哮喘发作者常用阻塞性通气功能障碍。1s 用力呼气容积（FEV1 及 PEFR）是哮喘患者肺功能检查的两项常用而重要的指标。气道反应性测定及支气管舒张试验有助于支气管哮喘的诊断和对药物疗效的评定。

三、诊断和鉴别诊断

（一）诊断

主要根据典型的哮喘发作病史及发作期两肺广泛哮鸣音。但对不典型病例或咳嗽型哮喘要进行必要的肺功能测验和血清 IgE 测定才能确定，个别患者尚需进行非特异性或特异性气道反应性激发试验，但必须慎重。

（二）支气管肺癌

癌肿导致支气管狭窄或癌细胞释放 5– 羟色胺，引起支气管收缩。尤应注意发生在气管隆突部位的癌，X 线平片可正常而容易误诊为"难治性哮喘"。此外，肺泡癌或肺癌合并感染出现气急、哮鸣、咳嗽等症状亦可误诊为哮喘。肺癌的上述表现有人称之为"癌性支气管阻塞综合征"。与支气管哮喘的鉴别要点是：①肺癌的咳嗽和呼吸困难常呈进行性加重，无发作性或可逆性。②常规的支气管扩张剂或肾上腺皮质激素疗效不显著。③胸部影像学检查（包括体层 X 线摄片或电子计算机断层扫描）证实癌灶的存在。④痰细胞学检查或纤维支气管镜检查取得活体组织作病理检查，证实癌细胞的存在。

（三）其他

外源性过敏性肺泡炎、嗜酸粒细胞性肺浸润、代谢性酸中毒以及气胸等疾病亦应注意鉴别诊断。

四、治疗

（一）哮喘发作期的治疗

1. 平喘药

常用的平喘药有以下几类：

（1）茶碱类（黄嘌呤类）：氨茶碱0.2g，每日3次，饭后服，或4~6mg/kg加于10%葡萄糖20mL中静脉缓注（10~15min），继以维持量0.5mg/kg溶于500mL液体中静脉滴注。有条件者可作血茶碱浓度监测，以维持在10~20mg/mL为宜。喘定（甘油茶碱）作用较缓和，口服0.2~0.4g，每日3次。

（2）拟交感胺药物：1：1000肾上腺素0.3~0.5mL，皮下注射，作用快，但有心慌、血压上升、头痛等副作用。患有高血压、动脉硬化或心律失常者不宜应用。异丙基肾上腺素雾化吸入起效快，但维持时间短，副作用大，目前已少用。麻黄素结构与肾上腺素相似，口服15~30mg，每日3次。

（3）β_2受体兴奋药：拟肾上腺素能再受体兴奋是目前很常用的平喘药，其特点是不同程度地具有选择性β_2受体兴奋作用。常用的有如下几种：①羟甲异丁肾上腺素（舒喘灵）2.4mg，每日3次。②间羟异丙肾上腺素（异丙喘宁），2%溶液0.5~1.0mL雾化吸入，每日3~4次。③邻氯异丙肾上腺素（喘通、氯喘、邻氯喘息定）5~10mg，每日3次。④氨哮素（氨双氯喘通）40μg，每日3次。⑤酚丙喘宁5mg，每日3次，或雾化吸入。

（4）抗胆碱能药：异丙阿托品40μg，雾化吸入，每日3~4次。此药对中央气道较大的支气管具有良好的解痉挛作用。

（5）糖皮质激素：具有增强β受体兴奋性，抑制IgE和介质的合成，降低支气管黏膜上皮。

细胞的通透性。稳定溶酶体膜和抑制糖元合成等作用。一般在茶碱和受体兴奋药不能控制症状时可给予短效糖皮质激素。由于此类药副作用大，不宜泛用或长期使用。对于有糖皮质激素依赖者，可应用丙酸倍氯松雾化吸入，100μg，每日 3 ~ 4 次。而把口服的糖皮质激素减少至最低限度或完全停用，以减少此类药物对全身的副作用。

（二）其他治疗

有感染时给抗生素。痰液黏稠者要多饮水及应用祛痰药，如氯化铵合剂或碘化钾（碘过敏者忌用）；必嗽平 16mg，每日 3 次。中医中药治疗有良好效果，例如小青龙汤对儿童寒喘疗效显著。

（三）哮喘持续状态的治疗

哮喘持续状态是内科常见急症之一，有发生呼吸衰竭和窒息致死的危险，应积极抢救。主要措施如下：

（1）静脉应用糖皮质激素，氢化考的松首剂 200mg 溶于 250mL 液体中静脉滴注。以后每 6h 再用 100 ~ 200mg，直至哮喘缓解。对酒精过敏者不宜用氢化考的松稀醇溶液，而用琥珀酰氢化考的松。也可应用地塞米松或甲基强的松龙。

（2）静脉注射氨茶碱，茶碱的血中浓度应维持在 10 ~ 20μg/mL，若超过 20μg/mL 可引起中毒。

（3）吸氧。

（4）纠正脱水，输入足够的液体以降低痰液黏稠度，防止发生黏液栓阻塞气道。输液时应同时兼顾到电解质的补充，保持水电解质平衡。

（5）有感染者应用抗生素。

（6）有代谢性酸中毒者可用碳酸氢钠溶液治疗。但大多数哮喘持续状态的早期仍以呼吸性碱中毒为主，故有条件时应在血液气体酸碱监测下进行治疗。

（7）应用 β₂ 受体兴奋剂或消旋肾上腺素溶液（micronefrin）经呼吸机间歇性正压呼吸（IPPB）传递吸入，对缓解哮喘持续状态有良好效果。

（8）抢救呼吸衰竭，包括应用支气管灌洗术和机械通气。

（四）预防哮喘发作

（1）避免激发因素。

（2）色甘酸二钠或酮替芬（Ketotifen）有抗过敏和稳定肥大细胞膜的作用。色甘酸二钠用特制吸入器喷粉吸入，每次用 1 个胶囊（20mg），每日 3 次。或用酮替芬口服 1mg，每日 2 次，6 周为一疗程，对过敏性哮喘有预防作用。

（3）脱敏疗法，根据过敏原皮内试验或激发试验选定抗原，在好发季节前，用抗原稀释液皮下注射，从低浓度开始，每一浓度首次注射 0.1mL，每周 1 次，每次增加 0.1～1.0mL，维持治疗 3～6 个月。

第六节　慢性阻塞性肺气肿

肺气肿的意义是呼吸细支气管远端气腔异常扩大与气腔壁的破坏。不同于哮喘发作期的可逆性肺充气过度。慢性阻塞性肺气肿是肺气肿中最常见的一种类型。在我国，慢性阻塞性肺气肿是慢性支气管炎最常见的并发症。

一、病因及发病原理

肺气肿的病因及发病原理至今尚未完全清楚。主要病因包括吸烟、感染、环境因素、大气污染和遗传因素。吸烟者小气道阻塞，抗胰蛋白酶活性降低，使胰蛋白酶对肺组织产生损害，容易形成肺气肿。吸烟者肺组织中镉含量增高可能与肺气肿的发生有关。肺部反复感染可引起溶酶体蛋白酶的释放，人体吞噬细胞含有弹性纤维分解酶，人体嗜中性粒细胞含有可以在体内消化蛋白质的蛋白分解酶，蛋白质酵素也存在于脓性痰液中，这些蛋白分解酶诱发弹性纤维破坏，导致肺气肿。二氧化氮和二氧化硫等大气污染造成肺泡壁损害也容易发生肺气肿。遗传因素与肺气肿发病有关。血清中 α_1-抗胰蛋白酶缺乏可能与常染色体隐性基因遗传相关。人体的等位基因是 M、S 和 Z，表现型 MM 的 α_1-抗胰蛋白酶水平正常，而 ZZ 型 α_1-抗胰蛋白酶水平最低。α_1- 抗胰蛋白酶是肝脏分泌的一种糖蛋白，它可抑制胰蛋白酶、纤维蛋白溶酶、胶原酶和白细胞酶等多种酶的活性。表现型 ZZ 的个体最容易缺乏 α_1- 抗胰蛋白酶，肺组织容易受到各种蛋白分解酶的破坏，因而容易形成肺气肿。但在我国，属于此种原因引起的肺气肿很少见。而由于慢性支气管炎合并慢性阻塞性肺气肿者最为常见。

二、病理

肺气肿在病理上主要分为小叶中心型、全小叶型和混合型。各型特点如下：

（1）小叶中心型肺气肿病变主要损害呼吸性细支气管，与炎症关系密切，慢性支气管炎并发的肺气肿多属此类。男性比女性多见。其特点是囊状扩张的呼吸性细支气管位于小叶的中心区，两肺上叶病变最为显著。

（2）全小叶型肺气肿最早的病理改变是发生在肺泡导管，很快波及整个小叶。家族性抗胰蛋白酶缺乏是典型的全小叶性肺气肿。在我国，某些慢性支气管炎不明显的肺气肿也多属于此型。女性比男性多见，70 岁以上的老人多见。病变以两肺基底部为著。

（3）混合性肺气肿指小叶性肺气肿与全小叶性肺气肿混合存在。

三、病理生理

（1）残气量增加是慢性阻塞性肺气肿的残气容积（RV）和功能残气量（FRC）增高。正常残气量是肺内向内回缩与胸壁向外回缩处于平衡时的气量。肺弹性回缩的丢失导致静态功能残气量的增加。此外，与气道阻力增加和气道阻塞有关的呼气时间延长将导致动态功能残气量的增加。肺总量也常常增加。

（2）通气功能障碍主要为阻塞性通气功能障碍，其发生机制与肺组织弹性减退及气道不完全阻塞有关。对于慢性支气管炎合并肺气肿者来说，肺弹性回缩力减退或丧失及气道狭窄导致最大呼气流量的减少。对少数肺气肿为主而慢性支气管炎不明显的患者则以肺弹性回缩力丧失为主，同样也导致流速的减低及最大呼气流量的减少。伴有或不伴有慢性支气管炎的肺气肿患者，造成气道阻塞的因素大体有以下五点：①气道内的黏液阻塞。②由于黏液腺增生及慢性炎症使支气管黏膜增厚。③支气管平滑肌张力增高。④由于肺组织的损害、纤维化及肺气肿使外周气道扭曲变形。⑤等压点移向上游段以及支气管内外压力差的增加使大支气管及气管在呼气期由于软性后壁内陷而使气流受阻。

（3）换气功能障碍慢性阻塞性肺气肿可以不同程度地通过以下机制出现换气功能障碍：

a. 通气–血流比例（V/Q）失调：正常人 V/Q 约为 0.8。因为每分钟肺泡通气量约为 4L，每分钟肺血流量约为 5L。但对于肺气肿患者，由于存在气道不同程度的阻塞，气道阻塞严重的肺单位，其肺泡通气不足而血流的改变较轻时出现 V/Q < 0.8，流经这些肺单位的毛细血管血液因肺泡通气不足而不能充分氧合；肺血流不足而肺泡通气尚好的肺单位则出现 V/Q > 0.8，这些肺泡单位由于血流不足而使肺泡通气接近于无效通气。无论 V/Q > 0.8 或 V/Q < 0.8，均属于通气–血流比例失调，都影响到换气功能，而不同程度地出现低氧血症。由于 CO_2 弥散率比氧大 2 倍，故在总的肺泡通气量未出现下降之前，$PaCO_2$ 不会有升高。小叶中心型肺气肿，以肺泡通气不足为主而肺泡毛细血管血流接近正常，V/Q < 0.8 的变化比较明显，更容易出现低氧血症。严重阶段也容易出现 CO_2 潴留。

b. 肺泡通气量不足：肺泡总的通气量不足也影响到换气功能障碍而出现伴有 $PaCO_2$ 升高的低氧血症。这里讲的肺泡通气量不足必须与肺功能上讲的阻塞性通气功能障碍区分开，肺泡通气量不足是指每分钟总的有效通气量不足，其血液气体变化是低氧血症与高碳酸血症共存，$PaCO_2$ 高于 6.67kPa 是肺泡通气不足的重要标志。而肺功能上讲的阻塞性通气功能障碍是以出现呼气流速的减慢为主要特征，并不等于肺泡通气量不足。因而，肺功能上出现的阻塞性通气功能障碍在血气测定时并不一定出现 $PaCO_2$ 升高的改变。

c. 弥散功能障碍：全小叶性肺气肿容易出现弥散障碍，单纯的小叶中心型肺气肿一般不出现弥散功能障碍。

d. 肺内右至左分流：当肺区完全无通气时，该处血流流经没有气体交换功能的肺单位，血液未得到气体交换又回到肺静脉，进入左心。这种肺内分流在慢性阻塞性肺气肿很轻微或不明显，故并不重要。

必须强调，肺气肿患者尽管不同程度地存在上述的 4 个因素或只存在前面的 3 个因素，但其中影响换气功能的最主要因素是通气－血流比例失调，这是造成慢性阻塞性肺气肿氧合障碍而出现低氧血症的最主要原因。

(4) 肺循环障碍肺气肿患者由于肺泡壁的损害及气腔的异常扩张等原因，使肺毛细血管受压及血管床减少。据研究，慢性阻塞性肺疾患肺血管最早的改变是肌化性肺小动脉向外周延伸，并逐渐出现动脉中层肥厚，动脉管腔狭窄，逐步形成肺动脉高压。

a. 症状：肺气肿的主要症状是气短、活动时加重，称为劳力呼吸困难。慢性支气管炎合并肺气肿的患者以慢性咳嗽、咳痰以及逐渐加重的呼吸困难为主要症状。有些以肺气肿占优势而无明显慢性支气管炎者，慢性咳嗽、咳痰不明显，而以气短为主。此外，肺气肿患者常有食欲减退、体重减轻，营养不足而呼吸功增加，使患者更加感到气短和体力衰减。严重阶段已出现呼吸衰竭者则有发绀和嗜睡等症状。

b. 体征：肺气肿的主要体征是桶状胸、肋间隙增宽、上腹角变钝；可能出现呼吸辅助肌参与活动；语颤减弱；叩诊呈过清音，肺肝相对浊音界和肺下界下降，心脏浊音界缩小，肺缘移动度减小；听诊两肺呼吸音减弱，可能听到干性或湿性啰音。

c. 胸部检查：肺部透亮度增加，肺纹理减少，横膈下降，膈顶扁平，心影悬垂瘦小，侧位片上胸骨后腔隙增大。伴有严重慢性支气管炎的肺气肿可伴有肺纹理增多。

d. 肺功能检查：肺气肿患者肺功能的主要改变是：①残气量增加，残气量所占肺总量的比值增加，即 RV/TLC 超过 35%。②最大通气量（MVV）低于预值的 80%。③第一秒用力呼气容量 FEV1 减少，FEV1、FVC 低于 70%（FVC 为用力肺活量）。④最大呼气中段流速（MMEF）降低。⑤肺静态顺应性增高而动态顺应性降低。⑥弥散功能降低（主要指全小叶性肺气肿）。上述 6 项改变中，临床上常采用前 4 项作为判断有无肺气肿的客观指标。

e. 血气测定：肺气肿患者的血气改变取决于病变的严重程度。早期肺气肿患者有轻度低氧血症，大多伴有 $PaCO_2$ 轻度降低。晚期患者已有肺心病呼吸衰竭者，低氧血症与二氧化碳潴留同时存在。

f. BB 型与 PP 型的临床特点：严重慢性阻塞性肺疾患可分为红喘型（PP型）和蓝肿型（BB 型）。

尽管临床上有两个不同类型之分，但大多数患者是属两者之间，只是偏于 BB 型或 PP 型。

四、诊断

慢性阻塞性肺气肿的诊断依据：

（1）慢性咳嗽、咳痰和劳力性呼气性呼吸困难。可伴有胸闷感。

（2）早期患者多无明显异常体征。病情加重后有肺气肿体征，胸廓呈桶状胸，叩诊音反响增强及肺下界下降等改变。部分患者两肺基底部可闻及干湿啰音或伴哮鸣音。

（3）X 线胸片可见膈肌下降，因肺内含气量增多而使透亮度增加，侧位片可有胸骨后腔隙增大。

（4）肺功能检查有残气量增加和阻塞性通气功能障碍改变。

（5）血气分析常有不同程度的低氧血症，晚期病例则低氧血症和高碳酸血症同时存在。

五、治疗

（1）肺气肿患者应停止吸烟及注意避免被动吸烟，避免有害的理化因素刺激及改善环境卫生。

（2）缓解气道阻塞，其具体措施包括；①祛痰，有痰时应鼓励患者把痰咳出而不要用镇咳药。②平喘：可用氨茶碱 0.1g，每日 3 次；舒喘灵 2.4mg，每日 3 次。少量的茶碱类药物与 β_2 受体兴奋剂合用对于解除支气管痉挛有协同作用。必要时也可以应用抗胆碱类药物。③近年来对于难以控制症状的支气管炎合并肺气肿患者可考虑短期应用少量皮质激素治疗，但要注意严格掌握指征。④钙离子通道阻滞剂如硝苯地平也有一定疗效，尤其适用于肺气肿伴有高血压或冠心病的患者，有助于解除支气管痉挛及扩张血管，降低肺动脉压力。

（3）加强呼吸肌锻炼，可做以腹式呼吸为主的缩口呼气式呼吸体操，每日 2 次，每次 10min。坚持下去，对锻炼膈肌、改善通气很有好处。

（4）积极防治呼吸道感染，中药治疗、菌苗疗法或免疫疗法可减少呼吸道感染机会。注意预防感冒，一旦出现呼吸道感染应及时治疗。

（5）对于已有明显缺氧的患者，可用低浓度家庭氧疗，以缓解缺氧性肺小动脉收缩，延缓肺动脉高压发生。

（6）注意营养支持疗法。

第七节　慢性肺源性心脏病

慢性肺源性心脏病（简称肺心病）是指慢性肺胸疾病或肺血管慢性病变逐渐引起肺动脉高压，进而造成右心室肥大，最后发生心力衰竭和呼吸衰竭的心脏病。

一、病因

（一）支气管肺疾病

慢性阻塞性肺疾病是引起肺心病最常见的原因。据统计，我国肺心病起源于慢性支气管炎、慢性阻塞性肺气肿者占 80% 以上。其他如支气管哮喘、支气管扩张、先天性多囊肺、肺结核、肺尘埃沉着病、硅沉着病、结节病或致纤维化肺泡炎等许多疾病都可引起肺心病。

（二）胸廓运动障碍性疾病

例如严重胸膜肥厚、强直性脊柱炎、严重脊柱后侧弯造成胸廓畸形等，均可造成肺心病。

（三）肺血管病变

凡是累及肺部多发性肺小动脉炎或栓塞的肺部或全身性疾病，包括侵犯肺血管的风湿性疾病以及原发性肺动脉高压症均可引起肺动脉高压和右心室肥大。但这一病因所引起的肺心病在临床上比较少见。

二、发病机制

慢性阻塞性肺疾病的肺动脉高压是逐渐形成的，其机制包括解剖学因素、生理学因素、血液流变学因素、血液流动学因素及某些化学介质代谢产物的影响。目前多数学者认为肺动脉高压形成的机制是：①肺毛细血管床减少。②缺氧性肺小动脉收缩。③酸中毒。④继发性红细胞增多，血液黏度增加。⑤总血容量及肺血容量可能增加。⑥心排血量可能增加。⑦血浆中血栓素 A_2（TXA_2）含量增高。此外，当慢性阻塞性肺疾病损害左心功能时，肺静脉压增高，亦构成使肺动脉压进一步增高的原因。在上述诸因素中，缺氧性肺小动脉收缩是引起肺动脉高压最主要的原因。近几年来，国内外又重视血浆血栓素 A_2 和前列腺素与肺心病肺动脉高压关系的研究，认为血栓素 A_2 对慢性阻塞性肺疾病肺动脉高压的形成起着重要作用。

正常人肺动脉压约为体循环动脉压的 1/6～1/5，平均约为 2.93/1.067kPa。当肺动脉压超过 4.67/2.00kPa 则构成肺动脉高压。肺动脉高压形成后使右心室后负荷增加，右心室代偿性肥厚，失代偿后则导致右心功能衰竭。

为了便于基础联系临床，现将肺心病呼吸衰竭与心力衰竭的发病规律归纳如下：

（1）呼吸方面：从小气道功能损害开始，阻塞性通气功能障碍逐渐加重，最后发生肺泡通气量不足和换气功能障碍。当病情严重 $PaO_2 < 8.0kPa$，$PaCO_2 > 6.67kPa$ 时，即为呼吸衰竭。

（2）循环方面：近年来注意到在慢性支气管炎阶段就逐渐出现肌化性肺小动脉向肺组织的外周延伸，这是慢性阻塞性肺疾病肺血管的最早变化。随后出现动脉中层肥厚，肺动脉阻力增高，肺动脉高压逐渐形成，右心室后负荷增加，右心室肥厚，扩张，最后出现右心衰竭。近年研究认为，少数肺心病患者也可出现左心功能损害，其原因可能是：①缺氧及酸中毒对心肌的直接损害。②右心室及室间隔肥厚使左心室变小，左心室顺应性减低，左心室收缩力减弱，舒张末压增高。

三、临床表现

（一）肺部原发病表现

主要症状是慢性咳嗽、咳痰或伴喘息，呼吸困难。少数患者有支气管扩张症或肺结核时，可出现咯血。查体时多有明显的肺气肿体征，包括桶状胸、叩诊呈过清音、肺下界下降、呼吸音减弱等。急性加重期常可听到干性啰音及两肺底部湿性啰音。

（二）呼吸衰竭

表现肺心病急性加重期多为Ⅱ型呼吸衰竭，即低氧血症与高碳酸血症同时存在。因而其临床表现在某些方面不同于只有低氧血症而无高碳酸血症的Ⅰ型呼吸衰竭。

1. 低氧血症

主要临床表现是胸闷、心慌、气短、乏力、头痛、腹胀等。当血液中还原血红蛋白＞50g/L时，即出现明显发绀。详细观察患者发绀情况对于了解低氧血症的严重程度具有重要意义，尤其是对无动脉血气分析条件的基层医疗单位。由于肺心病患者常有继发性红细胞增多以及呼吸性酸中毒pH下降所致的氧离曲线右移，发绀常常明显。观察舌质的发绀程度最为准确。重度缺氧时由于缺氧性脑损伤而出现躁动不安，甚至昏迷、抽搐。

2. 高碳酸血症

体内$PaCO_2$升高所引起的血管效应是血管扩张，血管壁通透性增加。

因而临床上表现皮肤温暖、多汗、浅表静脉扩张、脉搏洪大、球结合膜充血水肿、瞳孔缩小，甚至眼球前突。高碳酸血症对脑组织造成损害，出现嗜睡、两手扑翼样震颤，甚至昏迷。急剧的$PaCO_2$升高还可引起肾脏血管收缩，严重者可出现少尿或尿闭。

3. 肺性脑病

缺氧与二氧化碳潴留引起的神经障碍，称为肺性脑病。肺性脑病是慢阻肺呼吸衰竭的常见而严重的并发症，也是Ⅱ型呼吸衰竭严重阶段的必然结果。根据我国1980年修订的肺性脑病诊断和临床分级标准，可分为：

①轻型：神志恍惚、淡漠、嗜睡、精神异常或兴奋、多语而无明显异常体征者。②中型：半昏迷、谵妄、躁动、肌肉轻度抽动或语无伦次，对各种反应迟钝、瞳孔对光反应迟钝而无上消化道出血或弥漫性血管内凝血等并发症。③重型：昏迷或出现癫痫样抽搐，对各种刺激无反应，反射消失或出现病理性神经体征，瞳孔扩大或缩小；可合并上消化道出血、弥漫性血管内凝血或休克。

（三）心功能代偿期与失代偿期的表现

（1）心功能代偿期：心脏具有较好的代偿能力，在已形成肺动脉高压及右心室肥厚后的一段时间仍处于心功能代偿期而无心力衰竭表现。主要体征是由于肺动脉高压而出现肺动脉瓣听诊区第二心音亢进，右心室增大常因肺气肿而不易叩出其浊音界，但常于剑突下出现心脏收缩期搏动。多数患者无心脏杂音，少数在三尖瓣听诊区可闻及 3 级左右收缩期吹风样杂音，这是由于右心室扩大发生三尖瓣相对性关闭不全所致。

（2）心功能失代偿期：常见于肺心病急性加重期或晚期肺心病患者。以右心衰竭为主要表现，心慌、气短、颈静脉怒张、肝肿大、肝颈回流征阳性，下肢水肿，甚至出现腹水和全身水肿。少数患者可伴有左心衰竭的临床表现。

慢性肺源性心脏病的诊断主要根据病史、体征、心电图、胸部 X 线检查及血气分析，具有肺动脉高压和右心室肥厚即可作出诊断，如已有心衰竭，则更易确诊。早期肺心病患者。有时需参考心电向量图、超声心动图、放射性同位素心血管测定、肺阻抗血流图等证实有右心室肥厚才能确定，并须与风湿性心脏病、充血型原发性心肌病和冠心病等进行鉴别。

1. 胸部 X 线检查

1977 年全国肺心病会议制订的肺心病 X 线诊断标准如下：

（1）右肺下动脉干扩张，横径 N15mm，或右肺下动脉横径与气管横径比例 21.07，或经动态观察较原肺下动脉干增宽 2mm 以上。

（2）肺动脉段中度凸出或其高度 23mm。

（3）中心肺动脉扩张和外周分支纤细两者形成鲜明对比。

（4）圆锥部显著凸出（右前斜位 45°）或"锥高" ≥ 7mm。

（5）右心室增大（结合不同体位判断）。

具有上述 5 项中的一项可以诊断。

2. 心电图检查

1977 年全国肺心病会议制订的心电图诊断标准如下：

（1）主要条件：

①额面平均电轴 2+90°。②V_1 的 R/S $\geqslant$ 1。③重度顺钟向转位（V_5 的 R/S $\leqslant$ 1）。④ RV_1+SV_5 > 1.05mV。⑤ AVR 的 R/S 或 R/Q $\geqslant$ 1。⑥ V1～3 呈 Qs、Qr、qr（需除外心肌梗死）。⑦肺型 P 波：P 电压> 0.22mV；或电压 $\geqslant$ 0.2mV 呈尖峰型，结合 P 电轴> +80°；或当低电压时 P 电压> 1/2R，呈尖峰型，结合电轴> +80°。

（2）次要条件：

①肢导联低电压。②右束枝传导阻滞（不完全性或完全性）。具有一条主要条件即可诊断，两条次要条件为可疑肺心病心电图表现。

3. 超声心动图检查

1980 年全国肺心病会议修订的诊断标准：

（1）主要条件：

①右心室流出道内径 N30mm。②右心室内径 N20mm。③右心室前壁的厚度> 5mm，或有前壁搏动幅度增强者。④左 / 右心室内径比值< 2。⑤右肺动脉内径 18mm，或肺动脉干力 20mm。⑥右心室流出道 / 左心房内径比值> 1.4。⑦肺动脉瓣曲线出现肺动脉高压征象者（a 波低平或< 2mm，有收缩中期关闭征等）。

（2）参考条件：

①室间隔厚度 212mm，搏幅< 5mm 或呈矛盾运动征象者。②右心房增大，> 25mm（剑突下区）。③三尖瓣前叶曲线 DE、EF 速度增快，E 峰呈尖高型，或有 AC 间期延长者。④二尖瓣前叶曲线幅度低，CE < 18mm，CD 段上升缓慢，延长，呈水平位或有 EF 下降速度减慢，< 90mm/s。

凡有胸肺疾病的患者，具有上述 4 项条件中一项者可诊断肺心病。

4. 肺功能检查

常规通气功能检查呈阻塞性通气功能障碍（参阅本章第六节）。早期肺心病患者心肺功能代偿期可作此项检查，有利于了解气道阻塞的程度以及和其他右室肥大的心脏病作鉴别诊断，或建立连续动态观察。但常规通气功能检查及弥散功能测验等实验室仪器已不适用于晚期肺心病患者。近年已开展一些监护病室床边检测的肺功能项目，但应用尚难以普及。

5. 血气分析和血清电解质检查

动脉血气分析有助于肺心病的诊断和鉴别诊断，并可确定有无呼吸衰竭，缺氧及二氧化碳潴留程度和血液酸碱状态。一般认为，呼吸衰竭的血气诊断标准是指海平面静息呼吸空气条件下 PaO_2 为 8kPa 兼有 $PaCO_2$ 为 6.67kPa。肺气肿和肺心病的呼吸衰竭绝大多数属通气障碍型呼吸衰竭（Ⅱ型呼吸衰竭），即低氧血症与高碳酸血症同时存在。肺心病呼吸衰竭的酸碱紊乱类型以呼吸性酸中毒最为常见，其次为呼吸性酸中毒合并代谢性酸中毒，或呼吸性酸中毒合并代谢性碱中毒。近年研究证明，少数重症患者还可出现三重性酸碱失衡，呼吸性酸中毒合并代谢性酸中毒合并代谢性碱中毒。在已进行机械通气和通气过度的情况下，如果处理不当，也可出现呼吸性碱中毒合并代谢性酸中毒合并代谢性碱中毒。进行血气测定时，同步进行血清电解质测定具有重大意义，以便进一步了解酸碱平衡失调与电解质代谢紊乱的内在联系。肺心病急性加重期容易出现低氯、低钾或低钠血症，少数病例也可出现高钾血症、高钠血压、低镁血症、低磷血症或其他紊乱，应随时进行监测。

6. 其他检查

肺心病急性加重期还应注意肝功能和肾功能测定，血乳酸盐测定。临床上有弥漫性血管内凝血时应测定出凝血时间、血小板计数、血浆纤维蛋白元定量及 3P 试验。必要时还应进行血液流变学监测。

五、治疗

（一）急性加重期的治疗

主要治疗原则是积极控制呼吸道感染、改善通气和氧疗。

同时注意纠正酸碱失衡和电解质紊乱，酌情辅以利尿强心以及防治并发症。

1. 积极控制呼吸道感染

绝大多数肺心病患者的基础病因是慢性支气管炎和慢性阻塞性肺气肿，

呼吸道感染是急性加重最常见的原因，因而，应尽快控制呼吸道感染。抗感染的具体治疗方案因人而异，但危重患者应采取广谱、联合、静脉给药的原则。临床上大体可分两步来考虑，第一步属经验性治疗，常用青霉素族与氨基糖苷类抗生素联合应用，例如青霉素 G 每日 240 万～480 万 U，庆大霉素每日 16 万～24 万 U，分次静脉滴注。又如氨苄青霉素 3g+ 生理盐水 100mL，静滴，每日 2 次；卡那霉素 1g+5% 葡萄糖液 250mL，静脉点滴。最好在应用抗生素之前立即送痰培养及药物敏感试验。经验性治疗观察 3d 后如果有效，就继续下去。如果无效，就可根据痰培养及药物敏感试验结果，进行特异性或针对性治疗，例如证实为绿脓杆菌感染者，可采用氨苄青霉素和丁胺卡那霉素联合治疗，必要时应用第 3 代头孢菌素治疗；如果是金黄色葡萄球菌感染，可选用苯唑青霉素或头孢雷定等药治疗。疗程一般为 10～14d，但大多是酌情而定。在应用抗生素过程中要特别注意两点：①抗生素的毒、副作用，例如氨基糖苷类抗生素和头孢菌素类抗生素应特别注意其肾毒性。②密切注意可能出现的二重感染。

2.改善通气

肺心病急性加重期常存在通气障碍型呼吸衰竭，改善通气十分必要。而改善通气的首要问题又是要通畅气道，只有尽力保持呼吸道通畅，药物性通气治疗或机械性通气治疗才能有效。改善通气的具体步骤是：①应用祛痰药和支气管解痉药（氨茶碱等）。②呼吸物理治疗，包括鼓励把痰咳出、拍背排痰、体位引流、雾化吸入疗法和鼻导管气管内吸引等。③药物性通气治疗，尤其适用于轻、中型肺性脑病患者。常用药是可拉明、洛贝林或吗乙苯比酮等，例如，于 590mL 液体内加入可拉明 4～10 支，每支 0.375mL，静脉滴注，滴速根据患者具体病情而定。如于上述液体中同时加入氨茶碱 0.25g，地塞米松 10mg 静滴，效果更好，但应注意药物的毒副作用。呼吸兴奋剂的应用目前仍存在不同意见，应用时要掌握指征，密切观察病情变化，应用得当很有疗效，应用不当反而有害。下列情况可列为应用呼吸兴奋剂的禁忌证：①气道痰液雍阻或哮喘严重发作，黏液栓阻塞气道者。②心律失常，心率＞140次/min 或频发室性期前收缩者。③兴奋型肺性脑病。④呼吸肌衰竭。如果上述方法治疗无效，病情继续恶化，应及时地进行气管插管或气管切开术，用呼吸机进行间歇性正压通气（IPPV）治疗，必要时也可在抢救室床边进行纤维支气管镜操作，吸出黏稠分泌物和痰栓，并用适量抗生素和地塞米松进行局部支气管肺泡灌洗，可望获得较好的治疗效果，以达到通畅气道，改善通气。

3. 改善缺氧

严重缺氧使脑、心、肝、肾、胃肠道等重要器官造成损害，危及生命，因而必须及时地给予氧疗。氧疗原则是低流量持续给氧。其机制是由于慢性阻塞性肺病呼吸衰竭的患者呼吸中枢对二氧化碳的刺激已不敏感，主要依靠缺氧刺激主动脉体和颈动脉窦的化学感受器，引起反射维持呼吸中枢的兴奋性。一方面，如果吸入高浓度氧，低氧性驱动作用被取消，就会出现呼吸抑制，二氧化碳潴留进一步加重，甚至呼吸停止。另一方面，慢性呼吸衰竭的氧疗指标是 6.67kPa 的 PaO_2，低流量（1～2L/min）吸氧即可达到治疗目的。但近年来也有些学者认为吸氧后呼吸中枢的兴奋性足以维持足够的分钟通气量，从而主张如果病情需要可以适当提高吸入氧气浓度，以便把动脉血氧饱和度（SaO_2）达到90%。鼻导管或鼻塞吸氧时流量与浓度的换算一般用公式：吸入氧气浓度 =21+（4× 流量）。

4. 纠正酸碱失衡及电解质紊乱

肺心病急性加重期常出现酸碱失衡或电解质紊乱，应注意纠正。常见的酸碱失衡类型及其对策如下：①呼吸性酸中毒关键在于改善通气。②呼吸性酸中毒合并代谢性酸中毒。除改善通气外，应注意改善缺氧，维持正常血液灌注和改善肾功能等措施来治疗代谢性酸中毒的基础病因，如果 pH < 7.2，可酌情应用 5% 碳酸氢钠溶液 100～200mL，但不宜过量。③呼吸性酸中毒合并代谢性碱中毒治疗原则是在改善通气的同时应纠正代谢性碱中毒。代谢性碱中毒最常见的原因是低钾、低氯血症，治疗要注意补充氯化钾，避免应用排钾利尿剂。碱血症明显者可酌情短期内应用醋氮酰胺口服或静脉滴注盐酸精氨酸，特别严重者也可适量静脉滴注 0.1N 稀盐酸（需用 5% 葡萄糖液稀释）。④代谢性碱中毒或呼吸性碱中毒合并代谢性碱中毒，这种情况只发生在应用呼吸机后过度通气所致，治疗原则是减少潮气量和每分通气量。预防比治疗更为重要，对于慢性高碳酸血症的患者应用呼吸机抢救时，切勿急于把 $PaCO_2$ 降至正常或低于正常，因为体内已经升高的碳酸氢盐浓度肾脏尚未来得及调整。

电解质的紊乱需要结合病史、临床表现和血清电解质的监测来加以判断，及时纠正。

5. 合理使用利尿剂或强心剂

许多肺心病急性加重期的患者存在尿少和水肿。其原因与心肾功能不全、低氧与高碳酸血症和低蛋白血症等诸因素有关，治疗上可适当应用利尿剂，原则是小量、短期、间歇、排钾利尿剂与保钾利尿剂联合应用，以免引起水电解质紊乱。例如速尿 20mg 与氨苯喋啶 50mg 顿服，根据病情需要调节使用。肺心病急性加重期由于缺氧、感染和电解质紊乱的存在，对洋地黄类药物耐受性很低，疗效较差，且易诱发心律失常，一般不用。随着肺部感染得到控制，缺氧改善，心脏功能大多能随之好转。洋地黄类药物的应用指征是：①感染已被控制，缺氧改善，利尿剂未能取得良好疗效，心力衰竭水肿仍明显者。②出现急性左心衰竭者。③以心力衰竭为主要表现而无明显急性感染者。需要应用时选用作用快、排泄快的强心制剂，剂量约为常规剂量的 1/2，例如毒毛旋花子苷 K0.125mg，或西地兰 0.2mg 加入葡萄糖液 20mL 中，静脉缓慢注射，并严密观察有无出现心律失常等毒性反应。

6. 血管扩张剂的应用

目前尚无一种血管扩张剂能选择性作用于肺血管，使肺动脉压力下降而毫不影响体循环。非选择性 X- 受体阻断剂（如酚妥拉明、妥拉苏林）虽可扩张慢阻肺患者的肺循环，降低平均肺动脉压，降低左心室充盈压及右室每搏功指数，但其选择性较差，应用时宜注意观察血压及心脏反应。哌唑嗪虽有降低肺动脉压作用，但同时伴有动脉血氧饱和度下降和呼吸困难增加，因而限制使用。α 受体阻滞剂 -Urapidil 降低肺血管阻力和降低肺动脉压的幅度大于体循环阻力的下降幅度，认为可能成为一种治疗慢阻肺肺动脉高压有前途的药物，其疗效尚有待临床进一步观察。

7. 营养支持疗法

近年研究证明，营养障碍和呼吸肌疲乏是肺心病急性加重期日益受到重视的一个问题。营养支持是否有力直接关系到疾病的预后。抗感染效力的发挥、呼吸肌活动的力量与耐力以及人体各重要器官的抗病能力都与营养支持密切相关。鼓励患者进食、鼻饲、静脉补充氨基酸、白蛋白或血浆等治疗措施十分重要。已用机械通气进行抢救的患者，良好的营养疗法有利于呼吸机的撤离。

8.防治并发症

肺心病急性加重期除容易出现肺性脑病、酸碱失衡和电解质紊乱以外，消化道出血是常见而严重的并发症。其发生机制尚未完全清楚，可能与长期缺氧、胃黏膜血液循环失调、营养障碍、高碳酸血症所致胃壁细胞碳酸酐酶活性增强引起胃酸分泌增高等因素有关，容易发生应激性溃疡。治疗过程中应用大剂量皮质激素也容易出现上消化道出血。受体拮抗剂甲巯咪唑和氢氧化铝、氧化镁等不影响血液 pH 的抗酸药有一定的防治作用，但根本问题还是治疗呼吸衰竭。其他并发症如弥漫性血管内凝血（DIC）、心律失常、肝肾功能损害等也应注意防治。

（二）缓解期的治疗

原则上采用中西医结合的综合治疗措施。包括中医中药提高机体抵抗力、调整免疫功能，预防感冒，减少支气管炎急性发作以及根据患者具体情况制订锻炼肺功能和营养治疗计划。缺氧明显者有条件时可开展家庭氧疗或辅以降低肺动脉压的药物。这些措施有利于减少肺心病的急性加重和延缓病情进一步发展。

第八节 支气管扩张症

支气管扩张症是常见的慢性支气管化脓性疾病，多数患者与儿童时期罹患麻疹肺炎、百日咳或反复肺部感染有关。病变部位以发生在 4~6 级支气管为多，受损害的支气管壁形成柱状或囊状扩张。临床主要表现为慢性咳嗽，大量脓痰及反复咯血。

一、病因和发病机制

引起支气管扩张的基本因素为支气管的感染与阻塞。两者互为因果，感染由于得不到及时治疗，黏脓分泌物阻塞支气管，而受阻塞的支气管由于引流不畅又加重感染，促进病情的发展。

（一）支气管感染

严重的感染性支气管肺疾病，如麻疹合并肺炎、百日咳、支气管肺炎、间质性肺炎、肺脓肿和肺结核等都可引起支气管扩张。特别是侵入管壁深层的化脓性感染和肺组织的慢性炎症，造成支气管壁的破坏及其附近肺组织纤维增生。支气管的管壁由于弹性纤维和平滑肌的破坏、断裂而变薄弱，失去弹性，加上气道内炎性分泌物阻塞使管壁内压力增高，逐渐形成支气管扩张。肺部纤维组织收缩使支气管腔受到向外牵拉而使管腔扩大，也是形成支气管扩张的原因之一。

（二）支气管阻塞

由于炎症、肉芽组织、肿瘤、异物、黏稠分泌物和支气管附近肿大的淋巴结等阻塞或外压支气管，引流不畅，使病变部位远端支气管容易继发感染，管腔内压增高，造成管壁的破坏与扩张。支气管完全阻塞时除可引起继发感染外，又可造成阻塞性肺不张，使胸腔内负压增大，支气管受到向外牵引，也容易产生支气管扩张。临床上较常见的右肺中叶综合征多属此种情况。

（三）支气管先天性发育缺陷

支气管先天性发育缺陷，如软骨发育不全、弹力纤维不足，导致局部管壁较薄弱或弹性较差，出生后因受呼吸活动的影响而形成扩张，常伴有副鼻窦炎及内脏转位，合称为 Kartagener 综合征。此外，属于肺部先天性发育缺陷的肺隔离症、一侧透明肺以及囊性纤维化也常并发支气管扩张，但这些疾病临床上极少见。

二、病理

支气管扩张按其扩张的形态分为柱状扩张或囊状扩张，或者两者混合存在。好发于 4~6 级支气管，下叶多于上叶，因上叶引流较好，不容易发生感染与阻塞。但结核病好发于两肺上叶，故结核性支气管扩张则以上叶多见。左侧多于右侧，因左侧下叶支气管较细长，同时受到心脏的压迫，容易造成引流不畅及继发感染。右肺中叶支气管亦较细长且其周围淋巴结丰富，当肺结核或其他感染引起这些淋巴结肿大时容易压迫，发生右肺中叶不张，继发感染后造成该局部肺组织发生支气管扩张。以后即使肿大的淋巴结经治疗已消退，但已形成的支气管扩张将长久存在。

支气管扩张的病理组织改变主要为管壁的慢性化脓性炎症，黏膜上皮脱落，常有溃疡形成及继发支气管附近肺组织炎症。管壁的弹性纤维组织受到损害，平滑肌及软骨亦受到损害而为纤维结缔组织所代替。溃疡底部为肉芽组织，小血管比较丰富，且支气管动脉和肺动脉的终末枝常有扩张与吻合。有的毛细血管扩张，形成血管瘤，破裂后即引起大咯血。

三、临床表现

（一）症状

支气管扩张症主要症状如下：

1. 慢性咳嗽和大量脓痰

这是支气管扩张最常见的症状。平时有轻度咳嗽及黏液痰，急性加重期咳嗽加重，咳出大量脓痰。由于病变部位支气管壁黏膜遭到破坏，纤毛消失，丧失了主动清除分泌物的能力，引起局部分泌物积滞，当体位变换时，如早上起床或晚上睡觉时，分泌物接触到正常黏膜，引起刺激，产生咳嗽，咳出大量脓痰，每日痰量可达200~300mL，甚至更多。留置痰液后可分为两层：上层是泡沫黏液，中层为浆液，下层为脓块及坏死脱落组织。如伴有厌氧菌感染则有臭味。感染包性加重而又引流不畅时，可出现发热、乏力、胸闷等全身中毒症状。

2. 反复咯血

大多数患者有不同程度的反复咯血。可以是痰中带血、间歇性咯血或突然大咯血。大咯血系指一次咯血量在200mL以上或24h咯血总量超过500mL，主要危险是窒息。如果咯出大量鲜红血液多为病变部位的小动脉瘤破裂。少数病例因支气管引流尚好，感染不重，可仅有反复咯血而无慢性咳嗽咳脓痰症状，称为"干性支气管扩张"。

3.肺部感染

由于支气管引流不畅或感染加重，炎症向周围扩散，出现发冷发热、咳嗽、咳痰和胸痛，酷似肺炎。本病肺部感染的特点是同一部位反复发生和迁延不愈。严重病例得不到及时治疗者可发生肺脓肿，甚至侵犯附近胸膜引起脓胸或侵犯心包，继而发生脓毒败血症。

（二）体征

轻度的支气管扩张且引流良好者常无明显体征。病变较重者多数患者可在病变部位听到固定而持久的响亮的湿啰音。咳嗽咳痰后或作体位引流后局部啰音可以有变化，但不易消失。约有 1/3 的患者有明确的杵状指（趾）。结核性支气管扩张多发生在上叶的尖后段和下叶的背段，局部啰音常不明显或只闻少许水泡音。较广泛的支气管扩张反复感染后常伴有该部位的肺纤维化或伴有局部胸膜肥厚，查体时可见病变部位胸壁稍凹陷及呼吸音减低。后期可伴有肺功能障碍及肺动脉高压而出现呼吸困难、发绀、水肿等肺心病和呼吸衰竭体征。

（三）胸部 X 线检查

早期轻度病变 X 线平片常无异常。囊状支气管扩张在胸片上可见到蜂窝状或卷发样阴影，偶有在环状透亮阴影内见到小液平段。柱状支气管扩张仅有局部肺纹理增多、粗乱或伴有斑点状影及纤维组织增生之网状结构。确诊有赖于进行支气管碘油造影，这是诊断支气管扩张最重要的方法，不仅证实支气管扩张的存在，而且范围大小、具体部位都很明确。随着影像学的发展，电子计算机体层扫描（CT）也有助于支气管扩张的诊断。

（四）化验检查

血白细胞总数及中性粒细胞比例一般正常。继发急性感染时可有不同程度的升高，血沉增快，病程久者因慢性消耗和反复咯血而有贫血。痰液多次培养及药物敏感试验有助于对致病细菌的发现及指导抗生素的选用。

（五）肺功能检查

早期和轻度病变肺功能无异常变化。病变广泛的囊状扩张或并发慢性阻塞性肺气肿者，可引起阻塞性通气功能障碍。双侧支气管扩张伴有肺间质纤维化或胸膜粘连者可引起限制性通气功能障碍或混合性通气功能障碍。

（六）纤维支气管镜检查

可发现出血部位及支气管黏膜的病变情况，但不可能提供确定诊断的依据。此项检查更重要的作用是鉴别诊断及手术治疗前对支气管黏膜的全面了解。近年来，还通过纤维支气管镜经保护性毛刷取出病变部位的分泌物作致病菌鉴定及治疗性支气管灌洗术。

四、诊断

（1）有慢性咳嗽、咳痰（多为脓性痰，量多）、咯血或同一部位反复肺部感染的历史。部分患者有儿童时期罹患麻疹肺炎或百日咳病史。

（2）多数患者在病变部位可闻及固定而持久的湿啰音。部分患者有杵状指（趾）。

（3）X线胸片可见病变部位肺纹理增多而粗乱，或可见蜂窝状、卷发状阴影。支气管造影为确诊支气管扩张的主要方法，可了解其部位、形状、范围和扩张程度，为手术治疗提供依据。

（4）纤维支气管镜检查有助于鉴别诊断。

（5）应注意与慢性支气管炎、肺结核、肺脓肿、先天性肺囊肿和肺隔离症等疾病相鉴别。

五、治疗

（一）控制感染

轻症患者可口服抗生素，如红霉素 0.25g，每日 4 次；复方新诺明 0.96g，每日 2 次；头孢氨苄 0.375g，每日 4 次；磷霉素钙胶囊 0.6g，每日 4 次，酌情选用一种或两种。急性感染发作或合并肺炎时，可用青霉素 G80 万 U、链霉素 0.5g，肌内注射，每日 2 次。也可用青霉素 G320 万 ~ 480 万 U 静脉滴注；氨苄青霉素每日 6 ~ 8g，用生理盐水稀释后分次静脉注射。如果疗效不佳，宜反复多次痰培养及药物敏感试验，调整抗生素。例如耐药的金黄色葡萄球菌用苯唑青霉素治疗有效；绿脓杆菌感染用氨苄青霉素、庆大霉素（或丁胺卡那霉素）联合治疗有效；必要时可选用第三代头孢菌素治疗。支气管扩张症的抗生素治疗力求有针对性、敏感度高、疗程要长（4 ~ 6 周）。急性感染得到彻底控制十分重要。如有厌氧菌混合感染可加用甲硝唑或氯林可霉素治疗。

（二）清除痰液

清除痰液的方法包括体位引流、祛痰剂和支气管灌洗术。

1. 体位引流

体位引流使支气管内滞积的脓性分泌物排出体外非常重要。否则，抗生素亦难以发挥作用。根据病变部位采取不同的引流体位，每日 2 ~ 4 次，每次 15 ~ 30min。可配合口服祛痰药或雾化吸入疗法。

2. 祛痰剂

常用的祛痰剂有：氯化铵 0.6g，每日 3 次；碘化钾 0.6g，每日 3 次（碘过敏者忌用）；必嗽平 16mg，每日 3 次；竹沥水 20mL，每日 3 次。含有氯化铵的祛痰合剂 10mL，每日 3 次，配合多饮水，有良效。中药配方的祛痰剂效果好，应该强调忌用镇咳药。

3. 支气管灌洗术

应用纤维支气管镜技术进行吸引及灌洗术是近年的治疗进展。部分患者由于痰液过于黏稠或已形成痰栓阻塞支气管，体位引流亦难以生效。用纤维支气管镜吸出痰液后，再用适量的地塞米松和抗生素溶液进行局部灌洗，效果良好。

（三）咯血的处理

处理咯血时要重视病因治疗，针对性强而量足的抗感染治疗十分重要。

（四）营养支持疗法

本病由于长期反复感染、咯血等慢性消耗常造成营养不良和贫血。营养不良反过来又降低机体抗感染能力。因而需加强营养，纠正贫血及低蛋白血症，尤其要注意蛋白质和维生素的补充。

（五）手术治疗

病变局限而无明显症状，或内科治疗取得满意效果者不需手术治疗。病变较广泛伴肺功能严重障碍者不宜手术治疗。手术指征：反复呼吸道急性感染或大咯血，病变范围不超过两叶，药物治疗不易控制，年龄 40 岁以下，全身情况良好，无心、肺功能严重障碍者，可根据病变范围作肺段或肺叶切除。

第九节　肺炎

肺炎的定义是指终末细支气管远端的肺实质炎症，包括呼吸性细支气管、肺泡导管、肺泡囊和肺泡以及肺的间质。换句话说，肺炎是指肺的呼吸部分（而不是传导部分）的急性炎症。

致病微生物到达肺实质引起炎症可通过四条途径：①吸入存在于空气中的微生物。②吸入寄生于鼻咽腔或口腔的微生物。③远距离的感染灶通过血源播散至肺。④邻近感染灶直接播散。此外，某些理化因素也可引起肺炎，例如油脂性肺炎和放射性肺炎。本节就临床上较常见的感染性肺炎分述如下：

一、肺炎链球菌肺炎

（一）病原和发病机制

肺炎链球菌为革兰阳性球菌，常成对或呈短链状排列。在血琼脂平板或含 0.5% 葡萄糖和 5% ~ 10% 全血或血清、pH 为 7.5 的肉汤培养基中生长良好，在血琼脂培养基上生长出绿色发亮的圆形凸起的菌落。肺炎链球菌在胆汁中溶解，对乙基氢化羟基奎宁敏感，并对小鼠致病，以此可与溶血性链球菌相鉴别。通过抗夹膜多糖体的免疫血清试验，可将肺炎链球菌分为 86 个亚型，其中 1、3、4、6、7、8、12、14、18 和 19 型多见于成人，而以 3 型毒力最强。各型菌体的相应抗体对机体的保护作用很弱，肺炎治愈后仍可再次发病。当上呼吸道感染、受凉、疲劳、麻醉、酒精中毒或患慢性心肺疾病时，使机体抵抗力减退，支气管黏膜纤毛运动和吞噬细胞的吞噬作用等呼吸道防御机能受到削弱，细菌即进入下呼吸道而引起感染。

（二）病理

主要病理改变为肺泡的渗出性炎症和实变，细菌侵入肺泡后，首先引起肺泡毛细血管扩张、充血，浆液渗入肺泡，细菌在浆液内大量繁殖，并通过孔氏（Kohn）孔向周围蔓延。继之中性粒细胞进入肺泡，同时伴大量红细胞渗出形成早期实变（红色肝样变），以后肺泡内有大量白细胞渗出，并有活跃的噬菌现象，实变更加充分（灰色肝样变），随后，炎性病变趋向消散。上述炎症发展的过程往往可重叠存在于同一病变区域内，其外层为早期病变可见充血水肿，细胞成分不多；中层为红色肝样变；内层为灰色肝样变。灰色肝样变为炎症发展的最高峰，接着开始消散，肺泡重新充气。肺炎链球菌的整个病理过程没有肺泡壁和间质的破坏，消散后不遗留疤痕。

（三）临床表现

1. 症状和体征

常有淋雨、疲劳或受寒等诱因，部分患者先有较轻的上呼吸道病状。发病急骤，先有持续半小时的寒战，继而高热，体温多达 39～40℃，呈稽留热型。出现咳嗽、咳痰及胸痛。咳嗽开始较轻，多为干咳或少量黏痰，24～48h 后可出现血痰或典型的铁锈色痰，是由于渗入肺泡中的红细胞破坏后释出含铁血黄素混于痰液中所致，具有特征性。炎症累及胸膜时明显胸痛，咳嗽或深呼吸时胸痛加重。炎症累及膈胸膜的中心部分时，疼痛可放散至肩部；炎症累及右侧下胸部肋间神经时，疼痛可放散至右下腹部。除上述主要症状外，常伴有头痛、全身肌肉酸痛、脉搏加快、食欲不振等症状。老年患者或伴中毒性休克，体温可能不高。体征：急性热病容，呼吸急促，约 1/3 的患者可出现口唇周围单纯性疱疹，部分病例可有发绀。胸部病理学检查早期病变体征常不明显，或患部呼吸音稍减低，偶闻捻发音。实变期局部语颤增强、叩诊呈浊音、可闻及支气管肺泡性呼吸音或支气管性呼吸音、语音传导增强。病变已明显侵犯胸膜者可闻及胸膜摩擦音。消散期实变体征逐渐消失，在消散过程中容易听到湿啰音。伴有周围循环衰竭者血压下降，烦躁不安、脉搏加速、四肢厥冷、神志模糊、发绀、尿少或无尿。

2. 胸部 X 线检查

发病早期 12h 内 X 线检查可无异常，或仅有患部肺纹增多和很淡薄的阴影。实变期可见大片均匀致密阴影，呈叶、段分布，肺的容积无变化，致密阴影中可见支气管气相。消散期阴影密度逐渐减低，呈散在性不规则片状阴影，最后完全吸收消散，不留疤痕。少数患者治疗不当可演变为机化性肺炎。

3. 实验室检查

（1）血白细胞计数：白细胞总数一般在 $15 \sim 30 \times 10^9/L$，中性粒细胞达到 80% 以上，并有核左移现象或胞浆内出现中毒性颗粒。年老体弱或感染严重者白细胞总数不增高，甚至降低，但中性粒细胞比例大多增高，亦可有核左移或中毒性颗粒。

（2）细菌学检查：痰涂片染色见有成对或短链状革兰阳性球菌，在嗜中性粒细胞内者更有意义。痰培养可分离出肺炎链球菌。在应用抗生素前作血培养，约有 20% 左右病例培养阳性。

（3）血气测定：可有不同程度的 PaO_2 下降，多伴有 $PaCO_2$ 下降。重症患者应进行血气监测。休克型肺炎的患者有条件时应测定血乳酸盐浓度，以了解有无乳酸性酸中毒。

（四）并发症

随着我国医疗条件的改善及抗生素的应用，本病并发症已日趋减少。如发现病程延长或在抗菌药物治疗过程中退热后又有寒战、发热和白细胞增高时应注意并发症的发生。重症病例除了可在早期并发中毒性休克以外，在病程中偶有出现下列并发症。

1. 脓胸

此乃严重并发症之一，但目前已少见。一般发生在肺炎的严重阶段，尤其是抗感染治疗不力，炎症直接入侵胸膜腔。偶尔也有发生在消散期。脓胸的胸液开始稀薄，白细胞计数常增加至 $10 \times 10^9/L$ 以上，以中性粒细胞为主，胸液涂片染色镜检可找到细菌，胸液培养亦生长致病菌。如不及时治疗胸液变黏稠脓性，形成包裹性脓胸或形成支气管胸膜瘘。

2. 心包炎

开始时出现心前区疼痛，可闻及心包摩擦音。心包积液时心浊音界扩大，心音减低。少量心包积液可自行吸收，大量积液则出现急性心包填塞症状或以后遗留缩窄性心包炎。

3. 心肌炎

心肌炎多由肺炎的严重毒血症所引起，常伴有心动过速、心律失常或心脏扩大、心电图有异常改变。肺炎控制后心肌炎大多随之自行消失。

4. 脑膜炎

脑膜炎为一严重并发症。可发生在重症肺炎的同时或肺炎之后。患者出现头痛、呕吐、颈强直等脑膜刺激征。腰椎穿刺术作脑脊液检查有助于鉴别化脓性脑膜炎或虚性脑膜炎。近年有用对流免疫电泳来检查脑脊液中肺炎链球菌多糖体为一快速诊断法。

5. 延迟吸收或机化性肺炎

多发生于原有慢性阻塞性肺疾患或营养不良、年老体弱患者。可有低热、咳嗽、咳痰等症状，病变局部轻度实变体征和湿性啰音，X 线胸片证实病变未吸收。

(五) 诊断

典型病例容易诊断，主要依据：①突然寒战、高热、胸痛、咳嗽、咳铁锈色痰。②局部肺实变体征。③X 线检查显示大片均匀致密阴影，呈叶、段分布。④白细胞计数增加伴核左移现象。⑤痰或血培养可分离肺炎链球菌。

早期病例因尚无铁锈色痰，肺部实变体征不明显，甚至在 12h 内胸部 X 线检查亦不明显，应特别注意。不典型病例呼吸道症状不突出，而以消化道症状或休克为主要表现，应注意鉴别诊断。

本病应注意与下列疾病相鉴别：

1. **干酪性肺炎**

干酪性肺炎有发病急，发热、咳嗽及中毒症状，肺部体征及 X 线胸片多呈叶性分布，与肺炎链球菌肺炎相类似。在鉴别诊断上干酪性肺炎有如下特点：①发病初期常无寒战，而是弛张热，下午重，伴夜间盗汗，无铁锈色痰。②痰液中查到抗酸杆菌，或痰培养生长结核杆菌。③ X 线胸片为大片不均匀阴影，内有不规则透光区，可伴有支气管播散灶。④白细胞总数及中性粒细胞正常或升高不明显。

2. **阻塞性肺炎**

因支气管肺癌引起的阻塞性肺炎也有呼吸道症状或发热，病变也可呈叶、段分布。在鉴别诊断上阻塞性肺炎有如下特点：①年龄多在 40 岁以上，起病时常无骤然寒战，可有血痰，但常无典型的铁锈色痰。②可伴有锁骨上窝淋巴腺肿大或其他转移病灶，部分患者有杵状指（趾）。③用青霉素 G 等抗感染治疗效果常不满意。④ X 线胸片虽然密影可呈肺叶性分布，但伴有肺容积的缩小（肺不张），阴影内无支气管气相征。⑤痰中找到癌细胞或纤维支气管镜检查病理活检证实为癌。

3. **急腹症**

下叶肺炎如果炎症累及膈胸膜的中心部可引起肩部放散病而容易误诊为急性胆囊炎；右下肺炎累及肋间神经出现右下腹部疼痛容易误诊为急性阑尾炎；以消化道症状为主的肺炎毒血症状容易误诊为急性胃肠炎。均应注意鉴别诊断。

（六）治疗

1. **一般治疗**

卧床休息，注意保暖，鼓励饮水，进食易消化或半流质饮食。高热可用物理降温（冰袋敷前额、颈部和两腋下或腹股沟部，酒精擦身等）。有气急、发绀等缺氧症状者用鼻导管或鼻塞吸氧。咳嗽、咳痰重者可服用川贝枇杷露或氯化铵合剂、棕色合剂等。胸痛剧烈者可在呼气末用胶布固定患侧胸廓，必要时临时给予可待因 15～30mg。烦躁不安、谵妄、失眠可以水合氯醛 1～1.5g，或副醛 5～10mL 口服或保留灌肠。腹胀明显者可用肛管排气。对重症患者应密切观察血压及细致护理。

2. 抗生素治疗

目前为止，我国各型肺炎链球菌对青霉素 G 仍很敏感。青霉素 G 80 万 U，每日 2 次肌注即可有效。重症患者宜静脉给药，每日 240 万～480 万 U，分两次静脉滴注。对青霉素过敏者，可用每日红霉素 1.2g，分两次用 5% 葡萄糖液 500mL 稀释后静脉滴注。也可应用林可霉素或磺胺类药物。疗程一般 7～10d，或体温降至正常后继续用抗生素 3～5d 即可。但停药前宜作胸部 X 线检查，完全吸收消散后才能停药。

3. 并发症的处理

发现并发症者应及时给予相应处理。并发脓胸时应及早作胸膜腔穿刺抽液，可用生理盐水冲洗，并在胸腔内注入青霉素 40 万～80 万 U，黏稠脓液者应作胸腔闭式引流术治疗。并发心肌炎者除治疗肺炎外，应使用维生素 C 或极化分通过脑血管屏障的药物浓度改成或极化液，必要时加用氯霉素治疗。如属虚性脑膜炎则不必鞘内注射。

4. 中毒性休克的治疗

凡是肺炎出现中毒性休克者应立即全力抢救，并密切观察血压。

（1）纠正休克：抗休克的程序如下：①立即补充血容量，常用 5% 葡萄糖生理盐水、低分子葡萄糖酸、平衡盐液、血浆或全血。为了迅速扩充血容量，近年也有主张酌情静脉滴注 5% 氯化钠高渗溶液。②输液后血压仍未恢复正常者立即应用血管活性药物，如间羟胺（阿拉明）和多巴胺联合应用，药物浓度及静脉滴注速度根据患者具体情况而定，注意切勿漏在皮下。③应用肾上腺糖皮质激素，如氢化考的松 100～300mg 或地塞米松 5～10mg 静脉滴注。必要时可适当加大用量。④经上述处理休克仍未纠正者应及时作血气分析，证实有代谢性酸中毒、酸血症者应及时应用 5% 碳酸氢钠溶液治疗，以纠正酸中毒以便恢复机体对血管活性药物的活性及改善心肌收缩力量。⑤如上述治疗无效时可立即应用山莨菪碱（654-2）10mg，静脉注射，每隔 10～20min 注射 1 次，一般在用药 3～5 次后有明显效果。

（2）控制感染：休克型肺炎应用抗生素要求量足，静脉给药。一般青霉素 G 加大至每日 400 万～860 万 U，静脉滴注。

（3）稳定内环境：注意处理好水电解质和酸碱平衡，调整好血浆渗透压，必要时可适当补充血浆或白蛋白等胶体溶液。

（4）防治并发症：在抗休克过程中应特别注意观察尿量，防治急性肾功衰竭。心动过速或有心力衰竭者应用西地兰或毒毛旋花子素 K 治疗。进行血气监测，及时发现和处理急性呼吸衰竭。严重而顽固的病例应留置中心静脉导管对中心静脉压进行监测，以指导输液量及防止急性心力衰竭。密切观察有无消化道出血或弥散性血管内凝血（DIC），一旦发现，应及早给予治疗。

第七章　解剖

第一节　上皮组织

　　上皮组织的一极朝向有腔器官的腔面或身体表面，往往分化出一些特殊结构，与不同器官的功能相适应，如气管上皮细胞的纤毛，小肠上皮细胞的微绒毛等，称其为游离面。基底面是指与游离面相对的另一极，一般借一层很薄的基膜与深层的结缔组织相连。

　　上皮组织的结构特点：细胞多而密集，形态较规则，排列整齐，细胞间质少，有极性，一般无血管，其所需营养由深层结缔组织中的血管供给。上皮组织主要包括以下两种。

（一）被覆上皮

　　被覆上皮是指覆盖在身体表面或衬贴在有腔器官的腔面的大部分上皮组织。根据上皮细胞的排列层数和形状，又将被覆上皮分为以下6种：

　　（1）单层扁平上皮：又称单层鳞状上皮，仅由一层核扁圆且位于中央的扁平细胞组成。细胞是多边形，胞质很薄。内皮是指覆盖于心脏、血管和淋巴管腔面表面光滑的上皮。间皮是指分布于胸膜、腹膜和心包膜表面的上皮，能分泌少量浆液，主要功能为保持表面湿润光滑，减少摩擦，利于血液或淋巴液流动。

　　（2）单层柱状上皮：由一层柱状的上皮细胞组成，如衬贴于胃肠道、子宫、胆囊等腔面的上皮，细胞呈多边形，大多具有分泌、吸收等功能。小肠柱状上皮细胞的游离面有许多细小突起的微绒毛，具有增加细胞的表面积的作用，有利于小肠吸收营养物质。

（3）单层立方上皮：由一层立方状的上皮细胞组成，分布于甲状腺滤泡、肾小管等处，主要具有分泌和吸收功能。

（4）假复层纤毛柱状上皮：这种上皮的细胞形态各异，高矮不等，在垂直切面上细胞核的位置也呈现高低不同，每一个细胞的基部均位于基膜上，实际是单层。主要分布在呼吸道的腔面，具有保护和分泌功能。其游离面有许多纤毛，纤毛比微绒毛粗而长，借助纤毛有节律地朝一个方向的摆动，一些分泌物或附着在表面的灰尘、细菌等异物能够得以清除。

（5）复层扁平上皮：又称复层鳞状上皮，由10余层或数十层细胞组成，仅靠近表面几层细胞为扁平状，是最厚的一种上皮。这种上皮分布于皮肤表面、口腔、食管、阴道等器官的腔面，很强的机械性保护作用，能够耐摩擦和防止异物侵入，受损伤后，上皮有很强的修复能力。这与基底细胞能够不断分裂增生，以补充表层衰老或损伤脱落的细胞，且其深层的结缔组织内有丰富的毛细血管，有利于复层扁平上皮的营养有关。

（6）变移上皮：又名移行上皮，是一种复层上皮，主要分布在输尿管、膀胱、肾盂等黏膜上。上皮细胞的层数和形状功能常随器官的充盈程度发生改变。如膀胱空虚缩小时，上皮变厚，细胞层数较多；当膀胱充盈扩大时，上皮变薄，细胞层数减少。

（二）腺上皮

有些上皮为主要成分构成腺器官，称为腺上皮，是专门行使分泌功能的上皮。腺又可分为内分泌腺和外分泌腺。

1. 外分泌腺

外分泌腺又称有管腺，如汗腺、唾液腺、胃腺、胰腺等，是指有导管与表面的上皮联系，腺的分泌物经导管排到身体表面或器官管腔内的腺体。其中按分泌物性质分为浆液腺、黏液腺、混合腺；按数量又可分为单细胞腺、多细胞腺。

2. 内分泌腺

内分泌腺又称无管腺，如甲状腺、肾上腺等，是指在发生过程中，不形成导管，腺细胞呈索、团或滤泡状排列，其间有丰富的血管和淋巴管；腺的分泌物（称激素）进入细胞周围的血管或淋巴管，随血液或淋巴液运送到全身的腺体。

（三）细胞间连接及其作用

上皮细胞排列紧密，其间的连接结构发达，侧面往往分化出一些特殊的结构，即细胞间连接，是上皮细胞排列整齐和内部相互作用的结构基础。常见的有紧密连接、缝隙连接、中间连接、桥粒和半桥粒等。

1. 紧密连接

紧密连接的作用在于不仅使相邻两细胞的胞膜上有呈网格状的脊，脊与脊彼此相对并紧贴在一起，使细胞游离端之间的间隙消失，更重要的是封闭了细胞顶部的间隙，能防止组织液（即细胞间液）和管腔液混合，阻挡细胞外的大分子物质经细胞间隙进入组织内，维持二者的渗透梯度，而且它也是阻碍物质扩散的屏障。这种连接常见于单层柱状上皮和单层立方上皮，位于上皮细胞顶部的周围。

2. 缝隙连接

缝隙连接又称通信连接，不仅存在于上皮细胞间，而且广泛存在于胚胎和成年的多种细胞间其作用是使细胞相互连接，而且可供细胞间互相交换某些小分子物质和离子，起到传递信息的作用。在缝隙连接处，相邻两细胞相互靠近，在间隙中可见许多间隔大致相等的连接点。每一侧膜上都整齐地排列着若干"颗粒"，相邻两细胞的颗粒彼此相接，孔道也连通其中颗粒均是由六个蛋白质亚单位组成，中央有直径约为 2nm 的孔道。

3. 中间连接和桥粒

中间连接又称黏着小带。桥粒又称黏着斑，是一种很牢固的细胞连接，在易受机械性刺激和摩擦的复层扁平上皮中多见。这两种细胞连接使细胞间均有一定宽度的间隙，其间均有一定密度的丝状物连接相邻细胞的膜，细胞膜的胞质面也都有致密物质和丝状物附着，其中丝状物参与构成终末网。它们均能牢固地连接细胞。

总的来说，上皮组织具有保护、分泌、吸收和排泄的功能。位于身体不同部位和不同器官的上皮，面临不同的环境，功能也不相同，细胞顶部常具有不同的结构，以适应各自的功能需要。例如：分布在身体表面的上皮主要功能为保护作用；部分上皮组织，生长到深部结缔组织中去，分化成为腺上皮，从而具有分泌功能；体内各管腔面的上皮除具有保护功能外，尚有分泌、吸收等功能。

第二节 神经组织

神经组织由神经细胞和神经胶质细胞组成。

神经胶质细胞起支持、联系、营养、保护和隔离等作用。

（一）神经细胞结构与功能

神经细胞（neuron）即神经元，是神经系统形态和功能的基本单位，是高度分化的细胞，具有感受刺激、传导冲动和产生化学信使等功能。每个神经元包括胞体和突起两部分。

1. 胞体

胞体是细胞营养和信息整合的中心，其大小相差悬殊，形态多样，包括圆形、锥形、梭形、星形等。胞体中央有一个大而圆的细胞核，核膜清晰，染色质呈细粒状，染色浅，核仁大而明显。细胞质内含多种一般细胞所具有的细胞器，还有丰富的尼氏体、神经原纤维，发达的高尔基复合体。这表明神经细胞具有合成蛋白质的旺盛功能。神经原纤维由中间纤维和微管组成，在胞体内交织呈网状，并伸入树突和轴突内，它们构成神经元的细胞骨架，与支持和运输有关。

2. 突起

突起又分为树突（dendrite）和轴突（axon）两种。

（1）树突。每个神经元有一个至多个的树突，形状呈树枝状的分支。神经元的树突分支上可见大量树突棘，它们能与许多神经元发生联系。树突的结构与细胞质相似，也含有尼氏体、线粒体和平行排列的神经元纤维等。树突的功能是扩大了神经元接受刺激的表面积，将冲动传入细胞体，不过现已证明，有些神经元的树突同时也能引起其他神经元兴奋。因此它可以说是神经元接受化学信使的部位。

（2）轴突。一个神经元只有一个轴突，也有无轴突神经元。形态细长、分支少、起始部呈丘状隆起，称轴丘。与细胞质不同，轴突和轴丘内没有尼氏体，轴突末端分支较多，形成轴突末梢，轴突表面的细胞膜称轴膜，里面的胞质称轴浆或轴质，内含有细长的线粒体、微丝、微管等，既能作为轴突的支架，又参与轴浆内物质的运输。一个神经元通过轴突及其分支可与若干个其他细胞相联系。轴突的末端有树枝状的终末分枝，其末端有许多内含神经递质的膜包小泡，称突触小泡。轴突将神经冲动传离胞体，引起末梢释放化学物质，从而影响与它联系的各种细胞的生理活动。轴突也可由其他神经引起兴奋。

（二）神经细胞的种类

神经系统各部分具有不同的形态和功能的神经元。

1. 根据胞突数目的不同分类

根据胞突数目的不同，可将神经元分为3类。

（1）假单极神经元脊神经节的神经元等属此类，即细胞体发出一个突起，在离开胞体一定距离后又分为分布到其他组织和器官的树突和进入中枢神经的轴突两支，由于这种树突细而长，形态与轴突类似，所以往往通称轴突。

（2）双极神经元耳蜗神经节的神经元等属此类，即细胞体发出两个对称的突起，一个树突，一个轴突。

（3）多极神经元中枢神经系统内的神经元大多属此类。胞体发出多个树突和一个轴突，轴突可伸向很远的距离，其末梢终止于肌纤维或腺上皮。根据细胞体形态的不同，可将神经元分为锥体细胞、梭形细胞、星形细胞等。脑皮层内的星状神经元和小脑皮层内的篮状细胞等多极神经元中是短轴突和无轴突神经元。

2. 根据神经元释放神经递质的性质分类

神经元可分为胆碱能神经元、肾上腺素能神经元、肽能神经元、氨基酸能神经元。

3．根据神经元的功能不同分类

根据神经元的功能不同，又可将神经元分为3种。

（1）感觉神经元：又称传入神经元，主要位于脑、脊神经节内，与感受器相连，多为假单极神经元，其作用为接受刺激，将神经冲动传入中枢。

（2）中间神经元：又称联络神经元，多为多极神经元，其作用为介于感觉神经元与运动神经元之间传递信息。

（3）运动神经元：又称传出神经元，主要位于脑、脊髓和自主神经节，多为多极神经元，其作用为将神经冲动传给效应器。

（三）神经纤维结构与功能特点

神经纤维是由神经元胞体发出的轴索（包括轴突或长树突）及包在外面的神经胶质细胞组成。由包裹轴索的胶质细胞是否形成髓鞘为依据，可将神经纤维分为有髓（鞘）神经纤维和无能（鞘）神经纤维。

1．有髓神经纤维

动物机体绝大多数的神经纤维属于有髓神经纤维。它是由轴索外面包有髓鞘结构的神经纤维及施万细胞构成。一个施万细胞可同时形成多根神经纤维的多段髓鞘。一节髓鞘是一个施万细胞的胞膜伸长并层层包绕轴索而形成的多层膜结构。轴索越粗，其髓鞘越厚，髓鞘节段也愈长。各节髓鞘之间每隔一定的距离间断处无髓鞘，这种结构称为郎飞结。两个郎飞结之间称结间段。轴突起始段和轴突终末均无髓鞘包裹。通常认为髓鞘是绝缘物质，其作用为能防止神经冲动从一个轴突扩散到邻近的轴突。

2．无能神经纤维

周围神经系统的无髓神经纤维是由较细的轴突和包在它外面的施万细胞组成。中枢神经系统的无髓神经纤维的轴突外面没有任何鞘膜，而是裸露的轴突周围神经系统的施万细胞沿着轴突连接成连续的鞘，一个施万细胞可包裹多条轴突，但纤维较细，表面光滑，不形成髓鞘，无郎飞结。

（四）神经胶质细胞的结构与功能特点

神经胶质细胞，可简称胶质细胞，它是神经系统的重要组成部分。

1.分布于中枢神经系统的神经胶质细胞

这类细胞主要有星形胶质细胞、少突胶质细胞、小胶质细胞。

（1）星形胶质细胞是胶质细胞中数量最多、体积最大的一种，具有许多长的胞突。血管周围是构成血脑屏障的形态学结构之一，即有些末端膨大附着在脑的毛细血管壁上突起。另有些突起则伸展充填在神经元胞体及其突起之间，附着在神经元的胞体和树突上，功能上神经元与毛细血管之间通过该种细胞进行物质交换，起媒介作用。由其结构特点可以推测，星形胶质细胞可能具有支持和分隔神经元的作用，而且是转运代谢物质的物质基础。

（2）少突胶质细胞分布于神经元胞体附近和神经纤维周围。其结构特点为：胞体比星形胶质细胞的胞体小，突起较少，大多呈申珠状。其功能为在中枢神经系统中参与形成神经纤维的髓鞘。

（3）小胶质细胞是胶质细胞中最小的。胞体细长呈椭圆形，胞突细长有分支，其上分布有许多小棘突。其功能为在病理情况下被激活后具有较强的吞噬作用，即中枢神经系统损伤时，小胶质细胞即转变为巨噬细胞，吞噬细胞碎片及退化变性的髓鞘。

2.分布于周围神经系统的神经胶质细胞

这类细胞主要有施万细胞。施万细胞是在周围神经系统中形成神经纤维的髓鞘和神经膜，它们排列成串，包裹着周围神经纤维的轴突。施万细胞及其外表面的一层基膜在周围神经再生中起重要作用。

第三节　肌肉组织

由于肌细胞细长呈纤维状，也称之为肌纤维。在肌纤维间有神经、血管和少量结缔组织分布。肌纤维的细胞膜称肌膜，细胞质称肌浆，肌浆中有许多与细胞长轴平行排列的肌丝，它们是肌纤维舒缩功能的主要物质基础。

肌细胞的收缩活动构成了人体各种形式的运动，其中包括四肢运动、胃肠蠕动、心脏搏动等。具有收缩能力的肌细胞组成了肌组织。

　　根据肌细胞的存在部位、结构和功能特点，可将肌组织分为骨骼肌、心肌和平滑肌 3 种。骨骼肌和心肌属于横纹肌，骨骼肌受躯体神经支配，为随意肌；心肌和平滑肌受自主神经支配，为不随意肌。

第八章　病理

第一节　细胞和组织的损伤

损伤（injury）是指细胞和组织遭到不能耐受的有害因子刺激后，引起细胞及其间质的异常变化。凡能引起疾病发生的原因大致也是引起细胞和组织损伤的原因，可分为外界致病因素，如生物性、理化性、营养性等；机体内部因素，如免疫、神经内分泌、遗传与变异、先天性、年龄、性别等；社会、心理、精神、行为和医源性因素等。细胞和组织损伤后，会产生一系列形态和功能改变。轻度的损伤原因消除后，可恢复正常（如变性等），称为可逆性损伤；严重的细胞损伤是不可逆的（如细胞死亡等），称为不可逆性损伤。

一、变性

变性（degeneration）是指由于物质代谢障碍，细胞或细胞间质内出现异常物质或原有物质显著增多。变性的种类繁多，常见的有以下几种：

（一）细胞水肿

细胞水肿是指细胞内水、钠增加所致的细胞肿胀和功能下降，又称水变性。临床上最常见，可在多种疾病中出现，以心、肝、肾等代谢活跃器官的实质细胞最为多见。

1. 原因和发生机制

当细胞受到感染、中毒、高热、缺氧及电离辐射等因素的影响时，细胞内环境受到干扰，ATP 产生减少，细胞膜钠泵功能障碍，或因细胞直接损伤，使之通透性增高，导致细胞内钠、水增多形成细胞水肿。

2. 病理变化

（1）肉眼观：器官体积增大，重量增加，包膜紧张，切面隆起，边缘外翻，颜色变淡，似开水烫过一样。

（2）镜下观：细胞体积增大，胞质内出现许多细小的淡红色颗粒（电镜下为肿胀的线粒体和内质网），若细胞水肿进一步发展，可使细胞肿胀更明显，胞质透亮淡染，严重者细胞体积可大于正常的 3 倍以上，细胞变圆，胞质变空，称为气球样变。

3. 影响及结局

细胞代谢减慢、功能降低，如心肌细胞水肿可使心肌的收缩力减弱。细胞水肿是一种轻度损伤，病因消除，可恢复正常。若病因持续发展，可形成脂肪变性甚至坏死。

（二）脂肪变性

脂肪变性是指除脂肪细胞外，由于脂肪代谢障碍而引起细胞内出现脂滴或脂滴增多。多见于肝细胞、心肌细胞、肾小管上皮细胞等。

1. 原因和部位

脂肪变性与感染、酒精中毒、缺氧、贫血、营养障碍、糖尿病及肥胖等因素有关。上述因素使脂肪在细胞内转化、利用和运输发生障碍，导致脂肪异常蓄积于细胞内。脂肪变性最常见于肝脏，也可见于心脏和肾脏。

2. 病理变化肉眼观察

病变器官体积增大，包膜紧张，边缘钝网，质软，淡黄色，有油腻感。镜下观察：细胞体积增大，细胞质内有大小不等的脂肪空泡，细胞核可被大的脂滴挤压而偏于一侧。在冰冻切片中，细胞中的脂肪滴可被苏丹Ⅲ染成橘红色。显著而弥漫性肝脂肪变性，称为脂肪肝。重度脂肪肝可继发肝坏死和肝硬化。心肌的脂肪变性常见于慢性酒精中毒和缺氧，可形成红黄相间的特殊外观，称为"虎斑心"。

3. 影响和后果

脂肪变性的器官功能降低，严重脂肪变可引起器官功能衰竭。病因去除后，发生变性器官的形态和功能可恢复正常，若病因持续存在，则可发展为坏死。

（三）玻璃样变性

玻璃样变性是指在细胞内或间质中出现均质红染的玻璃样物质。常见类型如下：

1. 结缔组织玻璃样变性

常见于含大量胶原纤维的瘢痕组织、纤维化的肾小球以及动脉粥样硬化的纤维性斑块等。

2. 血管壁玻璃样变性

血管壁玻璃样变性多发生于缓进型高血压患者的细动脉。缓进型高血压时，全身细动脉持续痉挛，导致血管内膜缺血受损，通透性增高，血浆蛋白渗入内膜下，使细小动脉管壁增厚、变硬，管腔狭窄。

3. 细胞内玻璃样变性

细胞内玻璃样变性是细胞内过多蛋白质蓄积引起的细胞形态学改变。表现为细胞形小体。常发生于肾小管上皮细胞、肝细胞，还可见于浆细胞。

二、不可逆性损伤细胞死亡

细胞死亡有坏死和凋亡两种形式。

（一）坏死

机体局部组织、细胞以酶溶性变化为特点的死亡称为坏死（necrosis）。坏死细胞的代谢停止，功能丧失。坏死可由变性逐渐发展而来，当致病因素特别强烈时，也可直接导致坏死的发生。

1. 坏死的病理变化

（1）细胞核的变化是细胞坏死的主要形态学标志，表现为：①核固缩：细胞核体积缩小，染色变深。②核碎裂：核染色质崩解为小碎片，核膜破裂，染色质碎片分散在胞浆内。③核溶解：染色质的 DNA 分解，核染色变淡，结构模糊，只能见到核的轮廓。

（2）细胞质的改变嗜酸性染色增强。因胞质微细结构破坏呈红染细颗粒状或均质状。

（3）间质的改变间质的基质崩解，胶原纤维肿胀、崩解、断裂或液化。

2. 坏死的类型

（1）凝固性坏死：组织失水变干、蛋白质凝固，而呈灰白或黄白色、干燥质实、无弹性、无光泽凝固体，故称为凝固性坏死。常发生于含蛋白质较多的心、肾和脾等器官的缺血性坏死（梗死）。干酪样坏死是凝固性坏死的特殊类型，主要见于结核杆菌引起的坏死。干酪样坏死组织分解彻底，并含较多的脂质，坏死区呈黄色，质地松软，状似干酪。故称干酪样坏死。

（2）液化性坏死：组织坏死后溶解液化，并形成坏死腔，故称为液化性坏死。常发生在含蛋白少、而含脂质或水分多的组织，如脑、胰腺（含酶多）等脑组织的液化性坏死又称为脑软化。脓肿形成也属液化性坏死。

（3）坏疽：是指较大范围组织坏死，继发腐败菌感染。由于腐败菌分解坏死组织产生的硫化氢，与血红蛋白中的铁离子结合而形成硫化亚铁，使坏死组织变为黑色。坏疽可分为3种类型。

①干性坏疽多发生于四肢末端。由于动脉受阻而静脉回流通畅，坏死组织含水分少，呈黑色干硬皱缩状，并与健康组织有明显界线。病变发展缓慢，全身中毒症状轻。②湿性坏疽多发生于与外界相通的内脏（肠、子宫、肺等）。由于动、静脉同时堵塞，坏死灶含水分较多，故腐败菌感染严重，局部明显肿胀，呈暗绿色或污黑色，伴有恶臭，与健康组织间无明显分界线。由于组织分解的毒性产物及细菌毒素被吸收，全身中毒症状严重。③气性坏疽常见于深达肌肉的开放性创伤合并产气荚膜杆菌等厌氧菌感染。细菌分解坏死组织时产生大量气体，病变部位湿软、肿胀呈蜂窝状，按之有"黏发"感，伴有恶臭。气性坏疽病变发展迅速，大量毒素吸收入血后，中毒症状明显，常危及生命。

（4）纤维素样坏死：常发生于结缔组织及小血管壁的坏死。病变呈强嗜酸性、细颗粒状、无结构，状似纤维素，故称为纤维素样坏死。纤维素样坏死常见于变态反应性疾病，也见于恶性高血压的血管壁。

3. 坏死的结局

（1）溶解吸收较小的坏死灶可由坏死组织本身或中性粒细胞释放的蛋白水解酶将坏死物质分解液化，由淋巴管或血管吸收，不能吸收的碎片则由巨噬细胞吞噬清除。

（2）分离排出较大坏死灶不易完全吸收，其周围发生炎症反应，白细胞释放蛋白水解糊溶解坏死灶边缘，使之与健康组织分离。脱落或排出后形成缺损。表皮和黏膜浅表缺损称为糜烂；深达皮下或黏膜下的缺损称为溃疡。肾、肺等内脏器官坏死组织液化后可经自然管道（输尿管、气管）排出，所残留的空腔称为空洞。

（3）机化由新生肉芽组织取代坏死组织的过程，这种由新生肉芽组织取代坏死组织、血栓及异物等的过程，称为机化。

（4）钙化坏死组织范围大，难以溶解吸收或完全机化，由周围增生的肉芽组织包绕，称为包裹。被包裹的陈旧坏死组织中沉积大量钙盐，称为钙化。

（二）凋亡

凋亡是细胞由基因控制的自主性的有序死亡，即由体内外某些因素触发细胞内预存的死亡程序而导致的细胞主动死亡。凋亡可出现在生理或病理过程中。生理过程中，见于胚胎的发生与发育、细胞老化衰亡等；病理过程中，见于肿瘤细胞的死亡、病毒性肝炎中嗜酸性小体的形成等。凋亡在形态特点上与坏死不同的是：死亡细胞的质膜不破裂，不引发死亡细胞自溶，也不引起急性炎症反应，而是表现为单个或者小团细胞出现细胞固缩，细胞核浓缩形成凋亡小体。

第二节　细胞和组织的修复

修复（repair）是指局部组织和细胞损伤后，机体对所形成的缺损进行修补恢复的过程。修复有再生性修复和纤维性修复两种方式。

一、再生

再生是指组织损伤后由周围同种细胞分裂增生完成修复的过程。

（一）类型

1.生理性

在生理情况下，组织、细胞不断衰老死亡，由新生的同种细胞来补充更新，称生理性再生。如红细胞衰老被清除后，骨髓不断地生成新的红细胞加以补充。所有生理性再生的细胞都保持原有的结构和功能，属完全性再生。

2.病理性

病理性指组织损伤后所发生的再生，可分为完全性再生或不完全性再生。完全性再生是指死亡的细胞由同类细胞增生补充，再生的组织完全恢复原组织的形态和功能；不完全性再生则由纤维结缔组织增生来修复缺损，新生的组织不能恢复原组织结构和功能。

（二）各组织再生能力

一般而言，分化程度低的、平时易受损伤的或生理过程中经常性更新的细胞再生能力强，反之则弱。按组织再生能力强弱分为下列 3 类。

1.不稳定细胞

不稳定细胞指再生能力很强的细胞。在生理情况下，这类细胞总是不断分裂增生，以代替衰亡的细胞。属此类细胞的有表皮细胞、呼吸道和消化道黏膜被覆细胞、淋巴及造血细胞等。当它们发生损伤时，常常表现为完全性再生。

2.稳定细胞

稳定细胞指有较强再生潜能的细胞。在生理情况下，这类细胞处在静止期，当受到损伤的刺激时，即进入合成前期，开始分裂增生，参与再生修复。属于此类细胞的有各种腺体、腺样器官的实质细胞和成纤维细胞等。

3.永久性细胞

永久性细胞指不具有再生能力的细胞，出生后即脱离细胞周期，不能进行有丝分裂，如神经细胞、骨骼肌细胞和心肌细胞。

（三）组织再生过程

1.上皮组织再生

被覆上皮受损后，由缺损边缘或残存的基底层细胞分裂增生，向缺损的中心区伸展，先形成单层上皮，以后增生分化为原来的被覆上皮，将缺损处覆盖。腺上皮损伤后，如果基底膜未破坏，可完全再生修复；如果腺体完全破坏，则不能再生。

2.血管再生

（1）毛细血管的再生。毛细血管以生芽方式再生。内皮细胞分裂增生，形成突起的幼芽，继续增生成实心细胞条索，在血流的冲击下出现管腔，形成新生的毛细血管。

（2）大血管的修复。大血管离断后需手术吻合，吻合处两侧内皮细胞分裂增生，互相连接，恢复原来内膜结构。但离断的平滑肌层不能完全再生，而形成瘢痕修复。

3.结缔组织再生

在损伤刺激下，受损处成纤维细胞进行分裂、增生。当成纤维细胞停止分裂后，开始合成并分泌胶原蛋白，在细胞周围形成胶原纤维，同时细胞逐渐成熟，呈长梭形，胞浆越来越少，核染色越来越深，成为纤维细胞。

二、纤维性修复

纤维性修复由肉芽组织增生开始，最终形成瘢痕组织。发生于再生能力弱的组织损伤后。

（一）肉芽组织的概念

肉芽组织是由新生的毛细血管、增生的成纤维细胞组成，并伴有炎细胞浸润的幼稚结缔组织。

（二）肉芽组织的形态

1. 肉眼观察

新鲜的肉芽组织呈鲜红色、颗粒状、柔软湿润、触之易出血而无痛觉，形似鲜嫩的肉芽，故称为肉芽组织。

2. 镜下观察

新生毛细血管由伤口底部和边缘向创面垂直生长，接近创面时相互吻合形成弓形突起，在毛细血管周围有大量新生的成纤维细胞及数量不等的炎细胞（中性粒细胞、巨噬细胞等）。

（三）肉芽组织的功能

肉芽组织在组织损伤修复过程中起非常重要的作用，主要包括：①抗感染保护创面。②填补创口及组织缺损。③机化或包裹坏死组织、血栓、血凝块、炎性渗出物及其他异物等。

（四）肉芽组织的结局

随着修复进展，肉芽组织中炎细胞逐渐减少直至消失；毛细血管数量明显减少，部分按功能需要被改建为小动脉或小静脉；成纤维细胞产生大量胶原纤维后转变为纤维细胞，最终成为无血管，由胶原纤维组成的瘢痕组织。

三、创伤愈合

创伤愈合是指组织创伤后的愈复过程，包括组织再生、肉芽组织增生和瘢痕形成等过程。

（一）创伤愈合类型

根据组织损伤程度和创口有无感染，创伤愈合可分为3种类型。

1. 一期愈合

见于伤口组织缺损少、创缘整齐、无感染和异物、创面对合严密。主要见于无菌手术切口。此类伤口仅有少量血凝块，炎症反应轻微，愈合时间短，留下一条线状瘢痕。

2. 二期愈合

见于组织缺损较大、创缘不齐、裂隙较大、无法整齐对合、伴有感染或异物的伤口。此类伤口首先发生严重的炎症反应以清除感染和异物，而后长出大量肉芽组织填补伤口缺损，故愈合时间长，形成的瘢痕大。

3. 痂下愈合

多见于浅表皮肤擦伤。伤口表面的渗出液、血液及坏死脱落组织干燥后形成黑褐色硬痂，在这种硬痂下进行的愈合过程称痂下愈合。待再生完成后，痂皮即脱落。

（二）骨折愈合

骨组织再生能力强，骨折后，经过良好复位的单纯外伤性骨折，数月后便可完全愈合，数年后可完全恢复正常结构和功能。骨折愈合的过程可分为以下几个阶段：

1. 血肿形成

骨折后，局部血管破裂出血，在两断端及周围形成血肿。

2. 纤维性骨痂形成

骨折后2~3d，骨膜细胞、成纤维细胞及毛细血管再生，形成肉芽组织并逐渐取代血肿，继而纤维化，形成纤维性骨痂，此过程需要2~3周。

3. 骨性骨痂形成

在纤维性骨痂的基础上，成骨细胞分泌大量骨基质，沉积于细胞间，形成结构似骨，但无钙盐沉着的骨样组织（骨样骨痂），而后成骨细胞发育成熟为骨细胞，骨基质钙化，形成骨性骨痂，使骨折两断端牢固地结合，具有支持和负重功能，此过程需要2~3个月。

4. 骨性骨痂改建

为了适应骨的负重和运动功能，不成熟的编织骨逐渐变为成熟的板层骨，皮质骨和骨髓腔的解剖关系也重新恢复。此过程需几个月甚至几年才能完成。

骨折愈合过程中，良好的复位和固定是骨折愈合的重要条件。早期活动有利于改善局部血液循环而促进骨痂的形成，也可促进骨痂的改建和功能恢复。

（三）影响创伤愈合的因素

创伤愈合除与损伤程度及组织再生能力强弱有关外，还与下列因素有关。

1. 全身因素

（1）年龄。儿童和青少年的组织再生能力较强，创伤愈合快；而老年人组织再生力差，愈合慢，这可能与老年人血管硬化、血液供应减少等因素有关。

（2）营养状况。影响伤口愈合的营养因素主要包括蛋白质、维生素及微量元素等，上述物质缺乏不利于创伤愈合。

（3）其他因素。某些药物如糖皮质激素、抗肿瘤药物等可延缓创伤愈合；某些疾病如尿毒症、糖尿病等，可对创伤愈合产生不利影响。

2. 局部因素

（1）感染与异物是不利于再生修复的因素。清创手术可清除感染和异物，促进创口一期愈合。

（2）局部血液循环血供不足或静脉回流受阻。均可致局部营养障碍而不利于再生修复。

（3）神经支配正常神经支配对局部血液循环起调节作用，否则不利于创伤愈合。

（4）电离辐射可破坏细胞、损伤血管、抑制组织再生，不利于创伤的愈合。

第三节 血栓形成

在活体的心、血管腔内，血液中某些有形成分析出或血液发生凝固，形成固体质块的过程称为血栓形成（thrombosis）。所形成的固体质块称为血栓。

正常血液中存在着凝血系统和纤维蛋白溶解系统。在生理状态下，血液中的凝血因子不断被激活，形成微量纤维蛋白，沉积于心血管内膜上，但又不断地被激活了的纤维蛋白溶解酶所溶解。同时被激活的凝血因子不断被单核细胞所吞噬。这种凝血系统和纤维蛋白溶解系统的动态平衡，既保证了血管的完整性和血液潜在的可凝固性，又保证了血液的流体状态，以维持正常的血液循环。如果某些因素激活凝血系统，上述动态平衡被破坏，血液便可在心、血管腔内凝固，形成血栓。

一、血栓形成的条件和机制

血栓形成是血液在心血管内流动情况下，通过血小板的黏附、凝集和血液凝固两个基本过程形成的。其形成条件如下：

（一）心血管内膜损伤

心血管内膜的损伤是血栓形成最重要最常见的原因。心血管内膜损伤导致内皮细胞变性、坏死及脱落，改变了细胞表面的膜电荷，使得血小板易于黏附在其表面，黏附的血小板释放出 ADP 和血栓素 A_2，促使更多的血小板黏附及凝集，形成血小板堆。心血管内膜的损伤，内皮下胶原纤维暴露，使凝血因子 XD 活化，可启动内源性凝血系统。损伤的内皮细胞释放组织因子，可启动外源性凝血系统，从而在损伤的局部发生血液凝固，形成血栓。

心血管内膜损伤导致血栓形成，常见于风湿性心内膜炎、细菌性心内膜炎、动脉粥样硬化、心肌梗死、创伤、炎症等；也可因缺氧、休克、败血症和细菌内毒素等引起广泛性内膜损伤，激活凝血过程，引起 DIC，在全身的微循环内形成微血栓。

（二）血流状态的改变

血流状态的改变主要指血流缓慢或血流产生漩涡。在正常血流状态下，血液中血细胞位于血流的中轴流动，称为轴流。其外是血小板，最外层是血浆带，称为边流，边流阻止了血小板和内膜的接触。当血流缓慢或漩涡形成时，血小板得以进入边流，增加了与血管内膜接触的可能性；同时，血流缓慢引起缺氧，内皮细胞变性、坏死脱落，从而可启动内源性和外源性凝血系统。此外，血流缓慢时，已激活的凝血因子不易被及时冲走，使得局部凝血因子的浓度升高，也有利于血栓的形成。

　　临床上，静脉比动脉形成血栓高4倍，下肢静脉内形成血栓又比上肢静脉高3倍，因此血栓形成常发生于心力衰竭、久病或术后长期卧床的患者的下肢静脉，也可伴发于大隐静脉曲张的静脉内，这就是因为静脉内血流缓慢，下肢静脉血流更慢；加上静脉内有静脉瓣易出现漩涡。心脏和动脉内血流速度快，不易形成血栓；但在血流较缓和出现漩涡时，也会形成血栓，如二尖瓣狭窄时左心房、动脉瘤内的血流缓慢并出现漩涡，可形成血栓。

（三）血液凝固性增高

　　血液凝固性增高是指凝血因子、血小板的数量增多，或纤维蛋白溶解系统活性降低，血液呈高凝的状态，此状态易于形成血栓。血液凝固性增高见于：严重创伤、大面积烧伤、大手术或产后，由于严重失血，血液浓缩，血液中纤维蛋白原、凝血酶原和其他凝血因子增多，血小板的数量也增多易于形成血栓；血小板的数量增多、黏性增加还见于高脂血症、吸烟、冠状动脉粥样硬化等。另外，某些晚期恶性肿瘤（如肺癌、胃癌、乳腺癌、前列腺癌等），癌细胞释放出大量组织因子人血也容易形成血栓。

　　需要强调的是，上述血栓形成条件，往往是同时存在的。例如：严重创伤患者，创伤引起心血管内膜损伤；失血后凝血因子和血小板的数量增多使血液的凝固性增加；卧床休息，静脉内血流缓慢等可促使血栓形成。

二、血栓形成的过程和类型

（一）血栓形成过程

　　在血栓形成过程中，首先是血小板黏附于内膜损伤后暴露的胶原表面，黏附的血小板释出血小板颗粒，再从颗粒中释放出ADP和血栓素A_2等物质，促使更多的血小板黏附、聚集，形成血小板堆，此时血小板的黏附是可逆的，可被血流冲散消失。但随着内源性和外源性凝血系统的启动，形成纤维蛋白，与受损内膜处基质中的纤维连接蛋白结合，使黏附的血小板堆牢牢固定于受损的血管内膜表面，成为不可逆的血小板血栓。随着血小板堆的不断增大，血小板堆的下游血流变慢并形成漩涡，进而形成新的血小板堆。如此反复进行，血小板凝集形成的梁状或珊瑚状突起，称为血小板小梁，在血小板小梁间，纤维蛋白形成网状结构，网内充填有大量红细胞。

血小板堆的形成是血栓形成的第一步，血栓形成后的发展、形态、组成和血栓的大小则取决于血栓发生的部位和局部血流的状态。

（二）血栓类型

血栓可分为以下几种类型：

1. 白色血栓

白色血栓常位于血流较快的心腔、心瓣膜和动脉内。而静脉内的白色血栓往往并不独立存在，而是延续性血栓的起始部，即血栓的头部。肉眼观，白色血栓呈灰白色小结节状或疣状，表面粗糙，质实，与心血管壁粘连紧密。不易脱落。镜下观，主要由血小板和少量的纤维蛋白构成，故又称为血小板血栓。

2. 混合血栓

混合血栓肉眼观，呈灰白色和红褐色相间的层状结构，故又称为层状血栓，表面粗糙，与血管壁粘连紧密。镜下见，混合血栓主要由粉红色分支状的血小板小梁和小梁之间充满红细胞的纤维蛋白网构成，小梁边缘有大量中性粒细胞附着。此血栓构成静脉延续性血栓的体部。在动脉瘤或心肌梗死区相应的心内膜处形成的混合血栓，称为附壁血栓。

3. 红色血栓

红色血栓见于静脉内，当混合性血栓阻塞血管腔时，血栓下游血流停止，血液凝固，成为延续性血栓的尾部。肉眼观，呈暗红色，新鲜时湿润，有一定的弹性，与血管壁无粘连。经过一段时间后，由于水分被吸收，变得干燥和易碎。可脱落引起血栓栓塞。镜下见纤维蛋白网眼中充满血细胞。

4. 透明血栓

透明血栓是发生于微循环内的血栓。显微镜下呈均匀红染半透明状，因此称为透明血栓。由于体积小，只能通过显微镜才能观察到，故又称为微血栓。主要由纤维蛋白构成，又称为纤维素性血栓。常见于弥散性血管内凝血（DIC）、休克。

三、血栓的结局

(一) 溶解、软化、脱落

血栓形成后，由于血栓内纤维蛋白溶解酶和白细胞崩解释放的蛋白溶解酶，使血栓中的纤维蛋白逐渐溶解、软化。小的新鲜血栓可完全溶解；大的血栓多被部分溶解而软化，在血流冲击下，整个血栓或血栓的一部分脱落，成为血栓栓子，随血流运行引起与血栓相应大小的血管阻塞，造成血栓栓塞。

(二) 机化与再通

如果纤维蛋白溶解酶活性不足，血栓存在时间较长时则发生机化。血栓形成后 1~2d，自血栓附着处的血管壁上开始长出肉芽组织，逐渐替代血栓，此过程称为血栓机化。机化的血栓和血管壁紧密相连，不易脱落，较大的血栓 2 周左右可完全机化。在血栓机化过程中，由于水分被吸收，血栓发生收缩，血栓内或血栓与血管壁之间出现裂隙，此后，血管内皮细胞长入并覆于裂隙表面形成新的血管，并相互吻合沟通。形成狭窄迂曲的血管腔，使已被阻塞的血管重新恢复血流的过程，称为再通。

(三) 钙化

血栓未被溶解或机化时，可发生钙盐沉积，形成坚硬的质块，在静脉内叫静脉石，在动脉内叫动脉石。

四、血栓对机体的影响

血栓形成对破裂的血管起止血作用。在某些疾病，如消化性溃疡或肺结核空洞，在病变侵蚀血管前形成血栓，可避免大出血的可能性。这是阻栓形成对机体有利的方面。但多数情况下血栓形成对机体有不利的影响，可引起局部甚至全身性血液循环障碍。

（一）阻塞血管

发生在动脉的血栓，如管腔未被完全阻塞，血流减少，局部组织或器官缺血，可引起血栓形成后，则引起局部组织瘀血、水肿，甚至坏死，如肠系膜静脉血栓形成引起肠出血性梗死。

（二）栓塞

血栓与血管壁粘连不牢，或血栓软化、破碎而脱落，成为血栓栓子，随血液流动引起栓塞。在心室、心瓣膜、深静脉上形成的血栓最容易脱落成为栓子。

（三）心瓣膜变形

发生在心瓣膜上的血栓，机化后可以引起瓣膜增厚、变硬或瓣叶之间粘连等，引起瓣膜口狭窄；瓣膜增厚、卷曲，腱索增粗缩短，则引起瓣膜关闭不全。

（四）出血

DIC 时微循环内广泛性微血栓形成，使凝血因子和血小板大量消耗，以及继发性纤维蛋白溶解系统功能亢进，造成血液处于低凝状态。可引起患者全身广泛性出血、休克，甚至死亡。

第四节　栓塞

在血液中出现不溶于血液的异常物质，随血液运行而阻塞血管腔的现象称为栓塞。阻塞血管的异常物质称为栓子。栓子可以是固体、液体或气体，其中最常见的是血栓栓子。

一、栓子的运行途径

栓子的运行途径一般与血流方向一致，并阻塞相应大小血管而阻断血流。来自不同血管系统的栓子，其运行途径不同。

（1）静脉系统和右心栓子来自体循环静脉和右心的栓子，随血流运行，栓塞于肺动脉主干或其分支。某些体积小、富有弹性的栓子（如气体、脂肪栓子）可通过肺泡壁毛细血管流入左心，再进入体循环动脉系统，引起体循环动脉栓塞。

（2）左心和动脉系统栓子来自左心和体循环动脉系统的栓子，随血流运行，栓塞于与其口径相当的体循环动脉血管，常见于脑、脾、肾和四肢动脉等。

（3）门静脉系统栓子来自门静脉系统的栓子，随血流进入肝内，引起肝内门静脉分支的栓塞。

（4）交叉性栓塞房间隔缺损、法洛四联症等先天性心脏病患者，患者心血管腔内的栓子由压力高的一侧通过缺损进入另一侧心血管腔，再随血流栓塞于相应的动脉分支。此种情况在临床上较少见。

（5）逆行性栓塞罕见于下腔静脉内的栓子，在胸、腹腔内压骤然升高（如咳嗽、呕吐等），可逆血流方向运行，栓塞于肝、肾或髂静脉等静脉分支。

二、栓塞类型及其对机体的影响

（一）血栓栓塞

由血栓或者血栓的一部分脱落所引起的栓塞，称为血栓栓塞。血栓栓塞是栓塞中最常见的类型，占所有栓塞的99%以上。由于血栓栓子的来源、大小、数目和栓塞的部位不同，对机体的影响也有所不同。

1.肺动脉栓塞

引起肺动脉栓塞的血栓栓子95%来自下肢深静脉，尤其是髂静脉、股静脉和腘静脉，偶尔也来自盆腔静脉或右心。肺动脉栓塞对机体的影响取决于栓子的大小和数目。如果栓子较小且仅栓塞肺动脉的个别小分支，一般不引起严重后果，因为肺具有双重血液循环，肺动脉和支气管动脉间有丰富的吻合支，此时，栓塞区的肺组织可以通过支气管动脉供应营养；若栓塞前肺已有严重瘀血，肺循环内压升高，与支气管动脉之间的侧支循环难以建立，则可引起肺梗死；大的血栓栓子常栓塞于肺动脉主干或大的分支。或者血栓栓子体积较小，但数量较多，广泛地栓塞肺动脉多数小分支，患者可突然出现呼吸困难、发绀、休克，甚至出现急性呼吸循环衰竭而猝死。

2. 体循环动脉栓塞

造成动脉系统栓塞的血栓栓子 80% 来自左心，常见于亚急性细菌性心内膜炎时心瓣膜上的赘生物脱落、二尖瓣狭窄时左心房附壁血栓、心肌梗死的附壁血栓及主动脉粥样硬化溃疡处的血栓。动脉栓塞可发生于全身各处，但以下肢、脾、肾和脑等处常见。动脉栓塞的影响取决于栓塞的部位以及局部侧支循环的情况。如栓塞发生在冠状动脉或脑动脉分支，而又缺乏有效的侧支循环，可引起心肌梗死或脑梗死，甚至危及生命。

（二）脂肪栓塞

循环血液中出现脂肪滴并阻塞血管，称为脂肪栓塞。常见于四肢长骨骨折、严重脂肪组织挫伤、脂肪肝患者肝区受到猛烈挤压或撞击时，细胞破裂并释出脂滴，脂滴通过破裂的静脉血管进入血流，引起脂肪栓塞。

脂肪栓子进入静脉随血流到右心，引起肺动脉小分支、小动脉或毛细血管的栓塞，如果脂滴数量少，对机体无不良影响，并被巨噬细胞吞噬或由血中酯酶分解清除；大量的脂滴进入肺循环，使肺部血管广泛受阻，可引起窒息和急性右心衰竭而猝死。更小的脂肪栓子可通过肺泡壁毛细血管经肺静脉到左心，进入体循环动脉引起栓塞，脑血管最易被栓塞，引起脑水肿和血管周围点状出血。

（三）气体栓塞

大量空气迅速进入血流，或原溶解于血液中的气体迅速游离出来，形成气泡并阻塞心血管腔，称为气体栓塞。气体栓塞分为以下两种情况：

1. 空气栓塞

空气栓塞多由静脉损伤，外界空气由破裂处进入血液循环所致。多见于头颈、胸壁外伤或手术损伤静脉、加压静脉输液、人工气胸或人工气腹时，空气可因吸气时静脉腔内负压，由损伤口处进入静脉。分娩、流产时，由于子宫强烈收缩，将空气挤入破裂的子宫壁静脉窦内也可引起空气栓塞。

空气栓塞对人体的影响，主要取决于进入血液中空气的量和速度。如少量的空气入血，可溶解在血液中而不发生气体栓塞；若大量空气（多于100mL）迅速进入血液循环，随血流到达右心后，由于心脏的搏动，将空气和血液搅拌成泡沫状，这些泡沫状液体有伸缩性，随心脏的收缩、舒张而被压缩或膨胀，并占据右心室，阻碍静脉血的回流并阻塞肺动脉出口，导致严重的血液循环障碍；部分空气也可进入肺动脉，栓塞肺动脉的小分支和毛细血管，患者出现呼吸困难、发绀而猝死。小气泡亦可通过肺泡壁的毛细血管到左心，进入体循环，引起体循环的一些器官栓塞。

2. 氮气栓塞

气体在血液中的溶解度随外界气压的增大而逐渐增加。若从高气压环境突然进入常压或低气压环境，如潜水员从深水中迅速上升到水面常压环境时，原来溶解在血液、组织液和脂肪组织中的气体包括氧气、二氧化碳和氮气迅速游离形成气泡，氧和二氧化碳可再溶于体液内被吸收，而氮气在体液内溶解速度迟缓，在血液或组织内形成许多小气泡或互相融合成较大的气泡引起的栓塞，称为氮气栓塞，又称为减压病。氮气析出时气体所在的部位不同，其临床表现也不相同。组织内的气泡，常引起局部症状，如：肌腱、韧带或肌肉内的气泡可引起关节和肌肉疼痛；位于皮下时引起皮下气肿；位于局部血管内引起局部缺血和梗死，如股骨头、胫骨和髂骨的无菌性坏死；若短期内有大量气泡形成，阻塞了较多血管，尤其是栓塞于冠状动脉时，可引起严重的血液循环障碍甚至死亡。

（四）羊水栓塞

羊水栓塞是分娩过程中一种罕见的严重并发症。多见于分娩过程中羊膜破裂或胎盘早期剥离，尤其是在胎头阻塞产道时，子宫的强烈收缩，加上宫内压增高，可将羊水压入破裂的子宫壁静脉窦内，经血液循环栓塞肺小动脉和毛细血管，少量羊水也可通过肺毛细血管进入体循环引起器官小血管发生栓塞。羊水栓塞的证据是在显微镜下在母体的肺小动脉和毛细血管内发现羊水成分。包括角化上皮、胎毛、胎脂、胎粪和黏液。本病发病急骤，产妇在分娩中或分娩后突然出现呼吸困难、发绀、休克、昏迷、死亡，死亡率达80%以上。

羊水栓塞引起死亡的机制较为复杂，可能与以下因素有关：①角化上皮、胎毛、胎脂、胎粪等异体蛋白入血引起过敏性休克。②羊水引起DIC。③羊水栓子阻塞肺小动脉及羊水内所含的血管活性物质引起肺动脉反射性痉挛，导致急性右心衰竭。

（五）其他栓塞

细菌、真菌、寄生虫或虫卵进入血液循环引起栓塞，可导致疾病的播散蔓延。肿瘤细胞侵入毛细血管或小静脉，引起肺、肝或其他器官小血管栓塞，造成肿瘤的转移。此外，动脉粥样硬化坏死灶中的粥样坏死物脱落也可引起动脉系统栓塞。

第五节　梗死

器官或局部组织由于血管阻塞、血流停止导致缺氧而发生的坏死，称为梗死。

一、梗死的原因

任何引起血管管腔阻塞，导致局部组织血流中断而缺血，且不能建立有效侧支循环者均可引起梗死。

（一）血栓

形成梗死最常见的原因。主要见于冠状动脉、脑动脉粥样硬化继发血栓形成引起的心肌梗死和脑梗死。静脉内血栓形成一般只引起瘀血，但肠系膜静脉血栓形成可引起所属静脉的梗死。

（二）动脉栓塞

动脉栓塞常见于血栓栓塞，也可为气体栓塞、脂肪栓塞等。常引起肾、脾、脑和肺梗死。

（三）动脉受压闭塞

动脉受压闭塞如肠扭转、肠套叠和嵌顿性肠疝时，肠系膜动脉和静脉均可受压迫而引起肠梗死；卵巢囊肿蒂扭转压迫血管，可导致血流中断而引起囊肿坏死。

（四）动脉痉挛

单纯动脉痉挛一般不引起梗死，但在血管有病变的基础上，最常见的是，在冠状动脉的基础上，冠状动脉发生强烈而持久的痉挛，引起心肌梗死。

二、梗死的类型及病理变化

（一）梗死的形态特征

1. 梗死灶的形状

梗死灶的形状取决于该器官的血管分布方式。脾、肾和肺等器官的血管分布呈锥形分支，故梗死灶也呈锥形，切面呈扇形或三角形，其三角形的尖端就是血管阻塞处，常指向该器官的门部，即脾门、肾门或肺门，三角形的底位于器官的表面。心脏冠状动脉分支不规则，故心肌梗死的形状也不规则而呈地图状。肠系膜血管呈扇形分支，梗死灶呈节段形。

2. 梗死灶的质地

梗死灶的质地取决于坏死的类型。心、脾、肾的梗死为凝固性坏死，新鲜时，由于组织崩解，局部胶体渗透压升高引起水肿，使局部肿胀；陈旧性梗死因水分少而干燥，质硬。脑梗死为液化性坏死，新鲜时质软疏松，日久后逐渐液化成囊状。

3. 梗死灶的颜色

梗死灶的颜色取决于梗死灶内含血量的多少。含血量少时颜色呈灰白色；含血量多时，呈暗红色。

（二）梗死的类型及病变

根据梗死灶内含血量多少以及有无合并细菌感染，梗死分为以下 3 种类型：

1. 贫血性梗死

梗死灶含血量少，呈灰白色。发生于组织较致密、无侧支循环或侧支循环不丰富的实质器官，如肾、脾、心和脑。

肉眼观，梗死灶呈灰白色，与正常组织分界清楚，梗死灶与正常组织分界处常有出血带，脾、肾梗死灶呈圆锥形，切面呈扇形或三角形，尖端朝向脾门或肾门，底部靠近该器官的表面；心肌梗死灶呈地图形。

镜下观，脾、肾、心的梗死呈凝固性坏死。脑梗死为液化性坏死。早期梗死区的细胞可见核固缩、核碎裂和核溶解等改变，但组织结构轮廓尚存，梗死灶周围可见炎细胞浸润及充血、出血带。晚期梗死区组织轮廓消失，呈均匀、红染、颗粒状，边缘有肉芽组织长入，最后形成瘢痕。

2. 出血性梗死

梗死区内有明显的出血，呈暗红色，故称为出血性梗死。主要发生在具有双重血液循环或血管吻合支丰富的肺和肠。出血性梗死的先决条件是严重瘀血。在严重瘀血的情况下，由于器官内的静脉压和毛细血管内压增高，难以建立有效的侧支循环，可引起局部组织缺血坏死；组织坏死后，原已瘀积于静脉和毛细血管的血液，从破坏的血管中漏出；同时组织疏松，其组织间隙内可容纳较多漏出的血液，当坏死组织吸收水分而膨胀时，也不能把漏出的血液挤出梗死灶外，因而梗死灶为出血性。

肉眼观，梗死灶呈暗红色，肺梗死灶为锥体形，切面为楔形，其尖端朝向肺门，底部紧靠肺膜，肺膜表面有纤维素性渗出物；肠梗死呈节段形，肠壁明显增厚，质脆易破裂穿孔，镜下见梗死区组织坏死，结构不清，组织间隙充满红细胞。

3. 败血性梗死

败血性梗死由带菌栓子阻塞血管引起。多见于急性细菌性心内膜炎。梗死灶内可见有菌团和大量炎细胞浸润，如为化脓性细菌感染，常有多发性脓肿形成。

三、梗死对机体的影响

梗死对机体的影响取决于梗死的部位、梗死灶的大小，以及有无细菌感染等因素。心肌梗死可影响心脏功能。严重者可导致心功能不全、心源性休克而死亡；脑梗死视梗死灶大小及梗死的部位而出现相应临床症状，严重者可发生昏迷，甚至死亡；肾梗死可出现肾区疼痛、血尿，因肾本身具有较强的代偿功能，肾梗死对肾功能影响不大；肺梗死若梗死灶较小则无严重影响，患者仅有胸痛及咯血，较大区域梗死可引起呼吸困难，甚至死亡；肠梗死往往出现剧烈腹痛、腹胀，甚至肠穿孔。败血性梗死的梗死灶内可有脓肿形成，后果严重。

第九章　耳科疾病

第一节　先天性外耳畸形

先天性外耳畸形，可为先天遗传性或先天获得性因素所致，遗传性者为生殖细胞或受精卵的遗传物质（染色体或基因）发生突变或畸变，由亲代垂直传递所引起；获得性者为胚胎发育期（特别是前3个月内）孕妇接触某些药物、病毒感染或放射线等有害因素，以及患代谢、内分泌疾病和胎儿缺氧等影响胚胎发育所致。

外耳发育源于第一、二鳃弓，其先天畸形可单独发生或合并中耳畸形，也可合并其他同源鳃弓发育结构缺陷，或并发全身先天综合征，常见合并颅面或颌面骨发育异常。内耳发育较早，其胚胎来源与鳃器无关，故先天外耳畸形较少合并内耳畸形。

一、先天性耳郭畸形

耳郭发育起自胚胎第6周，于第一、二鳃弓间质共形成6个丘状结节，12周时融合，耳屏及部分耳轮来自第一鳃弓，其余耳郭部分源于第二鳃弓，且胚胎早期耳部位置较低，故第一、二鳃弓发育障碍，可致耳郭形态及位置异常。耳郭畸形可单独存在，但常合并耳道及中耳畸形，或构成先天综合征。耳郭畸形变异较大，可由无任何影响的轻微外形变化至严重畸形，或耳郭完全缺如。

【诊断】

1. 轻度畸形

耳郭形态大致正常，仅轻度变异。

（1）达尔文结节：为耳轮中上内缘处突起呈三角形或尖形，又称猿耳，为遗传性。

（2）Wildrmuth 耳：对耳轮较耳轮更为突出。如突出的对耳轮与耳轮相连接时，则称为莫扎特耳。

（3）杯状耳或垂耳：耳郭呈杯状向前卷弯，为常染色体显性遗传病。

（4）耳垂畸形：耳垂缺如、过小、过大或分叉。

（5）颊耳：耳郭异常低位，常合并下颌、颊腔及舌发育低下。

（6）招风耳：对耳轮缺如或不明显，耳郭异常突出，与颅侧面成直角（正常为30°）。

（7）大耳：耳郭形态正常，但明显增大，多为双侧性。

（8）包埋耳（袋耳）：耳郭与头侧分离不全，常为家族遗传性。

（9）副耳：为皮肤赘生物，可含软骨，单发或多发，多见于耳轮脚或耳屏前方，也可发生于颊部沿耳屏至口角的连线上，如有多数副耳聚集，可形成类似多耳畸形。

（10）耳前瘘管：可双侧或单侧，单侧者以左侧多见。为鳃弓结节融合缺损或第一鳃裂发育障碍所致，为一鳞状上皮被覆盲管，或扩张呈囊状，开口多位于耳轮脚前方，也可见于耳甲腔或耳道，常有少许皮脂样物排出。继发感染可致局部反复红肿破溃流脓，需切开引流。

2. 小耳畸形

耳郭小，形态异常，常合并耳道及中耳畸形，根据其严重程度可分为Ⅱ级。

Ⅰ级：明显耳郭畸形，但尚存在可辨认的部分标志。

Ⅱ级：耳郭残迹呈垂直条状或前弯峭状，可含有软骨，类似原始耳轮状。

Ⅲ级：仅有两个不成型的软组织突起，位于相当于耳郭的位置上。

3. 无耳畸形

较罕见，耳郭全部缺如，几乎均合并耳道闭锁和严重中耳畸形，或见于先天综合征。

二、先天性外耳道畸形

胚胎第 4 周时，于头区两侧外胚层上皮向内凹陷形成鳃沟，第一鳃沟即原始耳道，此部分以后成为外耳道软骨部。至第 2 个月时，其内端产生一致密上皮细胞索，向内生长，与相应第一咽囊内胚层渐相靠近。至第 7 个月时，此上皮索由内端开始管化，内侧形成鼓膜外侧上皮层，外侧向外扩展与原始耳道融合，此段即形成骨部外耳道。第一鳃沟发育障碍将致先天外耳道畸形，畸形的程度决定于胚胎发育障碍的程度或停止发育的时间。先天外耳道畸形多合并耳郭及中耳畸形，但可单独存在。

【诊断】

1. 畸形分类

（1）轻度。仅耳道狭窄，可表现为全长一致性或漏斗形，或峡部狭窄，鼓膜完整，但形态可有异常。

（2）中度。无耳道或为一漏斗形盲端。耳道位置可由管化软组织充塞，或为骨性闭锁占据。如闭锁仅位于耳道峡部，其内端骨部耳道可为脱落上皮屑充满，形成耳道胆脂瘤，该处耳道扩大或破坏鼓膜及鼓室。

（3）重度。完全为骨性闭锁或无外耳道。乳突前壁与下颌小头形成软组织连接，多伴有中耳畸形，或其他鳃器发育障碍。

2. 诊断依据

（1）先天外耳道畸形诊断多无困难，但应进一步了解畸形程度及有无合并中耳和内耳畸形，或有无伴随全身其他系统，特别是颌面及颅面骨发育畸形，多数病例耳道畸形程度与中耳发育状态相对应。

（2）单纯耳道狭窄，无听力改变，但易形成耵聍或上皮栓塞，致听力障碍。

（3）耳道闭锁，无论合并中耳畸形与否，均有明显传导性耳聋，气导损失达 60dB 左右，骨导正常。如骨导减退则示合并内耳畸形。

（4）医学影像学检查。颞骨 X 线平片和断层，特别是 CT 颞骨扫描，可获得耳道及中耳和内耳全部结构发育状态，对决定处理有重要价值。

第二节　外耳损伤

耳郭暴露于头颅两侧，外耳道与外界连接相通，为身体易受意外损伤的部位。

一、耳郭外伤

耳郭外伤，多由于机械性暴力引起，可产生钝挫伤、切割伤、撕裂伤等；物理性或化学性因素也可引起冻伤、烧灼伤、腐蚀伤等。轻度挫伤损伤浅表，仅累及皮肤及皮下组织，经过必要的局部清洁、预防感染等处理，多可自愈，不遗留后遗症。严重损伤可致耳郭血肿、大出血、组织缺损，甚至全耳郭离断。

（一）耳郭切割或撕裂伤

多由于锐利器械切割或由于外力牵拉撕脱造成。

【诊断】

切割伤创缘整齐，撕裂伤多不规则，轻者仅皮肤裂开，重者可合并软骨裂伤、软骨暴露，但多无明显组织缺损。

（二）耳郭血肿

耳郭血肿，多由于钝器撞击或挤压致成，常见于拳击运动员。

【诊断】

皮肤完整无裂伤，皮下组织或软骨膜出血，致软骨膜与软骨间积血，多位于耳郭前面，可逐渐扩大，致软骨膜与软骨完全分离。血块机化或时间久后，可致软骨失去营养，吸收或感染坏死。局部皮肤呈紫红色或蓝色，肿胀呈圆形，光滑隆起。触诊可有疼痛，并有液体感。日后可形成耳郭增厚变形，软骨如坏死吸收后可致耳郭畸形。

（三）耳郭部分缺损或全部离断

此类外伤见于切割伤、咬伤或撕裂伤，致耳郭组织部分缺损或耳郭部分或完全性离断。如损伤浅动脉或耳后动脉，可致大出血。

二、外耳道外伤

轻度外耳道外伤见于挖耳或器械操作引起；但也可因意外损伤，如锐器切割伤、撕裂伤、爆炸伤、烧灼伤所致。外耳道软骨部损伤常合并于耳郭损伤，颞骨骨折可致外耳道骨部骨折。

【诊断】

外耳道外伤常致疼痛、耳道内出血，较重外伤由于血块或损伤组织阻塞耳道可产生听力障碍。根据损伤程度不同，局部可有不同表现。

（1）轻度外耳道损伤：仅表皮擦伤，少许渗血或出血。

（2）皮肤裂伤：外耳道内可有活动出血，裂伤后皮肤可呈皮瓣状脱垂掀起，严重者可致软骨部皮肤全层及软骨断裂。

（3）骨部骨折：可有错位骨片裸露并阻塞于外耳道，多并发于颅颌外伤或颅底骨折，应进一步检查确诊，并注意有无脑脊液耳漏。

第三节　急性化脓性中耳炎

急性化脓性中耳炎是指由于细菌直接侵入中耳引起的中耳黏膜及骨膜的急性感染性炎症改变。病变范围包括咽鼓管、鼓室，并可延及乳突气房，致急性乳突炎。本病好发于婴幼儿及学龄前儿童，多继发于急性上呼吸道感染、邻近结构鼻、鼻窦、腺样体、扁桃体炎症或急性传染病，如麻疹、猩红热等；婴幼儿抵抗力低、喂奶姿势不当等，是易患中耳感染的因素及诱因；在不清洁的水中游泳或跳水，不适当的擤鼻、咽鼓管吹张、鼻腔冲洗及鼻咽部填塞时，致病菌可循咽鼓管侵犯中耳，鼓膜创伤致细菌经外耳道进入鼓室；或血行感染亦可引发本病。致病菌常见为乙型溶血性链球菌、肺炎链球菌和葡萄球菌等，由于抗生素广泛应用，溶血性链球菌感染比例下降，而金黄色溶血性葡萄球菌感染率增加，幼儿则以嗜血流感杆菌更为多见，铜绿假单胞菌、变形杆菌也可致之，感染主要通过 3 种途径：①咽鼓管途径：最常见。②外耳道鼓膜途径：不符合无菌操作的鼓膜穿刺、鼓室置管、鼓膜创伤，致病菌由外耳道直接侵入中耳。③血行感染：极少见。

一、临床表现

根据病理变化进展，本病病程可分为感染期、化脓期、融合期或并发症期和消退期。

（一）感染期

为急性化脓性中耳炎早期，咽鼓管、鼓室和乳突黏膜及骨膜充血肿胀，中耳有浆液纤维素性渗出，致鼓室内液体增加，压力升高，鼓膜膨隆。

临床表现开始为耳塞，迅速进展为耳痛，小儿多有发热、烦躁不安哭闹等，患耳听力减退、耳鸣。检查可见鼓膜边缘、锤骨柄充血及光锥标志消失，随鼓室内压力增加，鼓膜膨隆，听力呈传导性耳聋。

（二）化脓期

病变进展，鼓室内压力继续增加，使鼓膜毛细血管受压，造成局部贫血及小静脉血栓形成，鼓室内黏膜及黏膜下组织坏死，大量积脓，鼓膜终致穿孔，脓液经穿孔排出。临床表现于鼓膜邻近穿孔前呈现耳内剧烈跳痛，一旦穿孔耳内出现流脓，疼痛减轻，体温下降，听力可有好转。检查可见外耳道内有多量黏脓分泌物，鼓膜穿孔常位于紧张部前下方，多为针尖大小，或由于穿孔处黏膜肿胀，而仅表现为一搏动性小亮点，鼓膜仍红肿增厚。X 线检查，乳突气房由于黏膜充血、水肿、积脓，呈云雾状模糊，但无骨质破坏现象。

（三）融合期或并发症期

化脓病变由鼓室波及乳突全部气房，由于黏膜肿胀及黏稠分泌物积存，可致鼓窦入口完全阻塞，妨碍乳突充分引流，乳突气房内充满水肿、肉芽性黏膜及脓性分泌物，而致压力增加，使气房骨隔及周围骨板渐被吸收，形成融合性乳突炎，并可向周围扩展引起并发症。

临床表现于耳流脓后症状无缓解，或缓解后发热及耳痛又复加重，小儿可伴高热惊厥、全身中毒症状、精神食欲欠佳等。检查可见耳后鼓窦区乳突皮质有压痛或肿胀，外耳道后上壁塌陷，鼓膜表现与前述相同，或由于外耳道后上壁下塌及松弛部高度红肿膨隆，而影响全部鼓膜观察，耳道内常有多量脓性分泌物，有并发症发生时，可表现有骨膜下脓肿、面瘫、眩晕、脓毒血症及脑膜炎等。X线片或CT示乳突气房模糊，气房间隔不清或消失，呈现骨质融合破坏。

（四）消退期

经适当治疗或鼓膜穿孔引流，急性感染病变逐渐消退，分泌物迅速减少，黏膜充血肿胀逐渐消退，鼓膜小穿孔可自行愈合，不遗留瘢痕，或形成萎缩瘢痕，成为鼓膜薄弱处，此期患者体温已趋正常，耳痛渐消失，流脓停止，听力渐恢复。鼓膜检查充血减轻至消失，正常标志恢复，小穿孔愈合后多不遗留听力障碍。

二、常规检查

（一）卡他期

鼓膜松弛部充血、紧张部周边及锤骨柄可见放射状扩张的血管，此期为时不久，常被忽视，特别是小儿更不易觉察。

（二）化脓期

鼓膜弥漫性充血，伴肿胀，向外膨出，初见于后上部，后渐全部外凸。正常标志难以辨认。血象：白细胞总数增多，中性白细胞比例增加。

（三）穿孔期

鼓膜穿孔前，局部先出现小黄点。穿孔开始一般甚小，不易看清，彻底清洁外耳道后，方可见到鼓膜穿孔处有闪烁搏动的亮点，有脓液自该处涌出。听力检查呈传导性聋。

（四）恢复期

恢复期可见鼓膜紧张部小穿孔，外耳道内有脓性分泌物或干燥。

三、诊断常规

（一）诊断要点

主要症状为耳痛、耳漏和听力减退，全身症状轻重不一，婴幼儿不能陈述病情，常表现为发热、哭闹不安、抓耳摇头，甚至出现呕吐、腹泻等胃肠道症状。因此，要详细检查鼓膜，以明确诊断。临床症状及检查所见随病理改变而不同。

（二）鉴别诊断

1.外耳道炎、疖肿

外耳道炎、疖肿主要表现为耳内疼痛、耳郭牵拉痛、外耳道口及耳道内肿胀，晚期局限成疖肿。

2.急性鼓膜炎

急性鼓膜炎大多并发于流感及耳带状疱疹，耳痛剧烈，无耳漏，听力下降不明显。检查见鼓膜充血形成大疱。

四、治疗常规

（1）全身治疗着重于抗感染治疗，一经诊断，立即开始全身应用抗生素或磺胺类药物。若已流脓，应做耳内分泌物细菌培养及药敏试验，用药量及用药时间应充足，流脓停止不能作为停药指征，用药期应在 2 周左右或流脓停止后 5 ~ 7d，其他治疗包括注意适当休息，多饮水，对症给予止痛药及退热药。

（2）1% 麻黄碱滴鼻或喷雾于鼻咽部，可减轻鼻咽黏膜肿胀，有利于恢复咽鼓管功能。

（3）局部药物治疗如鼓膜已穿孔流脓者，耳内给予 3% 过氧化氢溶液、抗生素溶液滴耳，如 0.3% 泰利必妥（氧氟沙星）等。并发于上感或有鼻炎鼻窦炎者应同时给予血管收缩剂滴鼻，以利咽鼓管引流。

（4）鼓膜切开药物治疗不能有效控制炎症，全身症状及耳痛重，鼓膜膨隆明显者，则应行鼓膜切开，以利排脓。

（5）乳突单纯凿开术自抗生素广泛应用于临床以来，需行乳突手术者已极少见，但并发融合性乳突炎或有并发症发生趋势或已发生者，应尽早行乳突凿开术，清除乳突病变气房，尽量不干扰听骨链，以保存听力。

第四节　梅尼埃病

梅尼埃病又称膜迷路积水，系内耳膜迷路水肿而致发作性眩晕、波动性耳聋和耳鸣为主要表现的内耳疾病。1861 年法国学者通过尸体解剖首先发现膜迷路疾病可导致眩晕、耳鸣和听力减退，但报道的病例实际上是死于白血病内耳出血，而非现在所称的膜迷路积水。本病一般为单耳发病，青壮年多见。

一、病因

梅尼埃病的病因不明，可能与先天性内耳异常、自主神经功能紊乱、病毒感染、变应性、内分泌紊乱、盐和水代谢失调等有关。目前普遍认为，内淋巴回流受阻或吸收障碍是主要的致病原因，如内淋巴管狭窄或堵塞；自主神经功能紊乱可致内耳小血管痉挛，导致迷路微循环障碍，组织缺氧，内淋巴生化特性改变，渗透压增加而引起膜迷路积水。

二、病理

本病的病理变化为膜迷路积水，主要累及蜗管及球囊。压迫刺激耳蜗产生耳鸣、耳聋等耳蜗症状，压迫刺激前庭终末器而产生眩晕等前庭症状。有人认为膜迷路积水后由于张力增加，最后导致膜迷路的前庭膜破裂，引起内淋巴液成分中钾、钠离子浓度改变，致听神经和前庭神经传导阻滞而产生症状。当破裂的膜迷路愈合后，感觉神经处于正常钾、钠含量水平时，则症状消失。波动性症状的发生是膜迷路破裂和修复的结果。

疾病早期，内耳的神经尚无变性改变，因此，功能减退尚属可逆性。但病程较长者，则有内耳感受器和基底膜等退化，出现感音神经性耳聋和前庭功能永久减退。病变重者虽一、二次的眩晕发作，亦可出现严重的感音神经性聋。

三、临床表现

典型症状是发作性眩晕、波动性耳鸣、耳聋。

（1）眩晕：特点是突然发作，剧烈眩晕，呈旋转性，即感到自身或周围物体旋转，头稍动即觉眩晕加重。同时伴有恶心、呕吐、面色苍白等自主神经功能紊乱症状。数小时或数天后眩晕减轻而渐消失。间歇期可数周、数月或数年，一般在间歇期内症状完全消失。

（2）耳鸣：绝大多数病例在眩晕前已有耳鸣，但往往未被注意。耳鸣多为低频音，轻重不一，一般在眩晕发作时耳鸣加剧。

（3）耳聋：早期常不自觉，一般在发作期可感听力减退，多为一侧性。患者虽有耳聋但对高频音又觉刺耳，甚至听到巨大声音即感十分刺耳，此现象称重振。在间歇期内听力常恢复，但当再次发作听力又下降，即出现一种特有的听力波动现象。晚期，听力可呈感音神经性聋。

（4）其他：眩晕发作时或有患侧耳胀满感或头部沉重、压迫感。

【检查】

（1）前庭功能检查：临床上不易看到眩晕发作的高潮，来就诊时，患者症状、体征多已减轻或消失，如遇发作期，可查见强弱不等的水平型或水平旋转型自发性眼震，快相多向健侧，但随病变的强弱，眼震方向可有改变，有时在某种头位可加重。昂白试验中倾倒与眼震方向相反。前庭功能检查于反复发作后患侧前庭功能可能减退，亦可能表现正常或过敏。

（2）听力检查：患侧常为感音神经性聋，早期听力以低频听力损失为主，屡发后高频听力也随之下降，晚期则高频听力下降明显；重振现象常是本病特点之一，即患耳响度的增加较声级的增加为快。

（3）甘油试验：禁食2h后，每千克体重给予50%的甘油3mL，1次服下，服药前及服药后每小时做纯音测听1次，如为梅尼尔埃病，2~3h后常可出现听力提高15dB以上，为阳性，同时其他症状也随之暂时改善。阳性有诊断意义，但阴性不排除本病。

（4）耳蜗电图检查：SP/AP比值＞40%有临床意义。

四、诊断

根据以上典型的三联症状和体征，临床可作出诊断。但由于引起眩晕的疾病很多，原因复杂，须与以下疾病相鉴别：

（1）炎症：有化脓性中耳炎存在。

（2）药物性中毒：有使用链霉素或庆大霉素等耳毒性药物史，耳药物中毒多累及双耳，眩晕多为不隐藏，少呈旋转性，且无反复发作的特点。前庭功能多双侧或一侧显著减退或消失。多伴听力减退及耳鸣。

（3）前庭神经元炎：多于上呼吸道病毒感染后发病，可能是前庭神经元遭受病毒感染所致。临床上以突发性眩晕和自发性眼震伴恶心、呕吐为特征，无耳鸣和耳聋，眩晕持续时间较长。眩晕多为摇摆不稳感，亦可呈旋转性，有自然缓解倾向。前庭功能检查明显减退，愈后极少复发。

（4）听神经痛：眩晕较轻，为逐渐发生，少有旋转性，常于起病时患侧听力下降及耳鸣，逐渐发展为重度感音神经性聋，但亦有出现突发性耳聋者。患侧前庭功能减退或消失。病程进展中可出现三叉神经或面神经功能障碍。岩部X线摄片及CT扫描可见内听道扩大及肿物。脊液中蛋白含量多有增加。

（5）位置性眩晕：眩晕发作与特定头位有关，无耳鸣、耳聋，可同时出现位置性眼震。

位置性眼震可分为中枢性及周围性两型。检查时，周围性位置性眼震表现有潜伏期，多属水平旋转性，在短时间内经过几次位置性检查，眼震方向不变，但很快消失或减轻，即属疲劳性。周围性中有一种预后良好而能自愈者，称良性阵发性位置性眩晕，其病因不明，有认为可能是前庭终末器病变，耳石脱落沉积于后半规管壶腹帽上，由于重力牵引，在特定头位上可诱发眩晕及眼震。中枢性的特点是在特定头位时眼震立刻出现，无眼震潜伏期，反复试验反复出现眼震而无疲劳现象，眼震可为垂直性，方向可改变。

（6）突发性聋：是一种原因不明突然发生、以听力突然减退或丧失为主要表现的感音神经性聋。多伴耳鸣，有的可有眩晕、恶心、呕吐，但不反复发作。部分患者听力可自行恢复或部分恢复。

（7）椎－基底动脉供血不足：多为椎动脉受压所致，如颈椎骨质增生，或因支配椎动脉的交感神经丛受刺激引起动脉痉挛性缺血。临床表现为在转头或仰头、低头或体位改变时，突发短暂眩晕，多为旋转感或摇摆不稳感，可先有视物模糊、复现或黑蒙，有时出现自发性眼震、耳鸣、耳聋，且多可出现位置性眼震，X线颈椎摄片常有骨质改变。

（8）心血管疾病：高血压、低血压、心脏病、动脉硬化等均可引起眩晕，但均伴有原发病的临床表现。

（9）小脑后下动脉血栓形成：或称延髓背外侧症候群，眩晕较重，同侧软腭、咽肌、喉肌麻痹、咽下困难及语言困难等。

（10）Hunt综合征：常伴有轻度眩晕、耳鸣及听力障碍，并有剧烈耳痛。耳部皮肤带状疱疹和面瘫有助于鉴别。

五、治疗

（一）保守治疗

一般采用以调整自主神经功能、改善内耳微循环，解除膜迷路积水为主要目的的综合治疗。发作期应卧床休息，低盐饮食，少喝水。

1. 镇静剂

发作期常用安定 2.5～5mg 或异丙嗪 25mg，晕海宁 50mg、利眠宁 10mg、鲁米那 30mg，每日 3 次，口服。地芬尼多（眩晕停 DifenidoI）25mg 口服，可抑制眩晕和呕吐。

2. 血管扩张药物

（1）盐酸氟哌嗪（西比灵）5mg，每日 2 次，口服，可改善内耳循环。

（2）磷酸组织胺 1～2mg 加入葡萄糖溶液 200mL 中，静脉滴注，可改善内耳微循环，以解除膜内积水。

（3）低分子葡萄糖酸 500mL，静脉滴注，可增加血容量，降低血黏稠度，改善耳蜗微循环。

（4）50% 葡萄糖静注，可增加血流量，并有脱水作用，但维持时间较短。

（5）5%～7% 碳酸氢钠 50mL，缓慢静注，1 次 /d，可解除内耳小动脉痉挛，改善微循环，增加耳蜗血流量。

（6）654-2 氢溴酸注射液 10～20mg，肌注，每日 1 次。系抗胆碱药物，可扩张周围血管。

（7）地巴唑 10～20mg 每日 3 次，口服；抗眩啶（培他啶）4～8mg，每日 3 次，口服。

（8）中药制剂如葛根黄酮与葛根片、丹参，用芎嗪注射液等亦有扩张血管作用，可酌情选用。

3. 维生素类药物

维生素 B_1、维生素 B_6、维生素 E 等口服。

4. 利尿剂

以氯曝酮较好，100mg 每日或隔日 1 次，因有耳毒性，不宜久用。利尿酸及速尿因有耳毒性不宜应用。

（二）手术疗法

对发作频繁、保守治疗无效，眩晕影响工作和生活者，可考虑手术治疗。

手术方法大致分为两类：①保守性手术如内淋巴囊切开术、球囊切开术等。内淋巴囊手术属生理性手术，有效率可达 60% ~ 80%，是手术治疗的首选方法。②破坏性手术：如迷路切除术、经颅中窝或经迷路后前庭神经切除术等，可在淋巴囊手术无效后酌情施行。

第十章　护理学基础

第一节　护理实践标准和临床护理路径

　　在护理实践中，制定专业实践标准是非常必要的。加拿大护理学会（CAN）和美国护士学会（ANA）都相继发布了本国的护理实践标准。制定护理实践标准的目的是：①反映护理专业的价值。②明确护士执行专业角色的权利和职责。③为专业护理实践提供指导。④规定和评价护理实践的质量。

　　护理实践标准是在大量的科学研究和临床护理实践经验的基础上建立和发展的。它反映了护理专业的价值和专业对社会和公众的责任，要求护理人员必须依据标准实践，确保给予护理对象的护理是以科学知识为指导的、安全、全面的护理。

　　为规范诊疗行为，提高医疗护理质量和保障医疗安全，中华人民共和国国家卫生健康委员会启动临床路径管理工作，并成立了其临床路径技术审核专家委员会，对临床路径的编写进行技术审核，对临床路径工作提供技术指导。临床路径已逐渐成为医疗规范化管理中应用最为广泛的质量效益型医疗管理模式。临床护理路径是一种跨学科的、综合的、深化护理的整体医疗护理工作模式。依据每日标准护理计划，为一类患者所设定的住院期间的工作路线图或表格。利用护理路径可满足患者在疾病发生、发展、转归过程中的健康需求。开展临床护理路径，可真正实现护理活动的程序化和标准化、有效地减少护理差错、缩短患者的住院天数，从而降低患者的住院费用和医疗成本。开展临床护理路径有利于提高医院综合性服务质量、提高患者的满意度和依从性。

第二节　整体护理

一、整体护理的概念

整体护理的概念：整体护理是一种护理行为的指导思想或称护理观念，是以人为中心，以现代护理观为指导，以护理程序为基础框架，并且把护理程序系统化地运用到临床护理和护理管理中去的指导思想。整体护理的目标是根据人的生理、心理、社会、文化、精神等多方面的需要，提供适合人的最佳护理。整体护理是一种护理工作模式，护士除了应加强对患者自身的关注外，还需要把注意力放到患者所处的环境、心理状态、物理因素等对疾病康复的影响因素上。

整体护理观的概念包括以下几方面的含义：①人是由身心、社会、文化各方面组成的，其健康也受到各种因素影响，整体护理要面向整体的人。②人的一切均需要护理，护士要关心人的生命过程的整体。③护理是连续的，护士不仅要在患者生病时给予照顾，而且要关心其康复、自理，达到个人健康最佳水平。④人是生活在社会中的，通过整体护理促使护理从个人向家庭、社区延伸。

广义的整体护理还包括以下含义。①护理贯穿于人生命的全过程：即人的一生，从胚胎到死亡都需要护理服务，包括妊娠保健、新生儿护理、儿童护理、成人护理、妇幼保健、老年护理、临终关怀。②护理贯穿于人的疾病和健康的全过程：在人类健康与疾病的动态平衡的运动过程中，始终有护理的介入。护理对象不仅包括患病的人，也包括健康的人；护理不仅帮助人们恢复健康，也帮助人们维护健康、提高健康水平。③护理为全人口提供服务：护理对象不仅包括个体，也包括群体；护理对象不仅包括个人，也包含家庭、社区；护理的最终目标是提高全人类的健康水平。

二、整体护理的特点

整体护理的特点，就是以患者为中心，以现代护理观为指导，以护理程序为基础框架，并系统地整体地运用到临床护理和护理管理的行为中，具有以下特点：

（一）以现代护理观为指导

现代护理观是与人的科学观、大卫生观相适应的大护理观。它认为护理是以人的健康为中心，护理对象不仅是患者，而且也包括健康人；护理服务范畴不仅在医院，还包括家庭和社区。

（二）以护理程序为核心

整体护理以护理程序为基本思维和工作框架，从而保证了最佳的护理效果。

（三）主动的计划性护理

整体护理摒弃了传统的机械执行医嘱的被动工作性质和片段分割式的护理活动形式，代之以全面评估、科学决策、系统实施、客观评价的主动调控过程。

（四）护士是主动的思想者、决策者

由于工作的性质、内容、形式发生了变化，护士的职能行为也发生了变化。他们必须对患者全面负责，诊断患者的健康问题，制订护理计划，组织实施评估，充分显示了护理专业的独立性和护士的自身价值。

（五）护患合作的过程

整体护理充分重视患者及家属的自护潜能，强调通过健康教育，提高患者及家属的自护能力，并提供机会让他们参与自身的护理活动。

三、护理程序

护理程序是一种系统、科学安排护理活动的工作方法。护士运用评估、诊断、计划、实施及评价的工作程序，为服务对象提供有计划、整体性的护理。学习和掌握护理程序的基本内容，在临床护理工作中灵活运用护理程序，是提供高质量护理的重要手段之一。

（一）护理程序的概念

护理程序是以促进和恢复护理对象的健康为目标所进行的有目的、有计划的护理活动，是一个综合的、动态的、具有决策和反馈功能的过程。通过对护理对象进行主动的、全面的整体护理，使其达到最佳健康状态。护理程序是目前最科学的护理工作方法。

（二）护理程序的意义

1. 促进了护理专业的发展

护理程序表明了护理实践的范围及内容，明确了护士的专业行为，真正体现了护理工作的科学性、专业性和独立性，促进了中国护理与国际护理接轨。

2. 以科学方法解决护理对象的健康问题

护理程序贯穿于护理活动的始终，通过护理服务，使患者家属获得一种安全感、满足感和信任感。

3. 提高和改善了护理专业人员的形象

护理程序的应用，使护士的工作由被动变为主动，调动了护理人员的积极性和主动性，护士的素质得到了全面的提高，形象有了明显的改善。

四、护理程序的步骤

护理程序由评估患者的健康状况、列出护理诊断、制订护理计划、实施护理计划和评价护理目标 5 个步骤组成。

第三节　消毒与灭菌

消毒是指杀灭或清除外环境中传播媒介物上的病原微生物及有害微生物，使其达到无害化水平。

灭菌是指杀灭外环境的传播媒介物上所有的活的微生物，包括病原微生物及有害微生物，同时也包括细菌繁殖体、芽孢、真菌及真菌孢子。

一、消毒灭菌原则

（1）医务人员必须遵守消毒灭菌原则，进入人体组织或无菌器官的医疗用品必须灭菌；接触皮肤黏膜的器具和用品必须消毒。

（2）用过的医疗器材和物品，应先去污物，彻底清洗干净，再消毒或灭菌；其中感染症患者用过的医疗器材和物品，应先消毒，彻底清洗干净，再消毒或灭菌。所有医疗器械在检修前应先经消毒或灭菌处理。

（3）根据物品的性能采用物理或化学方法进行消毒灭菌。耐热、耐湿物品灭菌首选物理灭菌法；手术器具及物品、各种穿刺针、注射器等首选压力蒸汽灭菌；油、粉、膏等首选干热灭菌。不耐热物品如各种导管、精密仪器、人工移植物等可选用化学灭菌法，如环氧乙烷灭菌等；内镜可选用环氧乙烷灭菌或 2% 戊二醛浸泡灭菌。消毒首选物理方法，不能用物理方法消毒的可选化学方法。

（4）化学灭菌或消毒，可根据不同情况分别选择灭菌、高效、中效、低效消毒剂。使用化学消毒剂必须了解消毒剂的性能、作用、使用方法、影响灭菌或消毒效果的因素等。配制时，注意有效浓度，并按规定定期监测。更换灭菌剂时，必须对用于浸泡灭菌物品的容器进行灭菌处理。

（5）自然挥发熏蒸法的甲醛蒸箱不能用于消毒和灭菌，也不可用于无菌物品的保存。甲醛不宜用于空气的消毒。

（6）连续使用的氧气湿化瓶、雾化器、呼吸机的管道、早产儿暖箱的湿化器等器材，必须每日消毒，用毕终末消毒，干燥保存。湿化液应用灭菌水。

二、医用物品的消毒与灭菌

（一）消毒作用水平

根据消毒因子的适当剂量（浓度）或强度和作用时间对微生物的杀菌能力，可将其分为4个作用水平的消毒方法。

1. 灭菌

灭菌可杀灭一切微生物（包括细菌芽孢）达到灭菌保证水平的方法。属于此类的方法有热力灭菌、电离辐射灭菌、微波灭菌等离子体灭菌，以及物理灭菌方法，以及甲醛、戊二醛、环氧乙烷、过氯乙酸、过氧化氢等化学灭菌方法。

2. 高水平消毒法

高水平消毒法可以杀灭各种微生物，对细菌芽孢杀灭达到消毒效果的方法。这类消毒方法应能杀灭一切细菌繁殖体（包括结核分枝杆菌）、病毒、真菌及其他孢子和绝大多数细菌芽孢。属此类的方法有热力、电离辐射、微波和紫外线等，以及用含氯、二氧化氯、过氧乙酸、过氧化氢、含溴消毒剂、臭氧、二溴海因等甲基乙内酰胺类化合物和一些复配的消毒剂等消毒因子进行消毒的方法。

3. 中水平消毒法

中水平消毒法是可以杀灭和去除细菌芽孢以外的各种病原微生物的消毒方法，包括超声波、碘类消毒剂（碘伏、碘酊等）、醇类、醇类和氯己定的复方、醇类和季铵盐（包括双链季铵盐）类化合物的复方、酚类等消毒剂进行消毒的方法。

4. 低水平消毒法

低水平消毒法只能杀灭细菌繁殖体（分枝杆菌除外）和亲脂病毒的化学消毒剂和通风换气、冲洗等机械除菌法，如单链季铵盐类消毒剂（苯扎溴铵等）、双胍类消毒剂如氯己定、植物类消毒剂和汞、银、铜等金属离子消毒剂等进行消毒的方法。

（二）医用物品的危险性分类

医用物品对人体的危险性是指物品污染后造成危害的程度。根据其危害程度将其分为 3 类。

1. 高度危险性物品

这类物品是穿过皮肤或黏膜进入无菌的组织或器官内部的器材，或与破损的组织、皮肤黏膜密切接触的器材和用品，如手术器械和用品、穿刺针、腹腔镜、脏器移植物和活体组织检查钳等。

2. 中度危险性物品

这类物品仅和皮肤黏膜相接触，而不进入无菌的组织内，如呼吸机管道、胃肠道内镜、气管镜、麻醉机管道、子宫帽、避孕环、压舌板、喉镜、体温表等。

3. 低度危险性物品

这类物品虽有微生物污染，但一般情况下无害，只有当受到一定量病原菌污染时才造成危害。这类物品和器材仅直接或间接地和健康无损的皮肤相接触，包括生活卫生用品和患者、医护人员生活和工作环境中的物品，例如毛巾、脸盆、痰盂（杯）、地面、便器、餐具、茶具、墙面、桌面、床面、被褥、一般诊断用品（听诊器、听筒、血压计袖带等）等。

（三）选择消毒、灭菌方法的原则

（1）使用经卫生行政部门批准的消毒物品，并按照批准的范围和方法在医疗卫生机构和疫源地等消毒中使用。

（2）根据物品污染后的危害程度，选择消毒、灭菌的方法：

a. 高度危险性物品，必须选用灭菌方法处理。

b. 中度危险性物品，一般情况下达到消毒即可，可选用中水平或高水平消毒法。但中度危险性物品的消毒要求并不相同，有些要求严格，例如内镜、体温表等必须达到高水平消毒，需采用高水平消毒方法消毒。

c. 低度危险性物品，一般可用低水平消毒方法，或只做一般的清洁处理即可，仅在特殊情况下，才做特殊消毒要求。例如，当有病原微生物污染时，必须针对污染病原微生物种类选用有效的消毒方法。

（3）根据物品上污染微生物的种类、数量和危害性，选择消毒、灭菌方法。

a. 对受到细菌芽孢、真菌孢子、分枝杆菌和经血液传播病原体（乙型肝炎病毒、丙型肝炎病毒、艾滋病病毒等）污染的物品，选用高水平消毒法或灭菌法。

b. 对受到真菌、亲水病毒、螺旋体、支原体和病原微生物污染的物品，选用中水平以上的消毒法。

c. 对受到一般细菌和亲脂病毒等污染的物品，可选用中水平或低水平消毒法。

d. 对存在较多有机物的物品消毒时，应加大消毒剂的使用剂量和（或）延长消毒作用时间。

e. 消毒物品上微生物污染特别严重时，应加大消毒剂的使用剂量和（或）延长消毒作用时间。

（4）根据消毒物品的性质，选择消毒方法。选择消毒方法时需考虑，一是要保护消毒物品不受损坏，二是使消毒方法易于发挥作用。

a. 耐高温、耐湿度的物品和器材，应首选压力蒸汽灭菌；耐高温的玻璃器材、油剂类和干粉类等可选用干热灭菌。

b. 不耐热、不耐湿，以及贵重物品，可选择环氧乙烷或低温蒸汽甲醛气体消毒、灭菌。

c. 器械的浸泡灭菌，应选择对金属基本无腐蚀性的消毒剂。

d. 选择表面消毒方法，应考虑表面性质。光滑表面可选择紫外线消毒器近距离照射，或液体消毒剂擦拭，多孔材料表面可采用喷雾消毒法。

三、常用的消毒灭菌方法

（一）液体化学消毒剂的使用规范

1. 戊二醛

戊二醛属灭菌剂，具有广谱、高效的杀菌作用。具有对金属腐蚀性小，受有机物影响小等特点。常用灭菌剂浓度为2%，也可使用卫生行政机构批准使用的浓度，适用于不耐热的医疗器械和精密仪器等消毒与灭菌。使用方法包括：

（1）灭菌处理：常用浸泡法。将清洗、晾干待灭菌处理的医疗器械及物品浸没于装有 2% 戊二醛的容器中，加盖，浸泡 10h 后，无菌操作取出，用无菌水冲洗干净，并无菌擦干后使用。

（2）消毒用浸泡法：将清洗、晾干的待消毒处理医疗器械及物品浸没于装有 2% 戊二醛或 1% 增效戊二醛的容器中，加盖，一般 10～20min，取出后用灭菌水冲洗干净并擦干。

使用戊二醛应注意：①戊二醛对手术刀片等碳钢制品有腐蚀性，使用前应先加入 0.5% 亚硝酸钠防锈。②使用过程中应加强戊二醛浓度监测。③戊二醛对皮肤黏膜有刺激性，接触戊二醛溶液时应戴橡胶手套，防止溅入眼内或吸入体内。④盛装戊二醛消毒液的容器应加盖，放于通风良好处。

2. 过氧乙酸

过氧乙酸属灭菌剂，具有广谱、高效、低毒、对金属及织物有腐蚀性、受有机物影响大、稳定性差等特点，其浓度为 16%～20%，适用于耐腐蚀物品、环境及皮肤等的消毒与灭菌。

常用消毒方法有浸泡法、擦拭法、喷洒法等。

（1）浸泡法：凡能够浸泡的物品均可用过氧乙酸浸泡消毒。消毒时，将待消毒的物品放入装有过氧乙酸的容器中，加盖。对一般污染物品的消毒，用 0.05%（500mg/L）过氧乙酸溶液浸泡；对细菌芽孢污染物品的消毒用 1%（10 000mg/L）过氧乙酸浸泡 5min，灭菌时浸泡 30min。然后，诊疗器材用无菌蒸馏水冲洗干净并擦干后使用。

（2）擦拭法：对大件物品或其他不能用浸泡法消毒的物品用擦拭法消毒。消毒所有药物浓度和作用时间参见浸泡法。

（3）喷洒法：对一般污染表面的消毒用 0.2%～0.4%（2000～4000mg/L）过氯乙酸喷洒作用 30～60min。

使用中注意：①过氟乙酸不稳定，应储存于通风阴凉处，用前应测定有效含量，原液浓度低于 12% 时禁止使用。②稀释液临用前配制。③配制溶液时，忌与碱或有机物相混合。④过氧乙酸对金属有腐蚀性，对织物有漂白作用。金属制品与织物经浸泡消毒后，即时用清水冲洗干净。⑤使用浓溶液时，谨防溅入眼内或皮肤黏膜上，一旦溅上，及时用清水冲洗。

3. 过氧化氢

过氧化氢属高效消毒剂，具有广谱、高效、速效、无毒、对金属及织物有腐蚀性，受有机物影响大，纯品稳定性好，稀释液不稳定等特点。适用于丙烯酸树脂制成的外科类植入物，隐形眼镜、不耐热的塑料制品、餐具、服装、饮水等消毒和口腔含漱、外科伤口清洗。

常用消毒方法有浸泡法、擦拭法等。

（1）浸泡法：将清洗、晾干的待消毒物品浸没于装有 3% 过氧化氢溶液的容器中，加盖，浸泡 30min。

（2）擦拭法：对大件物品或其他不能用浸泡法消毒的物品用擦拭法消毒。所有药物浓度和作用时间参见浸泡法。

（3）其他方法：用 1%～1.5% 过氧化氢溶液漱口；用 3% 过氧化氢冲洗伤口。

使用中应注意：①过氧化氢应储存于通风阴凉处，用前应测定有效含量。②稀释液不稳定，临用前配制。③配制溶液时，忌与还原剂、碱、碘化物、高锰酸钾等强氧化剂相混合。④过氧化氢对金属有腐蚀性，对织物有漂白作用。⑤使用浓溶液时，谨防溅入眼内或皮肤黏膜上，一旦溅上即时用清水冲洗。⑥消毒被血液、脓液等污染的物品时，需适当延长作用时间。

4. 含氯消毒剂

含氯消毒剂属高效消毒剂，具有广谱、速效、低毒或无毒、对金属有腐蚀性、对织物有漂白作用、受有机物影响大、粉剂稳定而水剂不稳定等特点。适用于餐（茶）具、环境、水、疫源地等消毒。

常用的消毒方法有浸泡法、擦拭法、喷洒法和干粉消毒等方法。

（1）浸泡法：将待消毒的物品放入装有含氯消毒剂溶液的容器中，加盖。对细菌繁殖体污染物品的消毒，用含有效氯 200mg/L 的消毒液浸泡 10min 以上；对经血液传播病原体、分枝杆菌和细菌芽孢污染物品的消毒，用含有效氯 2000～5000mg/L 消毒液浸泡 30min 以上。

（2）擦拭法：对大件物品或其他不能用浸泡法消毒的物品用擦拭法消毒。消毒所用药物浓度和作用时间参见浸泡法。

（3）喷洒法：对一般污染的物品表面，用 1000mg/L 的消毒液均匀喷洒，作用 30min 以上；对经血液传播病原体、结核杆菌等污染的表面的消毒，用含有效氯 2000mg/L 的消毒液均匀喷洒（喷洒量同前），作用 60min 以上。

（4）干粉消毒法：对排泄物的消毒，用含氯消毒剂干粉加入排泄物中，使含有效氯 10 000mg/L，略加搅拌后，作用 2～6h；对医院污水的消毒，用干粉按有效氯 50mg/L 用量加入污水中，并搅拌均匀，作用 2h 后排放。

使用过程中应注意：①粉剂应于阴凉处避光、防潮、密封保存；水剂应于阴凉处避光、密闭保存；所需溶液应现配现用。②配制漂白粉剂溶液时，应戴口罩、橡胶手套。③未加防锈剂的含氯消毒剂对金属有腐蚀性，不应用于金属器械的消毒；加防锈剂的含氯消毒剂对金属器械消毒后，应用无菌蒸馏水冲洗干净，并擦干后使用。④对织物有腐蚀和漂白作用，不应用于有色织物的消毒。⑤用于消毒餐具，应即时用清水冲洗。⑥消毒时，若存在大量有机物时，应提高使用浓度或延长作用时间。⑦用于污水消毒时，应根据污水中还原性物质含量适当增加浓度。

5. 乙醇

乙醇属中效消毒剂，具有速效、无毒，对皮肤黏膜有刺激性、对金属无腐蚀性，受有机物影响很大，易挥发、不稳定等特点。其含量为 95%。适用于皮肤、环境表面及医疗器械的消毒等。

常用消毒方法有浸泡法和擦拭法。

（1）浸泡法：将待消毒的物品放入装有乙醇溶液的容器中，加盖。对细菌繁殖体污染医疗器械等物品的消毒，用 75% 的乙醇溶液浸泡 10min 以上。

（2）擦拭法：对皮肤的消毒。用 75% 乙醇棉球擦拭。注意必须使用医用乙醇，严禁使用工业乙醇消毒和作为原材料配制消毒剂。

6. 碘伏

碘伏属中效消毒剂，具有中效、速效、低毒、对皮肤黏膜无刺激并无污染；对铜、铝、碳钢等二价金属有腐蚀性，受有机物影响很大，稳定性好等特点。适用于皮肤、黏膜等的消毒。

常用消毒方法有浸泡法、擦拭法、冲洗法。

（1）浸泡法：将清洗、晾干的待消毒物品浸没于装有碘伏溶液的容器中，加盖。对细菌繁殖体污染物品的消毒，用含有效碘 250mg/L 的消毒液浸泡 30min。

（2）擦拭法：对皮肤、黏膜用擦拭法消毒。消毒时，用浸有碘伏消毒液的无菌棉球或其他替代物品擦拭被消毒部位。对外科洗手用含有效碘 2500～5000mg/L 的消毒液擦拭作用 3min。对于手术部位及注射部位的皮肤消毒，用含有效碘 2500～5000mg/L 的消毒液局部擦拭，作用 2min；对口腔黏膜及创口黏膜创面消毒，用含有效碘 500～1000mg/L 的消毒液擦拭，作用 3～5min。注射部位消毒也可用市售碘仿棉签（含有效碘 2000mg/L）擦拭，作用 2～3min。

（3）冲洗法：对阴道黏膜及伤口黏膜创面的消毒，用含有效碘 250mg/L 的消毒液冲洗 3～5min。

使用时应注意：①碘仿应于阴凉处避光、防潮、密封保存。②碘仿对二价金属制品有腐蚀性，不应用于相应金属制品的消毒。③消毒时，若存在有机物，应提高药物浓度或延长消毒时间。④避免与拮抗药物同用。

7. 氯己定

包括醋酸氯己定和葡萄糖酸氯己定，均属低效消毒剂。具有低效、速效、对皮肤黏膜无刺激性、对金属和织物无腐蚀性，受有机物影响轻微、稳定性好等特点。适用于外科洗手消毒、手术部位皮肤消毒、黏膜消毒等。

常用消毒方法有擦拭法和冲洗法。

（1）擦拭法：手术部位及注射部位皮肤消毒。用 5000mg/L 醋酸氯己定 – 乙醇（75%）溶液局部擦拭 2 遍，作用 2min；对伤口创面消毒，用 5000mg/L 醋酸氯己定水溶液擦拭创面 2～3 遍，作用 2min。外科洗手可用相同浓度和作用时间。

（2）冲洗法：对阴道、膀胱或伤口黏膜创面的消毒，用 500～1000mg/L 醋酸氯己定水溶液冲洗，至冲洗液变清为止。

使用中应注意：①勿与肥皂、洗衣粉等阴性离子表面活性剂混合使用或前后使用。②冲洗消毒时，若创面脓液过多，应延长冲洗时间。

8. 季铵盐类消毒剂

本类消毒剂包括单链季铵盐和双长链季铵盐两类，前者只能杀灭某些细菌繁殖体和亲脂病毒，属低效消毒剂，例如苯扎溴铵（新洁尔灭）；后者可杀灭多种微生物，包括细菌繁殖体、某些真菌和病毒。季铵盐类可与乙醇或异丙醇配成复方制剂，其杀菌效果明显增加。季铵盐类消毒剂的特点是对皮肤黏膜无刺激、毒性小、稳定性好、对消毒物品无损害等。

使用方法包括：①皮肤消毒：单链季铵盐消毒剂 500～1000mg/L，皮肤擦拭或浸泡消毒，作用时间 3～5min，或用双链季铵盐 500mg/L，擦拭或浸泡消毒，作用 2～5min。②黏膜消毒：用 500mg/L 单链季铵盐作用 3～5min，或用双链季铵盐 100～500mg/L，作用 1～3min。③环境表面消毒：根据污染微生物的种类选择用双链还是用单链季铵盐消毒剂，一般用 1000～2000mg/L，浸泡、擦拭或喷洒消毒，作用时间 30min。

使用中应注意：①阴离子表面活性剂，例如肥皂、洗衣粉等对其消毒效果有影响，不宜合用。②有机物对其消毒效果有影响，严重污染时应加大使用剂量或延长作用时间。③近年来的研究发现，有些微生物对季铵盐类化合物有耐药作用，对有耐药性微生物消毒时，应加大剂量。

（二）压力蒸汽灭菌

适用于耐高温、高湿的医用器械等物品的灭菌。不能用于凡士林等油类和粉剂的灭菌。压力蒸汽灭菌器根据排放冷空气的方式和程度不同，分为下排气式压力蒸汽灭菌器和预真空压力蒸汽灭菌器两大类。下排气式压力蒸汽灭菌器，其灭菌原理是利用重力置换原理，使热蒸汽在灭菌器中从上而下，将冷空气由下排气孔排出，排出的冷空气由饱和蒸汽取代，利用蒸汽释放的潜伏热使物品达到灭菌。预真空压力蒸汽灭菌器，其灭菌原理是利用机械抽真空的方法，使灭菌柜室内形成负压，蒸汽得以迅速穿透到物品内部进行灭菌。蒸汽压力达 205.8kPa（2.1kg/cm²），温度达 132℃或 132℃以上，达到灭菌时间后，抽真空使灭菌物品迅速干燥。应用压力蒸汽灭菌必须注意尽量排除灭菌器中的冷空气，以免影响蒸汽向待灭菌物品内穿透；严格按照要求进行灭菌物品的包装，注意物品在灭菌器中的装量和摆放；合理计算灭菌时间和温度等，并按要求进行监测。

（三）干热灭菌

适用于高温下不损坏、不变质、不蒸发物品的灭菌，用于不耐湿热的金属器械的灭菌，用于蒸汽或气体不能穿透物品的灭菌。如油脂、粉剂和金属、玻璃等制品的消毒灭菌。干热灭菌方法包括烧灼和干烤。

四、消毒灭菌效果监测

医院必须对消毒、灭菌效果定期进行监测。灭菌合格率必须达到100%，不合格物品不得进入临床使用部门。

（一）化学消毒剂

使用中的消毒剂、灭菌剂应进行生物和化学监测。

1. 生物监测

（1）消毒剂每季度1次，其细菌含量必须 > 100CFU/mL，不得检出致病性微生物。

（2）灭菌剂每月监测1次，不得检出任何微生物。

2. 化学监测

（1）应根据消毒、灭菌剂的性能定期监测，如含氯消毒剂、过氯乙酸等应每日监测，对戊二醛的监测应每周不少于1次。

（2）应同时对消毒、灭菌物品进行消毒、灭菌效果监测，消毒物品不得检出致病性微生物，灭菌物品不得检出任何微生物。

（二）压力蒸汽灭菌效果监测

压力蒸汽灭菌必须进行工艺监测、化学监测和生物监测。

1. 工艺监测

应每锅进行，并详细记录。

2. 化学监测

（1）应每包进行，手术包尚需进行中心部位的化学监测。

（2）预真空压力蒸汽灭菌器每天灭菌前进行 B–D 试验。

3. 生物监测

（1）应每周进行，新灭菌器使用前必须先进行生物监测，合格后才能使用。

（2）对拟采用的新包装容器、摆放方式、排气方式及特殊灭菌工艺也必须先进行生物监测，合格后才能采用。

（三）紫外线消毒效果监测

应进行日常监测、紫外灯管照射强度监测和生物监测。日常监测包括灯管开关时间、累计照射时间和使用人签名，对新的和使用中的紫外灯管应进行照射强度监测。

（1）新灯管的照射强度不得低于 $90\,\mu W/cm^2$。

（2）使用中灯管不得低于 $70\,\mu W/cm^2$。

（3）照射强度监测应每 6 个月 1 次。

（4）生物监测必要时进行，经消毒后的物品或空气中的自然菌减少 90% 以上，人工染菌杀灭率应达到 99%。

第四节　一般患者的心理护理

一、患者角色与心理需求

（一）患者角色

1. 定义

在社会人群中与医疗卫生系统发生关系，经医生检查证实确实患有某种疾病、伴有疾病行为、寻求医疗帮助的社会人群称为患者角色。

2. 患者角色的特征

美国社会学家帕森斯 1951 年在《社会制度》一书中提到，患者角色的概念包括 4 个方面。

（1）患者可以从常态的社会角色中解脱出来，免除其原有的社会责任和义务。

（2）患者对陷入疾病状态是没有责任的。疾病是超出个体自控能力的一种状态，也不符合患者的意愿，患者本身就是疾病的受害者，他无须对此负责。

（3）患者应该努力使自己痊愈，有接受治疗／努力康复的义务。

（4）患者应求得有效的帮助，并在治疗中积极配合，主要是寻求医生的诊治与医生合作。

3. 患者角色的转化

人们期望患者的言行完全符合患者角色的要求，但在现实中，实际角色与期望角色常有一定差距。就是说，从患病以前的常态向患者角色转化，或者病后向常态转变，都有一个角色适应的过程，如果适应不良，往往导致心理障碍，而且可能进一步影响健康和生活。患者角色适应不良大致有5种类型。

（1）角色行为阙如：否认自己有病，未能进入角色。虽然医生诊断为有病，但本人否认自己有病，根本没有意识到自己是患者。

（2）角色行为冲突：患者角色与其他角色发生心理冲突。同一个体常常承担着多种社会角色。当患病后需要从其他角色转化为患者角色时，患者一时难以实现角色适应。

（3）角色行为减退：因其他角色冲击患者角色，从事了不应承担的活动。已进入角色的患者，由于更强烈的情感需要，不顾病情而从事力所不及的活动，表现出对病、伤的考虑不充分或不够重视，而影响到疾病的治疗。

（4）角色行为强化：安于患者角色的现状，期望继续享有患者角色所获得的利益。由于依赖性加强和自信心减弱，患者对自己的能力表示怀疑，对承担原来的社会角色恐慌不安，安心于已适应的患者角色现状，或者自觉病情严重程度超过实际情况，小病大养。

（5）角色行为异常：患者受病痛折磨感到悲观、失望等不良心境的影响导致行为异常，如对医务人员的攻击性言行，病态固执、抑郁、厌世，以至自杀等。

（二）心理需求

疾病不仅打破了人们正常的生活模式和生活状态，而且还改变着患者的心理和行为，它使患者对需要的关注焦点转移到自身。因此，患者和正常人相比，需要的重点存在着明显的不同。患者既有正常人的一般需要，又产生了与疾病有关的各种心理需要的层次和变化。主要包括以下几个方面：

1. 需要尊重

一旦成为患者，原有的社会角色随之丧失或减弱。在新的环境中被认识、被尊重的需要变得更加迫切，自尊的需求更强烈、更敏感。在新的环境中他们需要得到别人的关心、体贴与尊重。若得不到满足，患者就会产生自卑感和无助感，甚至变为不满和愤怒。因此，医护人员要充分尊重患者的人格，使患者获得被尊重的感受，这对患者的康复有积极的意义。

2. 需要接纳和关心

由于疾病的缘故，改变了患者原来的生活习惯和生活规律，当进入到一个陌生的医疗环境之中，会感到孤独、寂寞，并会产生强烈的归属感，比任何时候都渴望得到家庭、朋友、单位以及医护人员的支持、关爱和呵护。患者需要了解别人，也需要让别人熟悉自己，得到新环境人际群体的接纳。同时患者又放心不下家庭、单位的事情，很想了解这些情况。因此，医护人员应帮助患者尽快融入新的群体之中，主动和患者沟通，消除病友之间的陌生感，让患者在温馨和谐的人际氛围中感到温暖、有希望、有信心，情绪稳定，减少孤独和自卑心理，在宽松的环境下安心养病，接受治疗。

3. 需要信息

住院后，患者脱离了原有的社会角色，其活动受到约束，原有的社会交往在不同程度上受到限制，出现了人际隔离的现象。由此患者便产生了强烈的与社会联系和交往的需要。一方面患者需要获得医院这一特定环境的大量信息。如医院的规章制度、治疗设备和医疗水平情况，还急于了解疾病的诊断、治疗、预后及医药费支付等方面的信息；另一方面，希望保持和原有社会环境的接触，了解工作单位及本人事业方面的信息，以及家人、亲朋好友在生活、工作等方面的信息，如不能得到这些信息，便会感到焦虑和茫然。总之，患者需要得到来自医院、社会、家庭等方面的信息和情感支持。提供这些信息不仅可以消除患者的疑虑，还可以避免消极情绪反应的产生。

4. 需要安全

安全感是患者最普遍、最重要的心理需要。在疾病诊治过程中，往往会面临一些影响患者安全的因素。如交叉感染、放射线检查、用药后的副作用、手术等。所以患者会格外重视自身的生命安全和医疗过程的安全。即人越是在安全受到威胁的时候，对安全的需要越强烈，这就是人在病情严重时，特别关注自身安全的原因。因此，医护人员对患者实施诊治、护理措施时，要向患者详尽解释说明每项工作的具体内容，让患者明明白白地接受诊治和护理，消除顾虑心理，以增强患者的安全感，给患者营造安全、可靠、放心的医疗环境。

5. 需要和谐

环境、适度活动和刺激。患者住院后，生活空间缩小了，一切活动都被限制在"白色"世界里。以往的工作、学习、生活规律和习惯都处于被动状态下，难免产生单调乏味感，进而发展成厌烦情绪。再加之疾病的困扰，更易产生度日如年之感。因此，患者不仅需要宽松和谐的医疗环境，需要安静舒适的医院生活，同时还需要适当的活动刺激，以调节和改善自己的心境。医务人员可根据医院的实际情况，提供必要的获得刺激的条件，可以组织和安排有新鲜感的娱乐活动，如下棋、欣赏音乐、收看电视、录像、自我保健知识宣传等，以此丰富住院患者的业余生活，使其以积极的心态接受治疗，促进健康。

二、常见的心理问题

患者一旦知道自己患了病，在心理上必然有反应，概括起来，患者易于产生如下各种心理活动。

（一）抑郁

抑郁是现实生活中较为常见的以情绪低落为特点的消极情绪反应，是患者因可能丧失和实际丧失而引起的闷闷不乐、压抑的消极心态。在抑郁状态下，表现为悲观失望、无助、冷漠、绝望等不良心境，并伴有消极的自我意识产生，如自我评价的下降、丧失自信心、有自卑感；在行动方面有活动水平下降、寡言少语。长期严重的抑郁对患者是不利的，抑郁一方面影响医生对疾病的诊断和治疗，另一方面也会降低患者的免疫力，从而引发新的疾病。

（二）焦虑

焦虑是人们过分担心发生威胁自身安全和其他不良后果时产生的一种心态。主要表现为经常或持续的、无明确对象或固定内容的紧张不安，或对现实生活中的某些问题过分担心或烦恼。这种紧张不安、担心或烦恼与现实很不相称，使患者感到难以忍受，但又无法摆脱，常伴有自主神经功能亢进，运动性紧张和过分机警。

（三）怀疑

患者的怀疑大都是一种自我消极暗示，由于缺乏根据，常影响对客观事物的正确判断。患病后常变得异常敏感，听到别人低声细语，就以为是在说自己的病情严重或无法救治，甚至曲解别人的好意，怀疑诊断的正确性，怕吃错药、打错针。有的凭自己一知半解的医学和药理知识，推断药物，推断预后。害怕药物的副作用，担心偶尔的医疗差错或意外不幸降临在自己身上。身体某部位稍有异常感觉，便乱作猜测。如果严重偏执，甚至出现病理性的妄想。

（四）孤独

孤独感是与分离相联系的一种消极心理反应，也称社会隔离。主要是患者住院后，离开了家庭和工作单位，周围接触的都是陌生人。医生只在每天一次的查房时和患者说几句话，护士定时打针送药，交谈机会也较少，这样患者很容易产生孤独感。因此，在他们住进病室的第一天常有度日如年之感。他们希望尽快熟悉环境，希望尽快结识病友，还希望亲友的陪伴。长期住院的患者由于感到生活无聊、乏味，希望病友之间多交谈，希望有适当的文化娱乐活动，以丰富病房生活。社会信息剥夺和对亲人依恋的需要不能满足，是患者产生孤独感的主要原因。

（五）被动依赖

依赖是患者进入患者角色后产生的一种退化的心理和行为模式。患者进入患者角色之后，大都产生一种被动依赖的心理状态。这是因为一个人一旦患了病，自然就会受到家人和周围同志的关心照顾，成为被人关照的中心。同时，通过自我暗示，患者自己也变得软绵绵的不像以往那样生气勃勃，变得被动、顺从、娇嗔、依赖，变得情感脆弱，甚至带点幼稚的色彩。只要亲人在场，本来可以自己干的事也让别人做；本来能吃下去的东西几经劝说也吃不下去；一向意志独立性很强的人变得没有主见；一向自负好胜的人变得没有信心；即使做惯了领导工作和处于支配地位的人，现在对医务人员的嘱咐也百依百顺。这时他们的爱和归属感增加，希望得到更多亲友的探望，希望得到更多的关心和温暖，否则就会感到孤独、自怜。

（六）否认

否认是患者怀疑和否定自己患病的心理状态，尤其是对癌症等预后不良的疾病，否认心理更为常见。明知自己患有癌症，却矢口否认，当他（她）看到病历上写的诊断时，还说经治医生写错了。有的医护人员对这种现象感到不可思议，实际上这正是某些患者应付危害情境的一种自我防卫方式。大量研究证明，一定程度的否认，对缓解心理应激是可取的，可以避免过分的焦虑与恐惧。

否认虽在一定程度上起自我保护的作用，但在许多情况下又起贻误病情的消极作用。例如，有的患者身患乳腺癌，自己却矢口否认，拒绝治疗，最后因延误治疗时机，癌转移而死亡。

三、不同年龄阶段患者的心理护理

（一）儿童患者的心理与护理

儿童患者的突出特点是年龄小，对疾病缺乏深刻认识，心理活动多随活动情境而迅速变化。因为他们注意力转移较快，情感表露又比较直率、外露和单纯，所以只要依据其心理活动特点进行护理，便易于引导他们适应新的环境。儿童患者常见的心理活动特点有下列几方面：

1. 分离性焦虑

儿童从出生时起，就在母爱的呵护下，形成了对周围环境的安全感和信赖感。一旦因病情需要而必须住院，儿童大都会恐惧、焦虑和不安，经常哭闹、拒食及不服药。心理学家认为，人体间的接触和抚摸是婴儿天生的需求。在医院里，护士对他们轻拍、抚摸及搂抱，会使患儿产生安全感，减轻焦虑心理。

2. 情绪反应强烈

由于儿童患者病情急、变化快，又不善于表达，哭闹是最为突出的情绪变化，常常用哭声代表一切。所以要求护士要有高度的责任感，经常深入病房，善于从细微变化中发现问题，采取措施，防止突然事件发生。

3. 恐惧

住院后，患儿离开了父母的陪伴，加之陌生的环境、陌生的面孔、陌生的诊疗措施，易产生生疏感。表现为：紧张、惶恐不安、沉闷、执拗、不合作、哭闹不止。为消除患儿恐惧心理，护士要多加鼓励，不要训斥和恐吓，要成为患儿的贴心人。病房应有玩具，护士要带领患儿游戏玩耍。提倡儿科护士不穿白大衣，穿一些带小花的衣服，以消除儿童患者的恐惧感，博得他们的喜爱。给患儿打针治疗时，要利用儿童注意力易被转移及喜欢表扬鼓励等特点，尽量减轻他们的疼痛感。儿科护士应有一颗慈母般的心，温暖、体贴、爱护那些受创伤的幼小心灵。

不同年龄的儿童个性差异极大，其心理特点也很不相同。因此，他们的心理状态只能从其言语和非言语行为（表情、目光、体态等）中仔细体会理解。所以，儿科护士是否懂得儿童心理学，应成为考核儿科护士素质的重要内容。

（二）青年患者的心理与心理护理

青年正是人生朝气蓬勃的时期，对于自己患病这一事实会感到很大的震惊。青年患者的心理特点主要表现在对工作、前途、恋爱、婚姻、学业等方面的心理顾虑。

1. 否认

疾病初期患者只是猜疑，存在侥幸心理，甚至不相信医生的诊断，否认自己患病。有的患者表现为不在意，有的患者会上网搜索查询，希望找到自己没有患病的证据。护士不必强迫患者放弃否认，立即面对现实，因为大多数患者的否认过程会自然消失。护士可以严谨的工作态度，告知患者各种检查结果，肯定诊断的正确性，激发患者的遵医行为，主动配合治疗。

2. 担心

患者担心疾病耽误自己的学习和工作，对自己恋爱、婚姻、生活和前途有不利的影响。有的青年不愿意把自己的病情告诉自己的同事或同学。护士要针对青年患者的不同心理状态，实事求是地将病情及转归告诉他们，引导他们正确处理个人问题，消除其对疾病的错误认识，并帮助解决一些实际问题，使其坚定战胜疾病的信心，主动配合治疗；同时，有计划地组织开展娱乐活动，活跃文化生活，使患者身心愉快，早日康复。

3. 紧张急躁

青年人一旦承认有病，就会变得紧张急躁，希望能迅速好转，事事询问。为什么打这个针、吃这个药？病程需多长？有无后遗症等。护士应体谅和理解患者，耐心细致地做好解释工作，帮助患者树立对疾病的科学态度。

4. 情绪强烈

青年患者情绪特点是强烈而不稳定。病情稍有好转，他们就盲目乐观，往往不再认真执行医疗护理计划，不按时吃药。但患者如果得知病程较长或有后遗症，就会自暴自弃、悲观失望，情感变得异常抑郁而捉摸不定。由于疾病的巨大挫折，他们会出现严重的精神紧张和焦虑，甚至导致理智失控，产生自杀念头，发生难以想象的后果。护士要采取有效的心理支持的方法，帮助患者减轻压力，树立信心，降低焦虑。对症状严重的患者，要予以关注，做好相应的调试。也可以把青年患者安排在同一病室，他们在一起可激发生活的乐趣，并消除孤独感。

由于青年患者的心理活动错综复杂、易变化，所以护理人员必须密切注视、预防可能发生的后果，要注意多给予心理支持，循循善诱，耐心疏导。

（三）中年患者的心理与心理护理

一般认为，中年是人生历程中最值得回首寻味的年代。在这个时期，中年人的社会角色比较突出，既是家庭的支柱，又是社会的中坚力量，这个时期患病，患者的心理压力较大。

1. 恐惧、焦虑

当他们受到疾病折磨时，心理活动尤为沉重和复杂，他们担心家庭经济生活，牵挂着老人的赡养和子女的教育，又惦念着自身事业的进展和个人成就等。对中年患者的心理护理，一是要劝导他们真正接纳疾病并认真对待疾病；二是使患者认识到，治疗疾病是当务之急，身体恢复健康是家庭和事业的根本。

2. 孤独、寂寞

患者患病之前多为家庭生活的支柱，工作的主力，但患病时间一长，就会失去原来的心理平衡。患者希望得到亲人的安慰、朋友的帮助、同事的关心，使其不感到孤独、寂寞。人际关系的亲密感增加，可使患者心理上得到支持，减少或忘记疾病所带来的痛苦，并可从中获得与疾病抗争的力量。

对中年人的心理护理还要动员其家庭和工作单位妥善安排患者所牵挂的人和事，尽量减少他在养病治病时的后顾之忧。此外是利用中年人世界观已经成熟稳定，对现实具有评价和判断的能力，对挫折的承受力比较强等特点，鼓励他们充分发挥主观能动性，配合医护人员尽快地把病治好。

（四）老年患者的心理与心理护理

由于老年人生理功能开始出现退行性变化，逐渐衰退，机体的适应能力和抗病能力逐渐降低，易患各种疾病。一旦患病，健康受到威胁，加之退休后产生的失落感，其心理反应较为强烈。

1. 恐惧

老年人患病后多为悲观，情绪低落，对疾病的治愈缺乏信心，有时怕出现并发症，担心无人照料，表现出明显的焦虑。当病情加重时，对死亡的恐惧心态越发强烈，因而出现怕死、恐惧、易激惹等负性情绪反应。护士要理解老人的心情，细心照顾他们，讲解一些关于疾病的基本知识，比如病因、临床表现、治疗、护理及预防知识，同时根据病情鼓励老人适当做一些活动，做到医患配合，使身体尽快康复。

2. 孤独

老年人一般都有慢性或老年性疾病，所以当某种疾病较重而就医时，他们对病情估计多为悲观，心理上也突出表现为孤独感。护士在临床护理工作中，应多与患者沟通，了解患者需要，根据其个体特点给予关心和鼓励，同时要告诉家人多来探望，减少老人的孤独感。

3. 自尊

老年人有很强的自尊心，希望得到家人、社会、医院的重视与尊重。他们突出的要求是被重视、受尊敬。因此，有的老年人患病后生活自理能力下降，也不愿意麻烦他人，做一些力所不能及的事。所以护士对老年患者的意见要尽可能听取和采纳，对他们的称呼须有尊敬之意，谈话要不怕麻烦，声音要大些。要尽量尊重老人的生活习惯，同时要主动巡视病房，多关心问候，了解患者的需求，取得信赖。

4. 抑郁

老年人一般都有慢性病或老年性疾病，所以当某种疾病较重时，由于对病情不了解，就会出现恐惧、焦虑的心理，由于过度紧张引起心理上的消极状态，造成心情抑郁。患者入院后，护士应主动热情地迎接他们，耐心、温和、细致地做好入院宣教，采取不同方式与患者交流，增强患者的信任感，消除患者的焦虑、恐惧心理。

护理人员在护理全过程中，要始终把握患者的心理状态这个主要因素，要以深切的理解与真诚的善心去照顾患者，帮助其树立乐观的情绪和战胜疾病的信心，促使患者早日康复。

四、不同疾病阶段患者的心理护理

患者在患病后会出现一系列的心理变化，这些变化在疾病的各个阶段的表现和特点又有所不同。护士应敏锐灵活地掌握患者的心理动态变化，预见性地开展心理护理。

（一）疾病初期的心理护理

患病初期，无论轻症或重症患者，无论急性病或慢性病患者，必然会产生心理反应，但反应程度不一，表现复杂多样。护士应尽快了解和确定患者的心理特点，有针对性地做好心理护理。

1. 心理特点

（1）否认与侥幸：否认期的患者认为自己是健康的，否认患病事实。患者可表现出各种不同程度的否认，其中忘记是一种轻微的否认方式，严重者可表现为到处寻求咨询，希望能够听到他们所想听到的自己没有患病的答案，迟迟不愿进入患者角色。

（2）抱怨与负罪感：当确认自己患病，有的患者会抱怨家人关心不够，没有照顾好自己；自怨没有量力而行导致身体健康受损。有的患者感受到疾病的痛苦与折磨，认为自己患病是一种惩罚，则可能产生负罪感。患者常以消极与生气的方式对待疾病，不愿诉说疾病的痛苦与症状，或向医护人员、家人寻事争吵，以发泄内心痛苦。

（3）恐惧与忧心忡忡：患者由于平时身体健康，突然得知患病，毫无思想准备，很容易产生恐惧心理。特别是身患难治疾病或不治之症或面临大手术的患者，疾病可能影响身体功能与形象极易产生恐惧反应，表现为焦虑不安、紧张、忧心忡忡、夜不能寐、日不思饮，再加之周围人的紧张与过分关心，患者会更加恐惧，认为自己的病情严重，出现强烈和复杂的心理反应。

（4）轻视或满足：有的患者因工作繁重、经济压力或知识不足等而轻视疾病；有的患者因患一般疾病，病程不长，预后较好，能暂时脱离紧张的工作岗位，或受到别人的照顾，成为亲朋好友关注的对象，虽然有病，心理却得到一定的满足，表现为情绪轻松，愿意谈自己的病情及预后。

2. 心理护理

心理护理的重点是给予较多的心理支持，协助患者正确认识和对待病情，减少患者的紧张情绪，使之初步适应医院的环境，较好地配合治疗和护理。

（1）建立良好的护患关系：护士要善于应用人际沟通的各种技巧，建立融洽的护患关系。对刚刚入院的患者，护士应礼貌、热情接待患者，安排整洁、安静、舒适的病房环境；向患者介绍病房的环境及有关医院的制度，向患者介绍主治医师的情况；了解患者的病情及需要，给患者以安慰等。通过良好的言语和行为，同患者建立相互信任的人际关系。

（2）满足各种需要：在不违反治疗原则的情况下，尽量满足患者的生活需要，适当照顾患者的原有生活习惯和爱好；对病情严重、生活不能自理的患者，协助他们保持整洁与卫生；对患者不愿提及的生理缺陷或其他隐私，应严守秘密，维护其自尊，帮助患者接触病友，消除或减轻其陌生感和孤独感。

（3）心理支持和疏导：鼓励患者表达感受，倾听其诉说，帮助患者宣泄恐惧、忧虑等不良情绪，鼓励恢复期的病友现身说法，解除同类患者的顾虑，动员患者的社会支持系统，鼓励家属和亲朋来访，使患者感受到被关心和重视，获得心理支持。

（4）认知干预：帮助轻视和否认患病、心存侥幸、抱怨和负罪感的患者理清思路，摆出问题，指导患者提高认知和应对能力，帮助患者尽快进入角色，解除负罪感，正视疾病，积极配合治疗和护理。

（二）疾病发展期（稳定期）的心理护理

经过一段时间的诊断、治疗和护理，多数患者的病情明确，日趋稳定和好转，患者的心理反应较前缓和。慢性疾病患者可因病情较长、病情反复发作，导致情绪不稳。此期加强心理护理有利于增强治疗效果，缩短病程。

1. 心理特点

（1）接受和适应：此期患者已接受自己有病，逐渐适应医院的环境；患者变得顺从，与医护人员关系和谐、依赖，迫切要求多用药、用好药，早日解除病痛；患者把注意力集中于身体体征的变化，想了解自己的体温、脉搏、血压等情况，想了解病情和治疗方案，急切想知道各项检查的结果。

（2）担心和焦虑：有些患者的情绪随着病情发展而变化，有时高兴，有时失望，急躁、紧张、焦虑等消极情绪时常出现，有些患者仍对疾病心存疑虑，担心急性病变成慢性病；术后的患者常担心切口裂开或出血等意外，害怕活动会造成切口愈合困难不愿下床活动；病情反复发作、迁延不愈又无特效药治疗的慢性疾病患者，常陷入求生不得，求死不成的无奈、焦虑状态。

（3）沮丧与厌倦：主要见于患慢性疾病的患者，患者可因疾病需长期治疗且经久不愈，甚至终身生存在慢性病痛中而陷入沮丧、失望等心境；有的患者认为给家人和亲朋造成沉重的经济和照顾负担，失去生活信念，悲观绝望，产生厌世意念。

2. 心理护理

（1）重点是保持良好的护患关系，加强与患者的沟通，调节患者的不良情绪；继续协助患者的生活护理，关心患者的起居，鼓励患者适当活动，使患者感到温暖，维护已建立的良好护患关系。

（2）及时将病情好转的信息反馈给患者，消除患者的顾虑，增强其战胜疾病的信心，沟通过程中注意应用积极暗示性语言，鼓励患者为早日康复作出努力，提醒患者的亲友在探视时话题不宜集中在病情，可利用间歇或专门时间开设健康教育讲座，宣传相关疾病的知识，说明疾病的演变过程，减轻患者的心理压力。

（三）疾病恢复期的心理护理

恢复期指患者经过治疗和护理，身体逐步康复，生活逐步恢复正常的过程。此期间，患者的心理由于病情变化、文化层次、个性体征、经济状况等因素，表现多种多样，有些心理状态可致恢复期延长，护士应采取有效措施，加强指导，协助患者身心早日康复。

1. 心理特点

（1）高兴与欣慰：多数患者为身体的逐步康复，即将离开治疗和休养的环境，回到正常的生活中而感到欣慰。

（2）焦虑与忧伤：有的患者害怕疾病恢复不彻底而形成慢性迁移性疾病，特别是疾病或外伤遗留残疾者，无一例外地忧患日后的学习、婚姻、生活及工作能力、社会适应等问题，他们担心难以胜任原来的工作，担心出院后能否得到家庭、单位的接纳和照顾，因而产生焦虑情绪。

（3）悲观与绝望：主要见于意外创伤造成永久性严重残疾的患者，他们无法承受残疾对未来人生所造成的重大挫折，对如何度过漫长且艰难的人生感到悲观绝望，自暴自弃，严重时可产生轻生念头。患者放弃必需的功能锻炼，康复过程延长，结果可导致"小残大废"，使局部的残疾成为背负终身的沉重包袱。

（4）依赖与退缩：久病后患者依赖性增强，始终认为自己不能多活动、不能工作，不愿脱离患者角色，安逸于别人照顾的生活。有些患者有退缩表现，如术后因怕痛而放弃功能锻炼；或怀疑身体尚未痊愈，害怕疾病反复，希望延长住院时间，急危重症患者可能对重症监护病房产生依赖。

2. 心理护理

此期的护理重点是提供支持和咨询，帮助患者恢复自主生活，提高适应能力，恢复社会角色功能，使患者从心理、身体和社会三方面获得全面康复。

（1）提供信息和知识：加强健康教育，说明疾病的转归，介绍出院后自我护理、保健常识、学会康复方法，使患者正确领会出院后如何服药、巩固疗效、加强功能锻炼，以减轻因出院而产生的焦虑。

（2）心理支持与疏导：鼓励患者参与制订康复计划，克服依赖性，尽快适应病情生活。对不能恢复病情状况的患者，给予精神上的安慰和疏导，帮助他们面对现实，从焦虑和忧伤中解脱，建立乐观的生活态度，做情绪的主人。

（3）自护行为塑造：运用强化理论，通过赞扬的方式强化患者的自护行为；以奖励的方式消退依赖行为，给予正性行为强化，指导患者在力所能及的范围内承担生活的责任，做力所能及的工作，提高适应生活及社会的能力。

（4）协助认知疗法：对遗留残障、悲观绝望的抑郁患者，特别是烧伤毁容或肢体残缺的年轻未婚者，协助医生实施认知疗法，帮助患者建立正确的认知方式，正确面对目前的健康状态；用模范事例鼓励他们建立正确的认知方式，正确面对目前的健康状态；用模范事例鼓励他们建立信心，克服消极情绪，从绝望中走出，适应新的生活方式；最大限度地发挥自己的潜能。避免因身体残疾导致心理障碍甚至精神异常。

（四）临终患者的心理护理

1. 心理特点

临终患者由于躯体疾病的折磨，对生的渴望和对死的恐惧会产生一系列复杂的心理变化，甚至行为与人格的改变。美国精神病学家库布勒·罗斯，对临终患者心理、行为的研究在世界上具有开拓性意义。她于 1969 年在《死亡与濒死》一书中将身患绝症的患者从获知病情到临终时期的心理反应和行为改变总结归纳为 5 个典型阶段：即否认期、愤怒期、妥协期、抑郁期和接受期。在不同的阶段，患者有不同的心理需要。护理人员在面对临终患者时，要根据患者所处的不同阶段，给予相应的心理护理，协助患者走向人生的终点。

（1）否认期："这不会是我，那不是真的！"当一个人在得知自己患了某种严重疾病时，典型的反应是震惊和否认。否认，是患者应付突降不幸的心理防御。因为我们每个人可以承受的心理压力是有限的，如果突然受到的心理打击超过我们的耐受能力，我们就需要采取措施保护自己。否认正是起到了这种缓冲的作用。

此时，护理人员不宜强求患者面对现实，要采取理解、同情的态度，认真倾听其感受，注意非语言的交流，满足患者心理需要，协助患者逐渐适应和接受即将死亡的现实。

（2）愤怒期："为什么是我？这太不公平了！"当否认无法再持续下去，患者开始接受患病的现实时，最常见的反应是愤怒。患者抱怨命运的不公平，气愤命运对自己的捉弄。怨恨、嫉妒、无助、痛苦等交织在一起的情绪，使患者常迁怒医护人员和家属，发泄内心不满、苦闷和无奈，抱怨命运的不公平。

护理人员要理解患者的发怒是缘于害怕和无助，并非针对家属和医务人员。护理人员应当理解患者的内心痛苦，尽可能满足患者的各种要求。不能因为患者"事多"而表现出厌烦情绪，否则患者会感到更加绝望和孤独。同时要做好家属的工作，给予患者宽容、关爱和理解。

（3）妥协期："是的，就是我，但是……"患者的愤怒心理消失，不再抱怨，而是请求医生想尽一切办法治疗疾病，期望奇迹的出现。患者的心情逐渐平静，开始理智地考虑一些现实的问题。他们对生命还怀有希望，开始希望通过采取某些措施而达到延长生存时间的目的。他们常常与医务人员商讨"如果我现在……能不能多活……（时间）"。在这一阶段，他们对治疗态度积极，非常合作和顺从。

此时期的患者对治疗是积极的，应当充分利用这段时间，调动患者的主观能动性，配合治疗，延长患者的生存时间。

（4）抑郁期："好吧，就是我。"这时患者意识到无论采取什么手段，都已经于事无补了，死亡将不可避免。患者真正绝望了。于是患者表现出来的是一种消沉、抑郁、沮丧的心理情绪。患者体验到一种准备后事的悲哀，变得沉默寡言，情绪极度消沉、压抑，对外界的事物完全丧失了兴趣，甚至不愿同最亲近的人接触。家人难以通过鼓励、劝导和支持来帮助患者改善情绪。患者开始现实地对待死亡，着手安排后事。

这时应当告诉家属不必试图使患者高兴起来，试图使患者高兴是家属的希望而不是患者的希望。患者已经认识到生命即将结束，感到悲哀是正常的。患者也有权表达自己的悲哀。要让患者有机会表达出自己的情绪。当患者谈及死亡等内容时，家属和医护人员应当耐心倾听，给予及时而准确的回应，使患者感到被接纳。如果家属和医护人员不能理解和体会患者的心理要求，有意无意地回避谈论死亡问题，就会使患者感到自己的情感不被他人所接受，感到孤独和疏远，从而关闭了情感交流的通道。这样做不利于患者顺利度过抑郁期。

（5）接受期："我准备好了。"患者进入到此阶段时，认为自己已完成了人生的一切并准备接纳死亡的到来。患者对死亡采取了接受的态度，能够平静地思考即将到来的死亡，对死亡已经做好了心理准备，以平和的心态迎接死亡的到来。患者对死亡已不再恐惧和悲伤，而有一种"认命"感，表现为比较平静、安详、少言，非常希望自己最亲近的人能够陪伴在身边，伴随自己走过人生的最后阶段。

尊重患者，不要强迫与其交谈，给临终患者一个安静、明亮、单独的环境，减少外界干扰。告知患者家属尽量陪伴患者，尽可能满足患者的心理需要。在这个阶段，护理人员除了满足患者的基本生理需要外，还应当保持与患者的交往，协助患者实现各种愿望，使患者在安详的气氛中走完人生旅途。

2. 心理护理

对临终患者护理已经成为护理领域的一个研究方向，许多研究者对临终患者的护理进行过研究，提出了临终护理应当达到的目标。一般认为，对临终患者进行护理时，应当努力达到以下护理目标。

（1）使患者尽可能享受最后的时光，与亲人相伴，感受家庭的温暖和幸福。

（2）帮助患者尽可能完成未完成的工作或愿望，使患者临终前感到人生无憾，并获得最后的乐趣和满足。

（3）采取有效措施控制患者的疼痛，尽可能减少患者的痛苦和烦恼。

（4）尊重患者的愿望，让患者有尊严地离开人世。

第十一章　外科护理

第一节　普通外科护理

一、甲状腺疾病

甲状腺分左右两叶，覆盖并附着于甲状软骨下方的器官两侧。中间以峡部相连，有内外两侧被膜包裹。手术时分离甲状腺即在此两层被膜之间进行。

甲状腺的血液供应非常丰富，主要来自两侧的甲状腺上、下动脉。甲状腺有3条主要静脉即甲状腺上、中、下静脉。甲状腺的神经支配来自迷走神经，其中喉返神经穿行于甲状腺下动脉的分支之间，支配声带运动。喉上神经的内支（感觉支）分布于喉黏膜，外支（运动支）支配环甲肌，与甲状腺上动脉贴近走行，使声带紧张。

甲状腺有合成、贮存和分泌甲状腺素的功能。其主要作用是加快全身细胞的利用氧的效能加速蛋白质、糖类和脂肪的分解。全面增加人体的代谢热量的产生，来促进人体的生长发育，在出生后影响脑与长骨的生长、发育。

（一）护理评估

1. 一般评估

一般评估包括生命体征，有无家族史、既往史等。

2. 专科评估

专科评估包括甲状腺肿物的生长速度、活动度及质地，有无压迫症状，患者是否有情绪急躁、容易激动、失眠、两手颤动、怕热、多汗、食欲亢进，进而体重减轻、消瘦、心悸、胸闷、月经失调等症状。

（二）护理措施

1. 术前护理

（1）饮食护理进食高热量、高蛋白、高维生素食物，禁止饮用对中枢神经有兴奋作用的浓茶、咖啡等刺激性饮料。

（2）皮肤的准备：男性患者刮胡须，女性患者发际剪低。

（3）胃肠道的准备：术前禁食 8~12h，禁水 4~6h。

（4）体位：术前指导患者进行头颈过伸拉的训练，用软枕垫高肩部保持头低位，以适应术中体位。

（5）心理护理

a.讲解手术的必要性，讲解手术的类型及麻醉方式。

b.加强与患者的沟通，了解患者的动态心理变化。多关心患者，耐心聆听患者的主诉，耐心解答患者的问题，建立良好的护患关系，消除紧张情绪打消顾虑，调动社会支持体系，给患者予以协助和鼓励。

c.对于精神过度紧张或失眠者，遵医则适当应用镇静药或安眠药。

2. 术后护理

（1）甲状腺瘤患者的术后护理：护士在重视术后患者主诉的同时，密切观察生命体征、呼吸、发音和吞咽状况及早发现甲状腺术后的并发症，及时通知医生并配合抢救。呼吸困难和窒息的预防和急救措施具体如下：

a.体位：患者回病室后取平卧位，待血压平稳或全麻清醒后去枕平卧位，以利于呼吸和引流。

b.引流：对手术野放置橡胶片引流管者，护士应告知患者一般引流会持续 24~48h，引流的目的是为了便于观察切口内出血情况，及时引流切口内的积血，预防术后气管受压。

c.保持呼吸道通畅：避免引流管阻塞导致的颈部积血、积液、压迫气管而引起呼吸不畅，鼓励和协助患者进行深呼吸和有效咳嗽，必要时行雾化吸入，以利于痰液及时排出。

d. 急救准备：常规在床旁准备气管切开包和手套，以备急用。

e. 急救配合对因血肿压迫所致呼吸困难或窒息者，须立即配合进行床边抢救，即剪开缝线，敞开伤口，迅速取去血肿，结扎出血的血管。若患者呼吸仍无改善则需行气管切开、吸氧；待病情好转，再送手术室做进一步检查、止血和其他处理。对喉头水肿所致的呼吸困难或窒息者，应即刻遵医嘱应用大剂量激素，如地塞米松 30mg 静脉滴入，若呼吸困难无好转，可行环甲膜穿刺或气管切开。

f. 喉返和喉上神经损伤：鼓励术后患者发音，注意有无声调降低或声音嘶哑，以及早发现喉返神经损伤的征象，及早护理。喉上神经内支受损者，因喉部黏膜感觉丧失所导致反射性咳嗽消失，患者在进食，尤其是饮水的时候易发生误咽和呛咳，故要加强对该类患者饮食过程中的观察和护理。

（2）甲状腺危象，患者的急救护理：甲状腺危象表现为术后 12 ~ 36h 内出现高热（> 39℃），脉快且弱（> 120 次 /min），烦躁、谵妄，甚至昏迷，常伴有恶心、呕吐。急救护理具体如下：

a. 物理或药物降温，必要时可用冬眠药，使其体温维持在 37℃左右。

b. 吸氧，持续低流量吸氧减轻组织缺氧。

c. 静脉输入大量葡萄糖溶液，降低循环血液中甲状腺素水平。

d. 烦躁不安，谵妄者注意患者安全，适当防护，防止外伤。

e. 遵医嘱用药，口服复方碘化钾溶液 3 ~ 5mL；紧急时用 10% 碘化钠溶液 5 ~ 10mL 加入 10% 葡萄糖 500mL 中静脉滴入，氢化可的松每日 200 ~ 400mg 分次静脉滴注；拮抗应激：利舍平 1 ~ 2mg 肌内注射或普萘洛尔 5mg 加入 10% 葡萄糖 100mL 中滴注，以降低周围组织对儿茶酚胺的反应；镇静药常用苯巴比妥钠 100mg 或冬眠合剂 II 号半量肌内注射 6 ~ 8h1 次，有心力衰竭的患者加用洋地黄制剂。

f. 足抽搐：补钙，指导患者口服补钙；症状较重长期不能恢复者，可加服维生素 D，以促进钙在肠道内的吸收。抽搐发作时，立即遵医嘱静脉注射 10% 葡萄糖酸钙或氯化钙 10 ~ 20mL。

g. 提供心理支持，减轻恐惧和焦虑，促进症状缓解。

（3）甲状腺癌的术后并发症护理：

a.出血：术后48h内出现，表现颈部迅速肿大、呼吸困难、烦躁不安，甚至窒息；伤口渗血或出血。

预防术后出血：适当加压包扎伤口敷料，予以半坐卧位，减轻术后颈部切口张力，避免大声说话、剧烈咳嗽，以免伤口裂开出血。术后6h内进食温凉流质、半流质饮食，避免进过热饮食，减少伤口部位充血，并观察患者吞咽过程中有无呛咳、说话有无嘶哑。

观察伤口渗血情况及颈部有无渗血，观察患者呼吸情况，有无呼吸困难。观察患者颈部情况，有无颈部肿大，床旁备气切包，如发生出血应立即剪开缝线，消除积血，必要时送往手术室止血。

观察伤口引流管，颜色、性状、量，并准确记录。

b.呼吸困难和窒息：表现为颈部压迫感、紧缩感或梗阻感。还可以表现为进行性呼吸困难、呼吸费力、烦躁、发绀及气管内痰鸣音。

术后24～48h内严密观察病情变化，每小时监测生命体征并记录，观察伤口敷料及引流管引流液的情况，尤其注意颈部有无渗血。护士通过密切观察生命体征、呼吸、发音和吞咽状况，及早发现有无呼吸困难，及时通知医师、配合抢救。

保持呼吸道通畅，指导患者有效咳嗽、排痰，具体方法：先深吸一口气，然后用手按压伤口处，快速用力将痰咳出，避免剧烈咳嗽致伤口裂开。如痰液黏稠不易排出时给予雾化吸入，协助患者翻身叩背。若发现患者颈部紧缩感和压迫感、呼吸困难、烦躁不安、心动加速、发绀时应立即检查伤口，并及时通知医师，如果是出血引起立即就地松开敷料，剪开缝线，敞开切口，迅速除去血肿，如血肿清除后患者呼吸无改善则应立即实施气管切口，并予以吸氧，待患者情况好转后，再送手术室进一步检查止血和其他处理。

术前常规在床旁准备气管切开包和抢救药品。

手术后如近期出现呼吸困难，宜先试行插管，插管失败后再做气管切开。

c.喉返神经损伤，可分为暂时性（2/3的患者）和持久性损伤两种。评估患者有无声音嘶哑、失声，如果症状出现注意给予安慰和解释，减轻其恐惧和焦虑感，使其积极配合治疗。

d. 喉上神经损伤，可引起环甲肌瘫痪，使声带松弛，患者发音变化，常感到发音弱、音调低、无力，缺乏共振，最大音量降低，尤其是喝水时出现呛咳。

e. 甲状旁腺功能减退，注意患者安全，医护人员不要用手强力按压患者制止抽搐发作，避免受伤。可出现低血钙，表现为面部、口唇周围及手、足如针刺样感及麻木感或强直感，还可以表现为畏光、复视、焦虑、烦躁不安。严重的手足抽搐。

限制含磷较高的食物，如牛奶、瘦肉、蛋类和鱼类等。

症状轻者可口服葡萄糖酸钙 2~4g，每日 3 次。

抽搐发作时，注意患者安全，医护人员不要用手强力按压患者制止抽搐发作，避免受伤。

（三）健康教育

（1）在甲状腺流行的地区推广加碘盐，告知患者碘是甲状腺素合成的必需成分，鼓励进食海带、紫菜等含碘丰富的海产品。

（2）用药教育

告知患者甲亢术后继续服药的重要性并督促执行，保证剂量准确。若出现心悸、手足震颤、抽搐等情况及时就诊。

（3）伤口拆线后适当进行颈部运动，防止瘢痕挛缩。

（4）甲状腺全切除患者需终身服用甲状腺制剂以满足机体对甲状腺素的需要，不能随意自行停药或变更剂量。

（5）保持心情舒畅，建立合理的生活作息制度，促进充足睡眠时间，做到劳逸结合及合理搭配饮食。

（6）嘱咐患者定时门诊复查。

二、肠梗阻

任何原因引起的肠内容物通过障碍统称为肠梗阻。它是常见的外科急腹症之一。有时急性肠梗阻诊断困难，病情发展快，常致患者死亡。目前的死亡率一般为 5%~10%，有绞窄性肠梗阻者为 10%~20%。水电解质与酸碱平衡失调，以及患者年龄大合并心肺功能不全等常为死亡原因。

（一）护理措施

1. 术前护理

（1）饮食：肠梗阻患者应禁食，若梗阻缓解可进流质饮食，忌食产气的甜食和牛奶等。

（2）胃肠减压：胃肠减压期间应观察和记录引流液的色、质、量，若发现有血性液，应考虑有绞窄性肠梗阻的可能。

（3）体位：生命体征稳定可取半坐卧位，可使膈肌下降，减轻腹胀对呼吸循环系统的影响。

（4）呕吐的护理：呕吐时嘱患者坐起或头偏向一侧，及时清除口腔内呕吐物，保持口腔清洁，并观察记录呕吐物的颜色、性状和量。

（5）维持体液平衡：记录出入液量和合理输液。

（6）防治感染和脓毒症：正确、按时应用抗生素。

（7）严密观察病情：定时测量体温、心率、呼吸、血压，观察腹痛、腹胀、呕吐及腹部体征情况。

2. 术后护理

（1）观察病情观察患者的生命体征、腹部症状和体征的变化。

（2）体位血压平稳后给予半坐卧位。

（3）饮食禁食，禁食期间给予补液，待肠蠕动恢复并有肛门排气后开始少量流质，进食后若无不适，逐步过渡至半流质饮食。

（4）胃肠减压和腹腔引流管的护理妥善固定引流管，保持引流通畅，观察引流液的颜色、性质及量。

（5）活动病情允许时，鼓励患者早期下床活动，促进肠蠕动恢复，防止肠粘连。

（二）护理问题

1. 疼痛

疼痛与肠疾病本身及手术切口有关。

2. 有体液不足的危险

体液不足与呕吐、禁食、胃肠减压等有关。

3. 知识缺乏

患者缺乏相关疾病知识。

4. 潜在并发症

潜在并发症有肠坏死、腹腔感染、休克等。

（三）健康教育

医护人员应告知患者注意饮食卫生，避免暴饮暴食。

三、胆石症

胆石症主要见于成人，女性多于男性，40 岁后发病率随年龄增长而增高。结石为胆固醇结石或以胆固醇为主的混合性结石和黑色胆色素结石。

（一）护理措施

1. 术前护理

（1）饮食指导患者选用低脂肪、高蛋白质、高糖饮食。因为脂肪饮食可促进胆囊收缩排出胆汁，会加剧疼痛。

（2）术前用药严重的胆石症发作性疼痛可使用镇痛剂和解痉剂，但应避免使用吗啡，因吗啡有收缩胆总管的作用，可加重病情。

（3）病情观察对于胆石症急性发作患者应注意观察其体温、脉搏、呼吸、血压、尿量及腹痛情况，及时发现有无感染性休克征兆。注意患者皮肤有无黄染、粪便颜色变化，以确定有无胆道梗阻。

2. 术后护理

（1）症状观察及护理：定时观察患者生命体征的变化，注意有无血压下降、体温升高及尿量减少等全身中毒症状，及时补充液体，保持出入量平衡。

（2）"T"形管护理：胆总管切开放置"T"形管的目的是为了引流胆汁，使胆管减压：①妥善固定，防扭曲，防脱落。②保持"T"形管无菌，每日更换引流袋，下地活动时引流袋应低于胆囊水平以下，避免胆汁回流。③观察并记录每日胆汁引流量、颜色及性质，防止胆汁瘀积引起感染。④拔管：如果"T"形管引流通畅，胆汁色淡黄、清亮、无沉渣且无腹痛、无发热等症状，术后14d可夹闭管道。开始每天2~3h，无不适可逐渐延长时间，直至全日夹管。在此过程要观察患者的情况，有无体温增高、腹痛、恶心、呕吐及黄疸等经"T"形管造影后如显示胆道通畅，则于造影后再引流2~3d，以及时排出造影剂。经引流观察无特殊反应，可拔除"T"形管。

（二）护理问题

1. 疼痛

疼痛与手术伤口有关。

2. 生活自理能力缺陷

此问题与术后放置引流管有关。

3. 知识缺乏

患者缺乏术后饮食保健知识。

（三）健康教育

（1）饮食要少油腻，宜高维生素、低脂饮食。烹调方式以蒸煮为宜，少吃油炸类的食物。

（2）提高抵抗力，适当体育锻炼，提高机体抵抗力。

四、腹外疝

腹外疝是腹部外科最常见的疾病之一，其中以腹股沟疝发生率最高，占90%以上；股疝次之，占5%左右。较常见的腹外疝还有切口疝、脐疝、白线疝和造口旁疝等。此外，尚有腰疝等罕见疝。

（一）护理措施

1. 术前护理

（1）了解并观察患者有无咳嗽、腹胀、便秘及排尿困难等可能引起腹压增高的病症，指导患者积极接受治疗。吸烟者应在术前两周戒烟，注意保暖，预防受凉感冒，多饮水，多吃蔬菜等粗纤维食物，保持大便通畅。

（2）手术前应放置导尿管或嘱患者排尿，避免术中损伤膀胱。

（3）术前指导患者进行床上排尿训练，避免术后出现尿潴留。

2. 术后护理

（1）体位：术后平卧，双腿屈曲，膝下垫枕，使腹部松弛，减少伤口的张力。1～2d 后可抬高床头 15°～30°。

（2）活动：术后不宜过早下床活动，一般应卧床 3～5d，老年患者、巨大疝及复发疝患者应适当延长卧床时间。采用无张力修补术的患者可早期离床活动。

（3）饮食：手术中操作未触及肠管者，患者于术后 6～12h 无恶心、呕吐，可进流食，次日进软食或普食。如涉及肠管，应在恢复肠蠕动（肛门排气）后进流食。渐渐过渡为半流食、普食，应食用易消化、少渣、高营养的食物，避免引起腹胀及便秘。

（4）预防血肿：术后一般在伤口处压 1kg 的沙袋 24h 左右，减少伤口出血。腹股沟疝修补术后的患者，可用绷带托起阴囊 2～3d，以防止或减轻伤口渗出液流入阴囊而引起肿胀。

（5）减少增加腹内压的因素：指导患者多做床上活动，预防肺部并发症。在咳嗽、打喷嚏时，要按压伤口，必要时给患者服用镇静剂。保持大便通畅。便秘时，不要骤然用力，应协助使用润肠剂或缓泻剂。

（6）病情观察：腹股沟疝手术有可能损伤膀胱而造成术后血尿。发现患者尿色有改变时，应及时留取尿标本送检并通知医生。

（二）健康教育

患者出院后逐渐增加活动量，术后 3 个月患者不要从事重体力劳动或提举重物；预防感冒及便秘；适当锻炼身体，增强腹部肌肉功能，预防复发。

五、肝肿瘤

肝肿瘤是指发生在肝脏部位的肿瘤病变。肝脏是肿瘤好发部位之一，良性肿瘤较少见，恶性肿瘤中转移性肿瘤较多。原发性肿瘤可发生于肝细胞素、胆管上皮、血管或其他中胚层组织，转移性肿瘤中多数为转移性癌，少数为转移性肉瘤。

（一）护理措施

1. 术前护理

（1）饮食指导：患者选用低脂肪、高蛋白质、丰富维生素、易消化的食物。

（2）术前用药：遵医嘱应用保肝药物、抗生素及止血药物。

（3）嘱患者在床上练习大小便及掌握正确的咳嗽排痰方法。

（4）做好术前指导、心理护理及肠道准备。

2. 术后护理

（1）全麻术后护理：常规平卧位、吸氧、观察神志及麻醉后清醒状况，呼吸频率、节律、深浅、氧饱和度，掌握呼吸机性能。

（2）生命体征监测：密切观察呼吸、脉搏、血压以及中心静脉压（CVP）、肺动脉压（PAWP）等血流动力学指标。

（3）各种管道护理妥善固定，保持引流管通畅，防止扭曲、受压，引流袋每日更换，防止感染，注意观察并每小时记录引流液的性质、量、颜色。

（4）观察伤口渗出情况：渗出多时应报告医生及时更换敷料，并做好记录。

（5）体位：麻醉清醒后可适当抬高床头，术后 24h 内卧床休息，避免剧烈咳嗽。术后 1 周内上身抬高不应超过 45°，2 周后，允许下床活动，卧床期间每 2h 翻身 1 次，防止压疮发生，每日 2 次下肢的被动活动或按摩，避免静脉血栓形成。

（6）饮食与营养：术后禁食，胃肠减压，待肠蠕动恢复后逐步给予流质、半流质饮食，直至正常饮食，患者术后肝功能受影响，易发生低血糖，禁食期间应从静脉输入葡萄糖液，并可加入适量胰岛素，以及 B 族维生素、维生素 C 和保肝药物，术后 2 周内适量补充清蛋白和血浆，以提高机体抵抗力。

（7）疼痛护理：保持卧位舒适，床单潮湿后及时更换，咳嗽时用手护住伤口处，去除外界因素引起的不适，必要时给予止痛泵或肋间神经封闭止痛，观察止痛药的药效及副作用。

（8）黄疸的观察：应认真准确记录黄疸的程度及变化情况。

（9）出血倾向的观察：注意皮肤有无出血点、出血斑，各种注射后应加强注射部位的按压，防止出血，避免深部肌内注射。

（10）意识状况观察：注意有无肝昏迷征象。

（11）并发症防治：观察患者是否有胃、胆、胰、脾等动脉栓塞而并发上消化道出血及胆囊坏死穿孔等并发症。

（12）拔管护理：拔管后局部加压 15min，患者卧床 24h，以防腹内压增高而导致出血。

（二）护理问题

1. 焦虑

焦虑与手术有关。

2. 知识缺乏

患者缺乏手术相关知识。

3. 有感染的危险

感染与腹部伤口、留置尿管有关。

4. 有体液不足的危险

体液不足与手术、禁食、持续胃肠减压、丢失大量体液有关。

5. 潜在并发症

潜在并发症有出血、感染、肝性脑病等。

六、急腹症

急腹症是指腹腔内、盆腔和腹膜后组织和脏器发生了急剧的病理变化，从而产生以腹部为主要症状和体征，同时伴有全身反应的临床综合征。常见的急腹症包括：急性阑尾炎、溃疡病急性穿孔、急性肠梗阻、急性胆道感染及胆石症、急性胰腺炎、腹部外伤、泌尿系结石及异位妊娠子宫破裂等。

（一）一般护理

1. 心理护理

外科急腹症往往发病突然，腹痛较剧烈，且病情发展快，患者缺乏思想准备，担心不能得到及时治疗或预后不良，表现出急躁情绪和焦虑。对此类患者，护士应主动热情迎诊，予以关心，向患者解释腹痛的原因，以稳定患者情绪。

2. 禁食和胃肠减压

可减少胃肠液积聚，减少消化液自穿孔部位漏出，减轻腹胀，改善胃肠道血供，有利于胃蠕动的恢复，亦有利于麻醉和手术的安全。

3. 维持水电解质、酸碱平衡

迅速建立静脉通路，根据医嘱，合理安排输液顺序。

4. 吸氧、解热、镇痛

对于有休克或有急性呼吸窘迫综合征（ARDS）倾向的患者须予以吸氧；对已明确诊断，应用止痛剂缓解疼痛，伴有高热的患者，可用药物或物理方法降温，以减少患者的不适。

5. 加强病情观察并做记录

密切观察患者的体温、心率、呼吸、血压及腹部体征的变化。

6. 体位

盆腔腹膜吸收毒素的能力相对较弱，置患者下半坐卧位可使腹腔内炎性渗液、血液或漏出物积聚并局限于盆腔，减轻全身中毒症状，并有利于积液或脓液的引流。但危重、休克患者应取头低足高位。

7. 营养支持

诊断明确，拟行非手术治疗的患者，若病情及治疗许可，可给予易消化的清淡饮食，随病情好转，逐步恢复正常饮食。拟手术治疗或禁食、胃肠减压，估计 7d 以上不能恢复正常饮食的患者，尤其是一些年老、体弱、低蛋白血症和手术可能发生并发症的高危患者，应积极提供肠外营养支持。

（二）健康教育

（1）养成健康的生活习惯，避免暴饮暴食，注意饮食卫生。

（2）合理安排休息活动，保持精神愉快，促进康复。

（3）指导患者及家属学会疾病的基本保健知识，预防并发症的发生，如有不适应及时返院。

七、急性胰腺炎

急性胰腺炎是多种病因导致胰酶在胰腺内被激活后引起胰腺组织自身消化、水肿、出血甚至坏死的炎症反应。临床以急性上腹痛、恶心、呕吐、发热和血胰酶增高等为特点。病变程度轻重不等，轻者以胰腺水肿为主，临床多见，病情常呈自限性，预后良好，又称为轻症急性胰腺炎。少数重者的胰腺出血坏死，常继发感染、腹膜炎和休克等，病死率高，称为重症急性胰腺炎。临床病理常把急性胰腺炎分为水肿型和出血坏死型两种。

（一）评估要点

1. 原因与诱因

（1）梗阻因素：胆总管下端结石嵌顿，胆道蛔虫症。

（2）酒精中毒：酒精引起奥迪括约肌痉挛。

（3）饮食因素：暴饮、暴食刺激胰腺大量分泌。

（4）其他：感染、外伤和手术损伤。

2. 症状和体征

全上腹持续剧烈疼痛伴有阵发性加重，恶心、呕吐、发热、腹胀、黄疸、休克及皮肤瘀血斑。

（二）护理措施

（1）监测患者生命体征及血淀粉酶、血常规、血液电解质，观察有无全身并发症。

（2）疼痛时遵医嘱给予镇痛解痉剂并指导患者取前倾坐位。

（3）减少胰腺分泌：

a. 禁食、禁水，因食物能促使十二指肠蠕动，刺激胰腺外分泌增加。

b. 胃肠减压，减少自酸进入小肠内刺激胰腺外分泌。

c. 应用抑制胃酸分泌的药物。

d. 控制感染，加强口腔护理，必要时遵医嘱应用抗生素。

（4）预防中毒性休克：

密切监测患者生命体征的同时，及时发现病情变化，迅速补液，补充电解质，纠正酸碱平衡，纠正低血容量性休克。

（5）并发症的护理：

术后可能出现的并发症有出血、感染、胰瘘。

（三）护理问题

1. 疼痛

疼痛与胰腺炎有关。

2. 潜在并发症

（1）出血：与胰液刺激腐蚀周围血管有关。

（2）感染：与急性腹膜炎有关。

3. 有体液不足的危险

体液不足与炎性产生、出血、呕吐、禁食等有关。

4. 知识缺乏

患者缺乏相关疾病防治及康复的知识。

（四）健康教育

（1）向患者及家属讲解合理饮食的重要性，忌油腻、暴饮暴食。

（2）向患者及家属讲解并发症有关知识。如有高糖血症，应口服降糖药或注射胰岛素。

（3）定期随访。

八、阑尾炎

阑尾炎是因多种因素而形成的炎性改变，为外科常见病，以青年最为多见，男性多于女性。临床上急性阑尾炎较为常见，各年龄段及妊娠期妇女均可发病。慢性阑尾炎较为少见。

（一）护理措施

1. 术前护理

（1）心理护理：了解患者及其家属的心理反应，做好解释安慰工作，稳定患者的情绪，向患者及其家属介绍有关急性阑尾炎的知识，使之积极配合治疗和护理。

（2）加强病情的观察：定时测量体温、心率、呼吸和血压；加强巡视，观察患者的腹部症状和体征，尤其注意腹痛的变化；禁用镇静止痛剂，以免掩盖病情。

（3）避免增加肠内压力疾病：观察期间，患者禁食、输液，应用抗生素；禁服泻药及灌肠，以免肠蠕动加快，增高肠内压力，导致阑尾穿孔或炎症扩散。

2. 术后护理

（1）密切监测生命体征及病情变化：定时测量体温、心率、呼吸、血压；注意倾听患者主诉，观察患者腹部体征的变化。

（2）体位：患者全麻术后清醒或硬膜外麻醉平卧 6h 后，血压、脉搏平稳者，改为半坐卧位，以减少腹壁张力，减轻切口疼痛，有利于呼吸和引流。

（3）切口和引流管的护理：保持切口敷料清洁、干燥；保持引流管通畅，观察引流液的颜色、性质及量。

（4）饮食：患者术后禁食，经静脉补液，待肠蠕动恢复，肛门排气后，逐步恢复饮食。

（5）抗生素的应用：术后应用有效抗生素，控制感染，防止并发症发生。

（6）活动：鼓励患者术后要床上翻身，活动肢体，待麻醉反应消失后即下床活动，以促进肠蠕动恢复，减少肠粘连的发生。

（二）健康教育

（1）养成健康的生活习惯，避免暴饮暴食，注意饮食卫生。

（2）合理安排休息活动，保持精神愉快，促进康复。

（3）指导患者及家属学会疾病的基本保健知识，预防并发症的发生，如有不适应及时返院。

九、门静脉高压症

门静脉高压是一组由门静脉压力持久增高引起的综合征。大多数由肝硬化引起，少数继发于门静脉主干或肝静脉梗阻以及原因不明的其他因素。当门静脉血不能顺利通过肝脏回流入下腔静脉就会引起门静脉压力增高。表现为门–体静脉间交通支开放，大量门静脉血在未进入肝脏前就直接经交通支进入体循环，从而出现腹壁和食管静脉扩张、脾脏大和脾功能亢进、肝功能失代偿和腹水等。最为严重的是食管和胃连接处的静脉扩张，一旦破裂就会引起严重的急性上消化道出血危及生命。

（一）护理措施

1. 术前护理

（1）饮食：帮助并指导患者进食高热能、低蛋白质、多维生素的少渣饮食，这有助于减少氨的吸收及对肝功能的损伤；避免进食粗硬、油炸及有刺激性的食物，防止损伤食管–胃底曲张静脉而引起大出血。禁烟、酒，少喝咖啡和浓茶。

（2）避免引起腹压升高的因素：如剧烈咳嗽、打喷嚏、便秘、用力排便等，以免引起腹压升高而诱发曲张静脉破裂出血。

（3）肠道准备：碱性溶液可促进氨的吸收，加重病情，故肠道准备时禁用肥皂水灌肠。可口服 50% 的硫酸镁或使用生理盐水灌肠清洁肠道。术前放置胃管要轻柔，选用细管，多涂润滑油，以免引起出血。

（4）有严重腹水的患者，在使用利尿剂的同时，密切监测水电解质情况及 24h 尿量。

（5）加强营养，纠正贫血，改善凝血功能，保护肝。

2. 术后护理

（1）病情观察：密切观察患者神志、血压、脉搏变化，胃肠减压引流和腹腔引流液的性状与量，若引流出新鲜血液量较多，应考虑是否发生内出血。

（2）卧位与活动：分流术后 48h 内患者取平卧位或 15° 低坡卧位，2 ~ 3d

后改半坐卧位，避免过多活动，翻身时动作须轻柔，手术后不宜过早下床活动，一般需要卧床 1 周，以防止血管吻合口破裂出血。

（3）饮食：指导患者从流质开始逐步过渡到正常饮食，保证热量供给，分流术后患者应限制蛋白质和肉类摄入，忌食粗糙和过热食物，禁烟酒。

（4）正确记录出入量注意水电解质平衡：对使用利尿剂的患者，应监测血钾及血钠，防止发生低钾和低钠血症。观察患者的尿量，以了解肝功能情况，防止肝脏综合征。

（5）并发症的观察及护理：①出血：患者肝功能障碍，凝血功能差，极易引起出血。要密切观察患者的生命体征、尿量及腹腔引流量，观察有无出血倾向。②血栓：观察患者有无急性腹痛、腹胀及腹膜刺激征，及时发现有无肠系膜血管栓塞或血栓形成。③肝昏迷：门静脉高压分流术致使大部分门静脉血流转流至腔静脉，来自肠道血液的代谢产物不经过肝脏解毒直接进入体循环，引起肝昏迷。因此，术后要观察患者意识情况，少用或不用吗啡类药物，慎用安眠药，要监测体温变化。及时给予抗生素，预防感染，减少诱发肝昏迷的因素。

（二）健康教育

（1）患者应牢记饮食原则，宜进食新鲜、易消化、多维生素、多糖的饮食，适量食用蛋白质及脂肪类食物，忌烟酒，忌过饱。

（2）患者应继续保肝治疗，不要服用对肝有毒的药物。

（3）患者生活要有规律，劳逸结合，自我监测有无出血现象，发现异常应及时就诊。

十、结肠癌、直肠癌

直肠癌病因尚不明确，可能与肠内息肉、炎症刺激、饮食习惯及遗传因素有关。主要临床表现为便血、排便习惯改变、腹痛、腹胀及粪便变形变细，晚期可出现贫血及消瘦等症状。如侵犯膀胱，可有排尿不畅；如肝转移，则有肝大、腹水及黄疸等症状。

（一）评估要点

1. 病因

尚不完全清楚，一般认为与高脂肪、低纤维素饮食、家族性腺瘤和息肉、慢性溃疡性结肠炎等有关。

2. 症状及体征

（1）结肠癌：排便习惯与粪便性状改变，腹部持续性隐痛，腹部有结节状肿块。晚期出现肠梗阻症状，患者可出现贫血、低热等体征。

（2）直肠癌：直肠癌早期无明显症状，当癌肿发展为溃疡或感染时，才出现症状。可有排便不适、不尽感，有脓血便、腹胀且阵发性腹痛、肠鸣音亢进、大便困难。

（二）护理措施

1. 术前护理

（1）心理护理：大多数直肠癌根治术患者腹部带有永久性人工肛门，患者对此顾虑重重，情绪低落。应给予健康指导，消除其思想顾虑，减轻心理负担，树立信心，配合治疗。

（2）加强营养：术前应多给予高蛋白、高热量、丰富维生素、易消化的少渣饮食，必要时，少量多次输血，以纠正贫血和低蛋白血症。

（3）肠道准备：充分的肠道准备非常重要，可以增加手术成功率和安全度。具体步骤为：①术前 3d 服用肠道准备药物——抗生素和泻药，年老体弱者可服用液状石蜡 50mL，每天 2 次，以抑制肠道细菌、预防术后感染和有效的清洁肠道。②术前 1d 禁食，遵医嘱补液，根据患者情况进行肠道准备，如无梗阻可行全消化道灌洗。如有梗阻行清洁灌肠。注意肠道准备过程中患者的情况，防止患者虚脱。

（4）手术日晨留置胃管和尿管。

2. 术后护理

（1）密切观察病情变化：直肠癌根治术创面较大，出血较多，要注意伤口渗出及引流情况，必要时给予心电监测，及时发现出血现象。

（2）体位：病情平稳者，可改半坐卧位，以利腹腔引流。

（3）饮食：禁食，胃肠减压期间由静脉补充水电解质。2～3d后肛门排气或结肠造口开放后即可拔除鼻饲管，肠减压，进流质饮食：若无副作用，改为半流质饮食。术后1周可进少渣饮食，2周左右可进普食，应给予高热量、高蛋白、丰富维生素、低渣的食物。

（4）腹腔引流管的护理：保持能前引流管通畅观察记录引流液的颜色、性质及量。

（5）预防伤口感染：保持床单元清洁，如有污染，及时更换。结肠造瘘口与伤口之间，用塑料薄膜妥善隔开肛门部切口可用稀释络合碘或高锰酸钾溶液（1∶5000）坐浴。

（6）结肠造瘘护理：结肠造瘘开放后，要指导患者学会自我护理。①皮肤护理：每日2次用清水洗净造瘘口周围皮肤，涂抹氧化锌膏或造口粉，防止皮肤红肿、破溃，保持皮肤的完整性。②假肛袋的使用：要准备几个交替使用（有条件可使用一次性假肛袋），要注意及时清理，避免感染和臭气；掌握正确的换袋技术。③掌握适当的活动强度，避免增加腹压，引起肠黏膜脱出。④症状观察：结肠造瘘常见的并发症有瘘口狭窄、造瘘肠端坏死、瘘口肠管回缩及瘘口水肿，要注意观察粪便量及形态、瘘口形态及变化，发现异常及时处理。

（7）导尿管护理：为防止术中输尿管及膀胱损伤，防止直肠切除术后膀胱后倾所致的尿潴留，术前留置导尿管，做好尿管护理，每日消毒尿道口，保持会阴部清洁。拔管前应先夹闭尿管，定时开放，训练膀胱张力，膀胱功能恢复后方可拔管。

（三）健康教育

（1）出院后进食要有规律。应选用易消化的少渣食物，避免过稀和粗纤维较多的食物。以豆制品、蛋类、鱼类为好。水果和蔬菜易使粪便变稀及次数增多，可食用菜汤和果汁。

（2）锻炼每日定时排便，逐渐养成有规律的排便习惯。

（3）患者要自我监测，发现人工肛门狭窄或排便困难，应及时就诊。

（4）解除患者焦虑，讲解疾病特点及如何自行护理人工肛门。

（5）合理膳食，并讲解化学治疗、放射线治疗有关事项。

十一、胃癌

胃癌在我国各种恶性肿瘤中居首位，胃癌发病有明显的地域性差别，在我国的西北与东部沿海地区胃癌发病率比南方地区明显为高。好发年龄在 50 岁以上，男女发病率之比为 2∶1。胃癌的预后与胃癌的病理分期、部位、组织类型、生物学行为以及治疗措施有关。

（一）护理措施

1. 术前护理

（1）心理护理：向患者耐心解释，安慰和鼓励，解释胃癌手术的必要性和可治性。用实例说明手术的效果，解除患者的顾虑，消除其悲观情绪，增强患者对治疗的信心，积极配合治疗和护理。

（2）增强营养的摄入量：因患者进食后常有胃部饱胀感及疼痛，患者常食欲缺乏，进食量过少。协助不能自理的患者进食，给予饮食指导。宜进低脂、高蛋白、新鲜易消化的食物，少食多餐。如患者进食量过少，可给予静脉输液或肠内营养。

（3）洗胃：幽门梗阻患者术前 3d 用生理盐水洗胃，以减轻胃壁水肿。

（4）用药：按时应用减少胃酸分泌、解痉及抗酸的药物，观察药物疗效。

（5）其他：术时放置胃管，防止麻醉及手术过程中呕吐，便于手术中操作，减少手术时腹腔污染。术前 1d 准备同一般外科护理常规。

2. 术后护理

（1）病情观察：观察患者的脉搏、呼吸、神志、肤色、尿量、切口渗液情况。

（2）体位：术后取平卧位，血压平稳后可取低半坐卧位，以减轻腹部切口张力，减轻疼痛，以利于呼吸和循环。

（3）胃管的护理：胃管要固定牢固，严防脱出。保持胃管通畅，每日用生理盐水冲洗胃管 4 次，每次不超过 10mL，冲洗胃管时动作要轻，胃管不通时及时通知医生。要注意观察胃液的颜色、性质和量。并准确记录 24h 胃液的量。术后 3～4d，胃肠引流液量减少，肠蠕动恢复后即可拔除胃管。

（4）并发症的观察

a.出血：术后 24h 胃液量一般不超过 600mL，呈咖啡色或暗红色。如胃管内每小时胃液量超过 150mL，颜色呈鲜红色，应考虑出血，应通知医生并立即建立两条静脉通路，给予心电监测、配血。

b.梗阻：患者进食后腹胀、恶心、呕吐，24h 内无排气，提示患者有肠梗阻，应立即嘱患者禁食并通知医生。

c.倾倒综合征：患者于进食时或进食后 5～30min 出现上腹饱胀、心悸、出汗、头痛、恶心、呕吐等症状，可持续 15～30min，平卧 15～30min 后，症状可逐渐减轻或消失。这是由于吻合口过大，食物排空过快，高渗食物进入空肠，吸入大量细胞外液和刺激腹腔神经丛所致，应嘱患者少食多餐，饭后平卧 30min，饮食以高蛋白质、高脂和低糖为主，不吃过甜、过咸、过浓的饮食，多数可在 1～2 年内自行减轻或消失。

（5）饮食护理：术后待肛门排气后拔除胃管，拔管当天给少量饮水，每次 1～2 汤匙，1～2h l 次；第 2 天给半量流食，每次 50～100mL，2h l 次；第 3 天给全量流食，每次 100～200mL；第 4 天可进半流质饮食；第 10～14 天可进软食。术后 1 个月内应少食多餐，禁食酸辣和粗纤维食物。

（6）活动：鼓励患者术后早期活动。早期活动可促进肠蠕动，预防肠粘连，促进呼吸和血液循环，减少并发症。

（7）患者卧床期间做好生活护理：协助患者洗脸洗脚，病情许可时洗头擦澡，满足患者生理需求。

（8）镇痛：术后患者有不同程度的疼痛，适当应用止痛药物。

（9）输液：应用抗生素，禁食期间应静脉补充液体，提供患者所需电解质和营养素，并应用抗生素预防感染。

（二）护理问题

1.疼痛

疼痛与术后伤口有关。

2.恐惧、焦虑

恐惧、焦虑与对疾病缺乏了解，担忧癌症预后有关。

3. 生活自理能力缺陷

生活自理能力缺陷与术后留置引流管有关。

4. 活动无耐力

活动无耐力与术后长时间卧床、禁食有关。

5. 潜在并发症

潜在并发症包括出血、梗阻、倾倒综合征。

6. 知识缺乏

患者缺乏术后饮食知识。

十二、胰腺癌

胰腺癌是一种恶性程度很高，诊断和治疗都很困难的消化道恶性肿瘤，约90%为起源于腺管上皮的导管腺癌。其发病率和死亡率近年来明显上升，是预后最差的恶性肿瘤之一。胰腺癌早期的确诊率不高，手术死亡率较高，而治愈率很低。本病发病率男性高于女性，男女之比为（1.5~2）：1，男性患者远较绝经前的妇女多见，绝经后妇女的发病率与男性相仿。

（一）护理措施

1. 术前护理

（1）改善营养状况：体弱、贫血或低蛋白血症的患者，多次少量输新鲜血液制品，进高蛋白质、高热量食物。胃肠道反应严重的患者可静脉给予富营养，补充蛋白或留置鼻饲管（经鼻至十二指肠或空肠）给予胃肠内营养。胃肠内营养可给予营养素或回输胰液、胆汁等引流液，并根据患者情况给予适宜的浓度和温度，以利于患者对脂类的吸收。术前改善患者的营养状态，对降低术后并发症有重要的作用。

（2）增强凝血功能：梗阻性黄疸患者，因胰胆管阻塞影响脂类食物的消化、吸收，致维生素 K 及依赖维生素 K 的一些凝血因子缺乏；长期胆管梗阻所致的肝功能损害，亦可导致其他不依赖维生素 K 的凝血因子缺乏，容易发生纤维蛋白溶解现象，使手术野广泛出血。故术前应注射维生素 K 和保肝治疗，改善肝功能。

（3）经皮经肝胆道置管引流（PTCD）管护理：详见 PTCD 检查后护理。

（4）控制血糖：对合并高血糖者，应调节胰岛素用量。

（5）皮肤护理：黄疸患者皮肤瘙痒，指导患者不要搔抓，勤洗澡勤更衣。

（6）心理护理：保持乐观的情绪和松弛的状态有利于手术的成功。

（7）疼痛护理：对于疼痛剧烈的胰腺癌患者，及时给予有效的镇痛剂止痛，并教会患者应用各种非药物止痛的方法。

2. 术后护理

（1）体位：见外科一般护理常规，早期半坐卧位有利于患者的呼吸及引流。

（2）密切监测生命体征：给予吸氧，心电、血氧、血压监测，观察体温、心率、呼吸、血压变化以及神志、精神状态。监测血糖，以了解胰腺的内分泌功能。

（3）妥善固定并观察引流管：胃管、胰肠引流管、胆肠引流管、FTCD管和胰支架管。嘱患者翻身时保护好各种引流管，防止脱出及打折。保证胃肠减压的有效性，避免胃酸通过体液因子刺激胰腺分泌，引流管位置要低于引流管皮肤出口处。观察引流液的颜色、性质并记录 24h 量，如有异常，应及时通知医生并给予相应处理。

（4）营养：胰腺癌患者由于术前营养状况较差，术后禁食时间较长，各种引流较多，患者体液丢失较多。要保证静脉通畅，及时补充营养物质，维持正常的出入量，保证水和电解质的平衡。

（5）活动：术后第 1 天，可鼓励患者坐起及在床上活动。术后第 2 天可鼓励患者床边活动。以促进胃肠功能恢复，尽快排气，预防肠粘连及肺部感染。

（6）常见并发症的观察：

a. 出血：由于胰液消化腐蚀手术区血管或患者凝血机制改变，可导致大出血。发现患者血性引流液引出较多或心率、血压有变化时，应及时给予止血处理。

b. 胰腺炎：查血淀粉酶和胰液淀粉酶，有异常时及时处理。

c. 胰瘘：术后 1 周左右发生，表现为上腹部突然剧烈疼痛或持续性胀痛、发热、腹膜刺激征（+）胰液从引流管里流出，引流液淀粉酶明显升高。

胰瘘发生后应保持引流管通畅，保护好引流管周围皮肤，经常换药，保持干燥，防止因胰液外渗引起皮肤糜烂。遵医嘱给患者输注抑制胰腺分泌的药物，以争取最佳疗效。

d. 胆汁性腹膜炎：发热、腹膜刺激征（+），引流液为胆汁样液体。

e. 胃排空障碍：患者术后 7d 仍不排气，每日置液量大于 500mL，称胃排空障碍。可经胃镜或上消化道造影明确诊断，应给予胃肠减压，营养支持，并使用促进胃肠动力的药物、理疗等处理方法。胃排空障碍的患者心理负担较重，应给予心理支持。

f. 胰腺假性囊肿：多由于炎性渗出物不能吸收而外溢，周围被增生的纤维组织包裹而成。囊肿成熟后可手术治疗。

3. 做好基础护理

患者禁食期间做好口腔护理，保持口腔湿润；每晚给予会阴部冲洗、泡脚，使患者处于舒适体位。

（二）健康教育

（1）讲解疾病有关知识，告知出现疼痛的原因，介绍帮助缓解疼痛的方法。

（2）介绍手术环境、程序、术中配合方法、术后常见不适与并发症的预防措施、术后护理配合方法等。

（3）讲解黄疸出现的原因及其对皮肤的影响，告知不能用力搔抓皮肤的原因，介绍皮肤自我保护方法。

（4）告知凝血机制障碍的原因，嘱注意自我防护避免外伤等。

（5）讲解情绪与健康的关系，嘱保持情绪稳定，适当休息与锻炼。

（6）介绍进一步治疗（放、化疗等）的意义、方法、疗效、常见不适与并发症的预防、所需费用等信息。

（7）鼓励坚持治疗，定期随访，发现异常征象及时就诊。

（8）戒烟、戒酒。

（9）定期化疗。

（10）食高蛋白质、高维生素、易消化、无刺激性的饮食，忌暴饮暴食。

十三、乳腺良性肿瘤

乳腺良性肿瘤多发于青年妇女，大多为无痛性肿物，多在无意中发现。初期较小，但生长较快，呈圆形或卵圆形，边界清晰，多较隆突，扁平者较少，表面不甚光滑，细触之为小结节状，有些呈明显分叶状，中度硬，多无压痛，可自由推动。主要可以分为乳腺纤维腺瘤、乳腺导管内乳头状瘤、乳腺脂肪瘤、乳腺平滑肌瘤、乳腺错构瘤、乳腺神经纤维瘤和乳腺血管瘤等。

(一) 护理措施

1. 术前护理

（1）心理护理：对手术及术后预后的恐惧，患者会表现出紧张焦虑的心理状态，给予心理疏导，减轻心理恐惧。

（2）术前准备

a. 皮肤准备：目的是彻底清洁皮肤，避免手术后伤口感染而影响愈合。协助患者剪指（趾）甲，手术前1d剃去患者腋下及乳腺处的毛发，清洁皮肤。指导患者全身沐浴、洗头，备皮前应先检查手术区皮肤是否完整，有无皮疹、破溃、感染等，备皮动作要轻，避免刮伤皮肤，同时要注意勿使患者受凉。

b. 药物过敏试验：手术前1～3d根据术中及术后可能使用的药物做好药物过敏试验并记录。过敏试验阳性应在病历上做醒目标记，并通知主管医生。

c. 胃肠道准备：术前12h禁食，4～6h禁水，防止麻醉或手术过程中呕吐物误吸入气管而引起窒息或吸入性肺炎。

d. 饮食术前1d晚餐嘱患者进清淡饮食，手术前晚12h禁食，4～6h禁水。

e. 病情观察：每日4次测体温、脉搏、呼吸，注意观察病情变化，如有发热、上呼吸道感染症状、手术区域皮肤化脓感染、女患者月经来潮等应及时与主管医生联系。

f. 保证休息：要保持病室安静、各项治疗操作动作轻柔，为患者创造良好的休息睡眠环境，必要时可遵医嘱应用镇静药。

2. 术后护理

（1）体位：全麻清醒后取去枕平卧，未清醒时将其头偏向一侧。6h 后如患者生命体征平稳可取半坐卧位，以利于呼吸和引流。

（2）饮食：6h 后，如无恶心、呕吐等麻醉反应可进高蛋白高维生素的饮食，利于伤口愈合。

（3）伤口护理：定时观察切口敷料，观察是否有出血及不正常的分泌物，敷料被浸湿时要注意其颜色、性质及渗出液的量，及时更换并做好记录，防止引流管道弯折。

（4）术后化疗：为了预防术后感染，应给予抗菌、补液药物，为了促进伤口愈合，应进行超声波治疗，为了预防肺部感染，应进行雾化吸入等。

（二）健康教育

医护人员需指导患者术侧肢体避免过度活动，以免引起脂肪液化。

十四、乳腺癌

女性乳腺是由皮肤、纤维组织、乳腺腺体和脂肪组成，乳腺癌是发生在乳腺上皮组织的恶性肿瘤。乳腺癌中 99% 发生在女性，男性仅占 1%。

乳腺并不是维持人体生命活动的重要器官，原位乳腺癌并不致命。但由于乳腺癌细胞丧失了正常细胞的特性，细胞之间连接松散，容易脱落。癌细胞一旦脱落，游离的癌细胞可以随血液或淋巴液播散全身，形成转移，危及生命。目前乳腺癌已成为威胁女性身心健康的常见肿瘤。

全球乳腺癌发病率自 20 世纪 70 年代末开始一直呈上升趋势。美国 8 名妇女一生中就会有 1 人患乳腺癌。中国不是乳腺癌的高发国家，但也不宜乐观。近年，我国乳腺癌发病率的增长速度高出高发国家 1~2 个百分点。据国家癌症中心和中华人民共和国国家卫生与健康委员会疾病预防控制局 2012 年公布的 2009 年乳腺癌发病数据显示：全国肿瘤登记地区乳腺癌发病率位居女性恶性肿瘤的第 1 位，女性乳腺癌发病率（粗率）全国合计为 42.55/10 万，城市为 51.91/10 万，农村为 23.12/10 万。

乳腺癌已成为当前社会的重大公共卫生问题。自 20 世纪 90 年代全球乳腺癌死亡率呈现出下降趋势。究其原因，一是乳腺癌筛查工作的开展，使早期病例的比例增加；二是乳腺癌综合治疗的开展，提高了疗效。乳腺癌已成为疗效最佳的实体肿瘤之一。

（一）护理措施

1. 术前护理

（1）心理护理：乳腺癌患者及其家属均有不同程度的顾虑，担心手术治疗的效果及预后，使患者接受手术可能造成的形体改变，介绍有关整形，弥补缺陷的方法。患者本人因担心手术后在美观与外表方面影响生活质量，因此护士应多关心、体贴患者，耐心倾听患者诉说，了解患者心理、家庭、夫妻、感情变化，从语言、态度、行为上关心和疏导患者。对心理素质好，了解自己病情的患者，向其介绍乳腺癌相关知识，治愈率、手术成功率及正常的生活方面信息，这对治疗乳腺癌的患者起着十分重要的作用。

（2）有乳头溢液或局部穿刺者，应及时换药，保持局部清洁。

（3）术前准备：

a.皮肤准备：目的是彻底清洁皮肤，避免手术后伤口感染而影响愈合。协助患者剪指（趾）甲，手术前1d剃去患者腋下及乳腺处的毛发，清洁皮肤。指导患者全身沐浴、洗头。备皮前应先检查手术区皮肤是否完整，有无皮疹、破溃、感染等，备皮动作要轻，避免刮伤皮肤，同时要注意勿使患者受凉。

b.药物过敏试验：手术前1~3d根据术中及术后可能使用的药物做好药物过敏试验并记录。过敏试验阳性应在病历上做醒目标记，并通知主管医生。

c.胃肠道准备：术前12h禁食，4~6h禁水，防止麻醉或手术过程中呕吐物误吸入气管引起窒息或吸入性肺炎。

d.饮食：术前1d晚餐嘱患者进清淡饮食，手术前晚12h禁食，4~6h禁水。

e.病情观察：每日4次测体温、脉搏、呼吸，注意观察病情变化，如有发热、上呼吸道感染症状、手术区域皮肤化脓感染、女性患者月经来潮等应及时与主管医生联系。

f.保证休息：要保持病室安静、各项治疗操作动作轻柔，为患者创造良好的休息睡眠环境，必要时可遵医嘱应用镇静药。

2. 术后护理

（1）体位护理：患者术后 6h 后生命体征平稳可取半坐卧位，以利于呼吸和引流。

（2）饮食护理：应根据患者消化功能，恢复情况而定，手术后 6h 可以饮少量，1～2d 进流食，以后逐渐恢复普通饮食，原则上增加高热量、高蛋白饮食，以维生素类为主，以促进手术创伤组织愈合。

（3）切口护理：伤口加压包扎，观察切口敷料有无渗湿，绷带松紧程度，加压包扎后患肢远端血运情况。

（4）引流管护理：指导患者床上活动时如何妥善固定引流管，观察引流是否通畅。做好负压引流管的护理，根据患者需要调节负压，妥善固定，引流管长度以患者床上有翻身的余地为宜，观察引流液的颜色、性质和量。

（5）患肢护理：术后拔管前患肢制动，患肢肩部垫软枕，指导患者进行相应的功能锻炼。观察肢端血运、温度及有无肿胀。不要在患侧测量血压、静脉输液，避免影响淋巴和血液回流。

（6）基础护理：术后 4d，生命体征正常，患者可耐受的情况下可进行床上洗头，保持清洁卫生。

（7）在患者患侧系红丝带提醒患者禁止在此侧测量血压、静脉注射以及皮下注射、提重物等。

（8）术后功能锻炼：手术当日，为促进患肢血液循环，在手术侧垫软枕，并将患肢屈肘放在胸前，可做握拳、松拳活动，根据个人情况，可以适当做并注意用力。引流管拔除后，待医生通知可以活动后，可以用患侧手摸对侧肩、同侧耳郭，将患肢伸直、抬高，逐渐与地面平行。

（二）健康教育

1. 活动

术后近期避免用患侧上肢搬动、提取物品，继续行功能锻炼。

2. 避孕

术后 5 年内避免妊娠，以免促使乳腺癌复发。

3. 乳腺自查

（1）视查：站在镜前以各种姿势（两臂放松垂直于身体两侧、向前弯腰或双手上举置于头后），观察双侧乳房的大小和外形是否对称；有无局限性隆起、凹陷或皮肤橘皮样改变；有无乳头回缩或抬高。

（2）触查：仰卧位，肩下垫软薄枕，被查侧的手臂枕于头下，使乳房完全平铺于胸壁。对称手指并拢平放于乳房，从乳房外上象限开始检查，依次为外上、外下、内下、内上象限，然后检查乳头、乳晕，最后检查腋窝，注意有无肿块，乳头有无溢液。

第二节　心胸外科

一、瓣膜置换术围术期

瓣膜置换就是把病变的瓣膜置换成功能良好的瓣膜，主要是针对心脏的瓣膜出现病变以后，无法用内科保守的方法纠正的病例进行，如二尖瓣置换、主动脉瓣膜置换或双瓣置换等。

（一）护理评估

1. 一般评估
生命体征、心理状态等。

2. 专科评估
致病因素，有无发绀、呼吸困难、二尖瓣面容，心律失常。

（二）术前护理措施

1. 积极纠正心功能不全
准确应用强心、利尿、补钾等药物治疗，注意患者主诉，测量生命体征，较重患者给予床旁心率、血压监测，避免情绪激动，必要时给予小剂量镇静药，间断吸氧。

2. 心理护理

向患者讲解手术的重要性，帮助其树立信心，配合治疗，介绍 ICU 的环境，减轻焦虑、恐惧情绪。

3. 术前指导

教会患者做深呼吸、有效咳嗽咳痰，可预防术后并发症。练习床上大小便，指导戒烟、戒酒，讲解术前需要配合的准备工作，如预防感冒、测量体重、备皮、禁食、更换衣服等。

（三）术后护理措施

1. 循环系统的监护

（1）术后应严密监测生命体征，动脉血压、中心静脉压、左房压及尿量变化。持续床边心电监护，以便及时发现心律失常。

（2）血管活性药物应用与护理：低心排血量是瓣膜置换患者最常见的术后并发症和病死原因之一。术后合理应用血管活性药物，是预防和治疗低心排血量发生的关键。如硝普钠、多巴胺、异丙肾上腺素等。应避免突然停药，出现高血压反跳。硝普钠易溶于水，但水溶性很难稳定，光照、高温、时间过长即分解产生有毒的制化物，因此，硝普钠溶液现用现配，并严格避光。

（3）注意电解质的变化，瓣膜置换术后要密切注意电解质的变化，特别是血钾，当尿多时不仅变化快，而且对心律、心率的影响极大，要保持血钾在 4~5mmol/L 之间。

（4）维持体温恒定，体温过高，可加重心脏负担，如体温超过 38.5℃，要及时给予物理降温；体温过低，末梢血管收缩，增加心脏负荷及耗氧量，要及时注意保暖。当体温 < 32℃时，还可诱发室颤，均应及时给予处理。

（5）尿量的观察：尿量是反映组织灌注情况的指标之一，每小时记录尿量 1 次，并注意尿液的颜色、性状。准确记录 24h 出入量。维持出入平衡。术后注意强心利尿，严格控制入量。

2. 呼吸系统的监护

监测肺的通气功能是预防缺氧和呼吸衰竭的关键。

（1）认真准备检查呼吸机，妥善固定气管插管，注意各接头是否正确，各接头有无漏气，气管插管位置是否正确，有无移位和脱出，监测呼吸机运转情况，若患者有自主呼吸，应观察与呼吸机是否同步。根据病情及时调节呼吸机参数。按气管插管后护理常规进行护理。

（2）拔出气管插管后给予持续吸氧，密切观察呼吸的频率、节律、双肺呼吸音、血氧饱和度，给予氨溴索 15mg 雾化吸入，指导患者行有效咳嗽，鼓励咳痰，协助翻身叩背等胸部物理治疗。鼓励患者早期进行循序渐进的活动，以促进肺复张。

3. 引流量的监测及护理

术后保持引流管的通畅，妥善固定，定时挤压，密切观察引流液的量、性状和颜色，并准确记录，一般情况下每小时从近心端向远心端挤压胸腔引流管 1 次，以防引流管不畅致心包压塞。

4. 神经系统的观察

患者术后麻醉未清醒前每小时观察双侧瞳孔大小及对光反射，清醒后定时观察肢体活动情况，及早发现脑部并发症。

5. 心律失常的监护

由于手术创伤、缺氧、电解质紊乱、术前心功能差等原因，患者术后易发生心律失常，如心动过缓、室上性心动过速、心房纤颤、心房扑动、室性期前收缩、心室颤动等，定时复查血气分析及电解质，及时消除导致恶性心律失常的隐患。

6. 基础护理

患者应卧气垫床，定时按摩受压处皮肤。拔管后协助患者定时翻身、坐起，同时给予叩背，另外要加强口腔护理，做好会阴擦洗，防止并发症发生。

7. 术后并发症的预防

（1）急性左心衰竭：患者表现为呼吸困难，不能平卧，咳大量白色泡沫痰，严重者咳粉红色泡沫痰，心慌乏力，表情淡漠，口唇发绀，胸部 X 线片示双肺瘀血。应及时给予处理。

（2）出血：引流液多并有血块或引流量突然减少时应注意观察有无心率增快、中心静脉压升高、血压下降、尿量减少及颈静脉怒张，应高度警惕发生心包压塞。轻度出血表现为镜下血尿、鼻出血、瘀点、牙龈出血、皮肤瘀斑等；重度出血表现为肉眼血尿、咯血、呕血、黑粪、便血、心包积血、颅内出血等。

（3）血栓形成与栓塞：瓣膜置换术后均需抗凝治疗。机械瓣置换术后则需终身抗凝治疗，生物瓣一般抗凝治疗 3～6 个月。在切口不渗血的情况下，术后要及时抗凝，防止血块的凝集和阻塞。

（四）健康教育

1. 按时定量

服用华法林抗凝药物、强心利尿药物。

2. 定期随访

出院后每 2 周来院门诊 1 次，3 个月后每 4 周 1 次；若凝血酶原时间不稳定，仍应每周 1 或 2 次测定凝血酶原时间。

3. 休息

出院后休息半年，避免活动量过大和劳累，但可逐步增加活动量。

4. 饮食

注意营养，少食维生素 K 丰富的食物，以免影响抗凝药效果，避免暴饮暴食，少量多餐，以清淡易消化食物为主，供给富含维生素及含钾高的蔬菜和水果，如有较严重心力衰竭、水肿，应严格控制食盐的摄入，忌吸烟、酗酒。

5. 指导患者

观察皮肤黏膜出血情况，如鼻出血、皮肤轻微碰撞即出现瘀血斑、女性月经量增多、血尿、便血等。如出现头痛、头晕或肢体麻木或障碍，应警惕有血栓形成，及时与医师取得联系，复查血小板。

二、房室间隔缺损围术期

房室间隔缺损是指原始心房间隔在发生、吸收和融合时出现异常，左右心房之间仍残留未闭的房间孔，造成心房之间左向右分流，为最常见的先天性心脏病之一，也是手术治疗效果最佳的病症。

室间隔缺损，简称室缺，是指室间隔在胚胎发育不全，形成异常交通，在心室水平产生左向右分流，它可单独存在，也可是某种复杂心脏畸形的组成部分。室缺约占先心病总数的 20%。

（一）护理评估

1. 一般评估

一般评估包括生命体征、心理状态、发育状况等。

2. 专科评估

专科评估包括缺氧程度，有无发绀、劳力性呼吸困难、杵状指。

（二）术前护理要点

1. 呼吸道的护理

先心病患儿易患上呼吸道感染并不易治愈，术前要预防治疗呼吸道感染，必要时可给予抗感染治疗。

2. 心功能的准备

患儿入院后嘱注意休息，避免剧烈活动，降低机体耗氧量，对于肺动脉压较高的患儿可每次吸氧 2 ~ 3 次，每次 30min 至 1h。

3. 合理饮食

术前进高蛋白、高维生素、易消化的半流质饮食，如鱼、鸡汤、蔬菜等，适当饮水。对于低体重营养不良的患儿，需加强人工喂养，进食差者要静脉补液并控制液体入量。

4. 心理护理

在入院后、治疗前要与患儿及家属建立良好的人际关系，尽快与他们熟悉并取得其好感，去除患儿恐惧、陌生的感觉，多表扬、鼓励患儿，操作动作要轻柔、熟练、准确，为术前治疗及术后护理创造条件。

（三）术后护理要点

1. 拔管前呼吸道的护理

（1）患者术后进入 ICU 后，常规接呼吸机，听诊双肺呼吸音是否对称，检查各管道连接是否正确，拍摄床旁胸片，以确定气管插管及各种导管的位置，必要时予以调整。妥善固定气管插管并做好标记。

（2）带呼吸机期间，在患儿还未达到拔管指标时，应防止患儿与呼吸机的对抗，给予适当镇静，可给予吗啡 10mg 加入 0.9% 氯化钠液 10mL 以每小时 1mL 缓慢泵入，注意生命体征及血气的监测。

（3）给予约束带适当固定，以防止患儿将管道拔出，桡动脉测压的患儿应用手板固定，防止动脉针脱出。

2. 生命体征的检测

（1）及时发现低心排的情况并迅速积极地给予治疗措施，严密监测血压、心率、心律、呼吸、血氧饱和度（SpO_2）、中心静脉压的变化。

（2）患儿术后返回 ICU，都有一个短暂的低温过程，末梢循环差，直接影响到 SpO_2 监测结果及酸碱代谢情况，因此要注意全身及四肢的保暖，以改善末梢循环。

（3）体温过高则易引起心动过速，代谢增加，心肺负担加重。故体温升高 > 38℃时，应给予冰袋物理降温，防止发生高热。

3. 引流管的护理

（1）注意观察胸腔引流管的引流情况，术毕引流管应每隔 15min 挤压 1 次，尤其在使用止血药后，更应注意挤压胸腔引流管以防止血块阻塞，1h 后根据引流量及引流液的性状，酌情延长挤压间隔时间。

（2）术后记录每小时尿量、24h 累计出入量，观察尿液性状、pH 及比重，尿量若减少，要及时分析原因，报告医生。应用利尿药后注意补钾，防止电解质紊乱。

4. 拔管后肺部的护理

（1）拔管后加强体疗，协助排痰，鼓励患儿咳嗽咳痰。婴幼儿可经鼻导管吸痰。

（2）用化痰利痰药物，给予雾化吸入。

（四）健康教育

（1）嘱患儿及家属 1 个月后复查 B 超、X 线等，与出院结果对照，了解恢复情况。

（2）预防感冒及肺部感染，开窗通风时注意保暖。学龄儿童休息 3 个月后可上学，平时避免剧烈活动。

（3）儿童术后 1 个月避免免疫接种，因体外循环可改变儿童的免疫反应。

三、冠状动脉旁路移植围术期

冠状动脉旁路移植术是让心脏搏出的血从主动脉经过所架的血管桥（主要采用乳内动脉、大隐静脉及桡动脉），流向因引起狭窄或梗阻的冠状动脉远端而到达缺血的心肌，从而改善心肌的缺血、缺氧状态。

（一）护理评估

1. 一般评估

一般评估包括生命体征，心理状态等。

2. 专科评估

专科评估包括心功能分级，有无呼吸困难、心律失常、心绞痛症状出现的时间及变化。

（二）术前护理措施

1. 呼吸道的准备

（1）有吸烟史的患者入院后应戒烟，保持室内空气清新，定时开窗通风换气，预防、控制呼吸道感染。夏季控制空调温度，不可过低，冬季开窗时注意保暖。

（2）指导患者掌握腹式呼吸。将双手放在腹部肋弓下缘，患者吸气时将手顶起，呼气时双手轻轻施加压力，使膈肌尽量上升，并逐渐去除手的辅助作用。

（3）指导患者学会有效咳嗽。患者尽可能坐直，进行深而慢的腹式呼吸，吸气后屏气 3～5s 后用力从胸部深处咳嗽，用两次短而有力的咳嗽将痰咳出。

（4）根据病情术前每天 3 次吸氧 1h，改善心肌缺氧状态。

2. 心理护理

（1）术前详细了解患者的心理状态与需求，针对不同的心理状态，积极主动与患者及家属交谈。

（2）将同病种的患者安排在同一病室，以便患者相互鼓励，消除顾虑，增强信心。

（3）说明手术的重要性和必要性。

3. 饮食护理

严密监测血糖和尿糖，限制高糖、高脂肪饮食，控制体重，以减轻心肌耗氧量。

4. 指导患者预防和解除便秘

（1）冠心病患者应避免便秘，因用力排便时，心率加快，血压增高，增加心肌耗氧量，同时腹压增高，加重心脏负担，易诱发心绞痛，严重者可导致猝死。

（2）预防便秘：鼓励患者多食含纤维素多的食物，如带皮的新鲜水果和各种蔬菜，食用粗纤维食物时应从少到多，逐渐增量，以免对肠道刺激而引起腹泻或梗阻；对于没有禁忌要求的患者每天鼓励饮水 2000～3000mL，最好在早餐前半小时喝一杯热水，刺激排便，养成定时排便的习惯。

（3）如有便秘应及时告知医护人员，不要用力排便，可给予缓泻药物或开塞露。

5. 术前准备

（1）术前 1d 备皮、交叉配血及药敏试验，有便秘者给予缓泻药或开塞露促使患者术前 1d 排便 1 或 2 次。

（2）观察心率、血压，术前最佳心率在每分钟 60 次左右，血压 130/85mmHg 以下。心率大于 80 次 /min 或低于 60 次 /min 应及时通知医生。

（3）术前晚上协助患者洗澡，更换被服，减少探视人数，遵医嘱给予镇静药，使患者平稳入睡。嘱患者术晨刷牙、漱口后清洗鼻腔，清洁咽腔，遵医嘱执行术前针，卧床吸氧待手术。

（4）旁路供材的保护，大隐静脉用作旁路材料时术前避免损伤和炎症反应，禁忌下肢静脉注射。

（三）术后早期护理要点

1. 术后循环系统监测

（1）末梢循环观察：通过对末梢的观察，可以了解循环状态。如果肢端皮肤温暖、干燥、红润、弹性好，按压甲床后，甲床迅速恢复红润，则提示末梢循环良好。如果肢端皮肤湿凉、甲床发绀或皮肤有花斑，按压甲床后，恢复红润缓慢，提示末梢循环不佳，为机体温度低、心力衰竭、低心排、休克的表现，应予注意。

（2）血压：术后每 30～60min 监测 1 次血压。一般收缩压应维持在 110～150mmHg。如果血压过低可影响脑、肾血流量和移植血管的通畅，血压过高可引起出血、吻合口破裂。及时调节血管活性药物。

（3）中心静脉压：应保持在 8～12cmH$_2$O（1cmH$_2$O=0.098kPa），防止低容量性低心排，并密切观察外周循环及术侧下肢血液供应情况。

（4）密切观察心率及心律的变化，持续心电监测，发现心律失常，心动过速超过 100 次/min，心动过缓低于 60 次/min，迅速通知医师处理。

（5）引流管长度要适宜，确保引流通畅，防止血块堵塞：抬高床头 30°～45°，并观察引流液的性状、量，如引流液每小时多于 100mL 持续达 3h，色鲜红，则可能有活动性出血，应及时报告医生。

2. 呼吸系统护理

（1）注意观察患者有无烦躁或表情淡漠等脑缺氧征象，保持血氧饱和度在 97% 以上，根据血气分析结果动态调整呼吸机参数。

（2）吸痰时要注意观察痰液的颜色、性状、量，每次吸痰时间不宜超过 15s，严格无菌操作。

（3）拔除气管插管后制订肺部锻炼计划，每 2h 翻身、拍背 1 次。鼓励患者每小时做有效咳嗽、深呼吸各 10 次。咳嗽时可协助患者支托固定胸部伤口，以减轻患者疼痛。

3. 泌尿系统护理

（1）观察尿量及尿色，每小时应大于 30mL。当尿量减少至每小时 20mL 持续 2h 以上，应用利尿药无效，应警惕急性肾衰竭的发生。

（2）若尿色为血红蛋白尿，应用碱性药物碱化尿液并利尿，防止酸性血红蛋白阻塞肾小管。每天 2 次用氧化还原液擦洗会阴。

4. 患肢的护理

（1）取大隐静脉作冠状动脉移植者需用弹性绷带加压包扎，并抬高患肢（15°～30°），以达到止血目的。

（2）经常观察患肢血供情况，如肢端温度、甲床颜色、足背动脉搏动情况，了解有无血液循环障碍，并注意保暖。

（3）应注意弹性绷带加压包扎是否过紧，过紧时应及时松开重新包扎。病情稳定后，应早期离床活动，以改善局部循环；对不清醒患者，每 1~2h 床上被动活动患肢，清醒患者鼓励做腓肠肌伸缩运动，预防深静脉血栓形成。

（四）术后恢复期护理要点

（1）有效止痛：切口疼痛影响呼吸的深度和幅度，不利于肺扩张，影响患者休息，增加体力消耗。术后适当给予止痛药，以减少患者痛苦，有利康复。

（2）抗凝治疗：

a. 术后口服肠溶阿司匹林或华法林防止血栓形成，维持旁路血管通畅。

b. 观察有无出血倾向，注意观察牙龈有无出血，咳痰时是否带有血丝，大便颜色是否正常，皮肤是否容易瘀血。

（五）健康教育

（1）指导患者轮流抬高、活动下肢，促进静脉回流，预防深静脉栓塞。四肢静脉搭桥的患者应穿弹力袜，有利于侧支循环形成，减少肿胀。

（2）保持大便通畅。术后应保持大便通畅，不可过度用力，必要时可使用缓泻药。

（3）指导患者术后高蛋白、高维生素、高纤维素饮食。坚持低盐、低糖、低脂饮食。

（4）保持良好心情，不宜激动。

（5）遵医嘱按时服药，定期复查。

四、肋骨骨折合并气胸

肋骨骨折指不同的外界暴力作用方式所造成的以肋骨局部微肿疼痛，深呼吸、咳嗽或喷嚏时疼痛加剧，局部压痛明显等为主要表现的骨折。

（一）护理评估

1. 一般评估

一般评估包括生命体征，心理状态等。

2. 专科评估

专科评估包括致病因素，胸痛、胸闷、憋气症状的轻重，缺氧状况，有无反常呼吸。

（二）护理措施

1. 生命体征监测及病情观察

（1）患者入院时均有胸闷、胸痛，严重者伴有呼吸困难、发绀，甚至休克致死。

（2）入院即刻建立静脉通道，给予心电、血压、脉氧监护仪监护，并密切观察呼吸情况。

（3）建立重危患者记录单记录生命体征，密切观察病情变化，发现问题及时报告医师。同时要警惕合并其他部位损伤的存在。

（4）病情较重时，需及时留置尿管，记录尿量。

2. 呼吸道的管理

（1）患者呼吸道分泌物增多，气道受阻。当伴有肺挫伤、血气胸、多根多处肋骨骨折时易出现呼吸困难，呼吸困难缺氧处理不当易发生呼吸窘迫综合征，应密切观察患者呼吸情况及血氧饱和度，异常时及时配合医生行气管插管辅助呼吸。

（2）肋骨骨折患者因惧怕咳嗽引致疼痛，可使呼吸道分泌物聚积造成肺部感染。因此，应及时缓解疼痛，协助患者清除呼吸道分泌物。指导患者轻轻按压受伤部位，鼓励患者做有效咳嗽。痰多黏稠及血块痰不易咳出者，可给予吸痰。

（3）如合并气胸应立即确定气胸情况，并协助医生行胸腔闭式引流术。

（4）及时雾化吸入。保持呼吸道通畅，在受伤后 24～72h 尤为重要，否则很易发生湿肺及肺部感染。

3. 体位

生命体征平稳、无禁忌证者一般采取半卧位，有利于咳嗽排痰及胸腔引流，改善呼吸功能。

4. 活动

早期卧床休息，指导患者床上活动，病情好转后协助下床活动，练习深呼吸及扩胸运动。

5. 减轻疼痛的方法

（1）安慰法：护理人员要耐心倾听患者的诉说，充分表达同情和支持，适当给予安慰，鼓励患者增强战胜疾病的信心。病室安静整洁，为患者创造一个良好的住院环境，以保证患者尽可能多休息、心情舒畅。

（2）转移法：鼓励患者参加一些有益的活动，如看书、阅报、听音乐、看电视等来转移注意力，以减轻疼痛。

（3）固定：用肋骨板固定胸壁，限制肋骨骨折端活动，可起到减轻疼痛作用。

（4）指导协助排痰：局部疼痛是肋骨骨折最明显的症状，且随呼吸、咳嗽或身体转动等运动而加重，患者咳嗽排痰时指导或协助按压胸部，减少胸部张力，减轻疼痛。

（5）应用止痛药：一般胸廓基本固定后可缓解疼痛，仍有疼痛的患者早期可给予有效的止痛药物。

6. 饮食护理

（1）根据患者的体质、病情的不同，早期宜给清淡、易消化、富有营养的食物，如蔬菜、水果、皮蛋瘦肉粥等。

（2）中期：应进调节营养的饮食，如牛奶、鸡蛋、瘦肉、排骨汤、豆制品、维生素及钙质。

（3）后期：骨折尚未愈合牢固，体质未能完全恢复，应给予营养丰富的滋补品，如动物肝脏等，以补养气血、强筋壮骨，促进骨折早日愈合。

7. 预防并发症

急性肺水肿和急性呼吸窘迫综合征是本病最常见的并发症。为防止并发症的发生，应注意以下几点：

（1）输液时速度不可过快，量不宜过多。出现急性肺水肿的患者，氧气吸入时湿化瓶内用 30% ~ 50% 乙醇以降低肺泡表面的张力，改善肺水肿。

（2）要严密观察呼吸频率、心律及脉搏的变化，必要时行心电血氧饱和度监护。同时要严密观察尿量、尿色。发现尿少或无尿时，检查尿管是否通畅，限制液体量及钠的摄入，防止并发心肾衰竭。

（3）由于患者创伤大、卧床时间长，易并发压疮、便秘、泌尿系感染，老年人坠积性肺炎，均按卧床患者常规护理。

8. 心理护理

（1）针对不同病情，不同年龄、不同社会文化层次介绍疾病情况、治疗措施、注意事项、预后等方面知识，帮助解除思想顾虑，让其有安全感，树立信心，医患配合。

（2）对于使用呼吸机的患者，不能与护士进行语言交流，护士要尽量通过各种示意方法或者文字了解患者的想法和要求，满足其需要。还要经常向患者讲解配合呼吸机治疗的必要性，消除患者的思想顾虑及恐惧感，以取得患者充分的信任和配合。

（三）健康教育

（1）置引流管的患者往往有不自主的患侧肩部外斜、不敢直立，护士应给患者示范正确的姿势，头端正，肩放平，腰板挺直，以免造成斜肩和脊柱弯曲畸形。

（2）注意加强患者上肢功能锻炼，如抬高上肢，做取、拿动作，指导患者出院后适当增加胸廓活动，多做深呼吸运动。

（3）同时注意调节饮食，保持良好的心态，保证充分的休息和睡眠时间，可促进早日康复。

五、创伤性血气胸

血气胸是指胸部外伤后所造成的胸膜腔积血、积气。

（一）护理评估

1. 一般评估

一般评估包括生命体征、心理状态等。

2. 专科评估

专科评估包括致病因素，意识状态，胸闷、憋气、缺氧症状的轻重及变化情况。

（二）护理措施

1. 急救的护理

（1）在患者入院时护理人员应立即准备好抢救器械，包括胸腔闭式引流器械包、胸腔引流瓶、吸氧管、吸痰器、气管切开包、深静脉穿刺包、输血器、输液器及各种抢救药品等。

（2）搬动创伤性血气胸的患者时，应双手平托患者的躯干部，保护患者的受伤部位。抬、撤、放等动作要轻柔，勿牵拉、扭曲，避免再损伤，并注意保护其他受伤部位。

（3）立即去掉污染衣裤，暴露受伤部位，如有反常呼吸，用弹力绷带加压包扎胸部，以减轻疼痛和控制反常呼吸，避免加重胸部损伤。

（4）及时纠正休克

a. 快速建立静脉通道：立即选择粗大的静脉进行留置针穿刺固定，伴有休克或心脏损伤者应行深静脉穿刺置管。因为深静脉（颈内和股静脉）的每分钟血流量为 2500mL 左右，而肘部浅静脉仅为 200mL 左右。故深静脉置管能满足快速输血、输液的需要，有效地保证快速扩容，缩短大脑等重要脏器的缺血、缺氧时间。

b. 严密观察病情变化：根据病情，每 15～30min 测心率、呼吸、血压 1 次，并详细记录。立即给予留置导尿管，每小时测量尿量，观察尿色，如尿量每小时少于 25mL，尿色变深呈酱油色，说明有效循环血量不足，需加速输血、输液。

c. 对严重休克患者应平卧位，收缩压稳定在 85mmHg 以上时，应予半卧位，以利胸腔引流，减少血液对肺脏的压迫，促使肺扩张。

d. 胸腔内大量的积血、积气，可使气管移位，肺脏可被压缩 30% 以上，应迅速排出胸腔积血、积气，协助医生进行胸腔闭式引流。如患者呼吸、循环衰竭，应在抢救休克同时立即给予术前准备。

胸腔闭式引流的护理内容如下：

a. 保持引流管通畅，密闭和无菌，妥善固定管道，防止扭曲、受压、折叠，定时挤捏，防止管道阻塞，检查管道是否密闭，引流瓶有无破损。

b. 水封瓶长玻璃管没入水中 3～4cm，管内液面高于瓶内液面 8～10cm，管内水柱随呼吸上下移动，幅度为 4～6cm，若长管内无液体或气泡溢出，水柱无波动，患者感胸闷、气促，提示引流管阻塞。

c. 患者取半卧位，利于肺复张及引流，水封瓶液面应低于引流口水平 60cm，站立时，水封瓶放于膝关节以下，防止瓶内液体流入胸腔。

d. 每日更换胸腔引流瓶，并严格无菌操作。更换方法：首先用两把止血钳相反方向夹闭引流管再更换，避免污染长管，盖紧瓶盖，必须检查确定长管在水面以下，才可放开止血钳，并在瓶身标记水位高度。

e. 若 24h 引流液小于 50mL，夹闭引流管无呼吸困难，X 线胸片示肺复张良好，即可拔管，拔管后注意有无呼吸困难、胸闷、胸痛、切口渗血、皮下气肿，发现异常及时通知医生处理。

f. 如每小时胸腔引流大于 200mL，并持续 2～3h 结合患者血压及中心静脉压变化，考虑胸腔有活动性出血，应及早报告医生处理。

（5）保持呼吸道通畅，维持有效通气：

a. 常规给予氧气吸入，提高肺泡氧分压，增加血氧含量。气管插管或气管切开患者，呼吸道失水增加，加强气道湿化和痰液稀释。

气管插管患者气道湿化的方法如下：

方法一：呼吸机湿化器加无菌蒸馏水，湿化器温度保持在 50℃ 左右，使气道口气体温度维持在 32～35℃ 之间，温度过低，起不到加温、加湿效果；温度过高，易烫伤气道黏膜。

方法二：用生理盐水 50mL，盐酸氨溴索 15mg 用输液微泵持续气道内滴注，滴注速度为 4～8mL/h，如痰液黏稠，根据病情调整速度。

方法三：定时用注射器向气道内推注湿化液，推注湿化液量根据病情调整。

患者呼吸与呼吸机对抗，明显痰鸣音或血氧饱和度下降时，给予吸痰，吸痰前后酌情提高氧浓度，使血氧饱和度升高。

b. 神志不清者，头偏向一侧，防止呕吐物或分泌物过多致窒息，随时准备气管插管。

c. 鼓励患者深呼吸、咳痰、排痰，痰液黏稠不易排出时，可给予雾化吸入，同时协助患者翻身、拍背。

2. 并发症的护理

（1）防止肺不张，预防肺感染：

a. 在患者清醒后指导患者每小时进行 3～5 次深呼吸，以利肺的复张，促使气体和引流液的排出。

b. 指导患者进行有效的咳嗽排痰活动，因为咳嗽有利于引流，鼓励患者咳嗽，以尽早排出肺内痰液和陈旧性血块，促使肺复张。

c. 咳嗽无力的患者，护士可一手按压切口，另一手的中指按压胸骨上窝处，刺激总气管，引起咳嗽反射利于患者咳痰。

d. 指导患者早期下床活动，如无合并其他脏器损伤，一般术后 24h 可协助患者下床活动。

（2）减轻疼痛与不适：对合并肋骨骨折的患者，采用胸部护板固定，当患者咳嗽、咳痰时应协助或指导患者及家属用双手按压患者胸壁，以减轻疼痛，疼痛剧烈者，遵医嘱给予止痛药。

3. 饮食和活动的指导

（1）无合并伤者，术后 6h 给予清淡流质饮食，观察有无呕吐及不适，逐渐给予软食、普食，应以高蛋白、高热量、含丰富维生素、纤维素及易消化的饮食为主。

（2）保持大便通畅，避免用力排便。病情允许时应及早指导患者带管下床活动和肺功能锻炼，避免用力及负重活动。

4. 心理护理

（1）当意外事故创伤而致机体发生急剧变化时，患者将产生一种紧迫感和危机感，心理行为也随之发生不同程度的变化。过度的心理行为障碍会引起躯体的病态，导致免疫功能下降而致各种疾病。因此，要协调和疏导患者的心理行为，使患者处于最佳的心境环境中。

（2）加强与患者沟通，做好病情介绍，解释疼痛、呼吸困难的原因、持续时间、预后情况，说明各项诊疗工作的必要性，告知配合治疗的重要性，采取半卧位有助于引流管引流，缓解呼吸困难，帮助患者树立战胜疾病的信心。

（三）健康教育

（1）注意保暖，预防感冒。严禁患侧卧位，以免加重胸痛。

（2）给予营养丰富易消化的食物，尽量避免刺激性的饮食，戒烟、戒酒。

（3）两个月内禁止提、举重物，防止骨折处愈合不良或引起再次骨折发生。适当参加锻炼，避免过度屈伸胸廓。

（4）每日晨、晚做有效深呼吸，促进肺复张。教会家属用双手按压骨折部位减轻咳嗽造成疼痛的方法。

（5）嘱咐患者如有胸痛加剧、胸闷气促、发热等情况应及时就诊。

第十二章　内科护理

第一节　呼吸内科护理

一、支气管哮喘

支气管哮喘是一种由嗜酸性粒细胞和淋巴细胞等多种炎症细胞参与的气道慢性炎症。发病特点是反复发作，暂时性及严重的呼气性呼吸困难。

（一）护理措施

（1）环境安静，避免精神刺激，保持空气新鲜，温度、湿度适宜，避免或去除诱发因素。

（2）帮助患者选择舒适的卧位，如坐位或半坐卧位。

（3）给予营养丰富的清淡饮食，多吃水果、蔬菜。禁止食用可引起哮喘发作的食物，如鱼、虾等。

（4）保持口腔清洁，增进食欲。

（5）密切观察发作先兆，如胸部发紧、呼吸不畅、喉部发痒、干咳、精神紧张等。有先兆时，应立即给予解痉剂，保持呼吸道通畅。

（6）发作时要守护及安慰患者，缓解紧张情绪，出汗多时应及时为患者清理、更换被服，使患者舒适。

（7）哮喘发作严重，有烦躁不安、精神紧张者，应遵医嘱给药，并给予心理护理。

（8）指导患者深呼吸和有效地咳嗽，协助其多饮温开水，鼓励患者咳出痰液。

（9）纠正低氧血症：

一般哮喘者可在入睡前吸氧 1～2h，持续哮喘者可用低流量持续吸氧。

（二）护理问题

1. 气体交换受损

气体交换受损与疾病致肺通气（换气）功能障碍有关。

2. 睡眠形态紊乱

睡眠形态紊乱与心悸、憋气有关。

3. 焦虑、恐惧

焦虑、恐惧与担心疾病预后有关。

4. 清理呼吸道无效

清理呼吸道无效与痰液黏稠，不易咳出有关。

5. 活动无耐力

活动无耐力与疾病致体力下降有关。

6. 知识缺乏

患者缺乏支气管哮喘的预防保健知识。

（三）健康教育

（1）休养环境要舒适安静，空气新鲜，如室温高且干燥可使用超声波空气加湿器。

（2）根据气候的变化随时增减衣服，避免受凉，减少上呼吸道感染。

（3）避免接触刺激性气体，如油漆、灰尘、油烟等。居室内禁放鲜花，禁养猫、狗等宠物。

（4）饮食上应多食高维生素（如绿叶蔬菜、水果）、高蛋白（如瘦肉、豆制品）、粗纤维（如芹菜、韭菜）的食物，少吃可能引起哮喘发作的食物（如海鲜类等）。

（5）按时服药。遵医嘱按时服用出院带药，请勿擅自停药或减量。

（6）避免剧烈运动，可选择适合自己的运动，如散步、打太极拳等。

二、肺炎

肺炎是指终末气道、肺泡和肺间质的炎症。可由细菌、病毒、真菌、寄生虫等致病微生物，以及放射线、吸入性异物等理化因素引起。临床主要症状为发热、咳嗽、咳痰、痰中带血，可伴胸痛或呼吸困难等。幼儿性肺炎，症状常不明显，可有轻微咳嗽。细菌性肺炎采用抗生素治疗，7~10d多可治愈。病毒性肺炎的病情稍轻，抗生素治疗无效。

（一）护理措施

（1）卧床休息，取坐位或半坐卧位，遵医嘱给予合理氧疗。

（2）病室每日通风两次，每次30min，保持室内空气新鲜，温度、湿度适宜。

（3）饮食以高热量、易消化的流食、半流食为宜。

（4）加强口腔护理，使口腔清洁舒适。

（5）胸痛或剧咳者，可取患侧卧位或按医嘱给予镇咳药。指导患者使用放松术或分散患者注意力。

（6）对高热者给予物理降温，监测体温变化。注意末梢循环，高热而四肢发冷、发绀时，提示病情加重。

（7）严密观察病情变化，如精神状态、面色、肢体温度、体温、脉搏、呼吸、血压及尿量。

（8）指导患者正确留取痰标本，同时观察痰的颜色、性状、气味等。

（9）鼓励患者多饮水，以利于痰和毒素的排出。指导患者有效地咳嗽、咳痰。

（10）根据生活自理程度，协助患者进食、洗脸、洗脚，及时更换潮湿的衣物，满足患者生活需要。

重症肺炎出现中毒性休克时：

（1）监测血压、尿量的变化，随时调整升压药的浓度和输液速度。

（2）对无力咳痰者给予吸痰，保持呼吸道通畅，必要时遵医嘱给予雾化吸入或深部机械排痰。

（3）保证静脉输液通路畅通，控制输液速度，保证抗生素的足量按时输入，并防止肺水肿。

（4）根据病情备好抢救药品和器材。

（二）护理问题

1. 清理呼吸道无效

清理呼吸道无效与痰液黏稠而不易咳出有关。

2. 低效型呼吸形态

低效型呼吸形态与疾病致肺通气功能障碍有关。

3. 体温过高

体温过高与感染致病菌有关。

4. 活动无耐力

活动无耐力与疾病致体力下降有关。

5. 知识缺乏

患者缺乏肺炎的预防保健知识。

（三）健康教育

（1）进行适当的体育锻炼，以增强机体抵抗力。

（2）加强营养，进食高蛋白、高热量、低脂肪的饮食。

（3）戒烟、酒，减少异物对呼吸道的刺激。

（4）预防再感染，根据天气变化及时增减衣服，在感冒流行时少去公共场所。

三、慢性阻塞性肺疾病

慢性阻塞性肺疾病（COPI）是一种具有气流阻塞特征的慢性支气管炎和（或）肺气肿，可进一步发展为肺心病和呼吸衰竭的常见慢性疾病。与有害气体及有害颗粒的异常炎症反应有关，致残率和病死率很高，全球 40 岁以上发病率已高达 9% ~ 10%。

（一）护理措施

（1）卧床休息，呼吸困难时应取半坐卧位或坐位。

（2）病室每日通风两次，每次 30min，保持室内空气新鲜，温度、湿度适宜。

（3）做好心理护理，消除患者烦躁、焦虑、恐惧的情绪。持续低流量吸氧。

（4）根据患者生活自理能力，协助患者进餐，加强口腔护理。对球结膜水肿的患者，注意做好眼部护理。

（5）加强口腔护理，去垢除臭，使口腔湿润舒适。

（6）观察病情变化，如神志、呼吸深度、呼吸频率、口唇和甲床的颜色。监测动脉血气分析的变化。

（7）指导患者正确留取痰标本，同时观察痰的颜色、性状、气味等。

（8）对排痰困难者可行雾化吸入、体位引流或深部机械振动排痰，必要时机械吸痰。

（9）指导患者有效地咳痰，掌握腹式呼吸及缩唇式呼吸功能锻炼的方法。

（10）鼓励患者多饮温开水，湿化气道。

（11）在恢复期逐渐增加活动量，活动时注意加强防护，防止跌倒。

（二）护理问题

1. 气体交换受损

气体交换受损与疾病致肺通气（换气）障碍有关。

2. 清理呼吸道无效

清理呼吸道无效与痰液黏稠而不易咳出有关。

3. 自理能力缺陷

自理能力缺陷与长期卧床有关。

4. 睡眠形态紊乱

睡眠形态紊乱与心悸、憋气有关。

5. 营养失调

营养低于机体需要量与慢性疾病消耗有关。

6. 焦虑、恐惧

焦虑、恐惧与担心疾病预后有关。

7. 活动无耐力

活动无耐力与疾病致体力下降有关。

8. 知识缺乏

患者缺乏 COPD 预防保健知识。

（三）健康教育

（1）休养环境要舒适安静，每日通风换气，保持空气新鲜。

（2）根据气候的变化随时增减衣服，避免受凉，避免接触感冒患者，预防上呼吸道感染。

（3）戒烟并减少被动吸烟。

（4）饮食上应多食高维生素（如绿叶蔬菜、水果）、高蛋白（如瘦肉、豆制品、蛋类）、粗纤维（如芹菜、韭菜）的食物，少食动物脂肪以及胆固醇含量高的食物（如动物内脏）。

（5）避免剧烈运动，可选择适合自己的运动（如散步、打太极拳等），注意劳逸结合。

（6）坚持呼吸肌功能锻炼，配备家庭氧疗设施，采取低流量吸氧。

四、呼吸衰竭

呼吸衰竭是指各种原因引起的肺通气（换气）功能严重障碍，导致缺氧或二氧化碳潴留，从而引起的一系列生理功能和代谢紊乱的临床综合征。

（一）评估要点

（1）病因及诱因：有原发病史，如呼吸系统、神经肌肉疾病及药物中毒、外伤等。本次发病的诱因有呼吸、循环、精神神经、消化等功能紊乱。

（2）呼吸困难严重，出现呼吸状态改变等。

（3）意识状态改变，血压下降，心律失常；皮肤黏膜改变，如口唇、指甲等处发绀。

（4）实验室检查：血气分析有动脉血氧分压降低，二氧化碳分压增高、呼吸性酸中毒或代谢性酸中毒、代谢性碱中毒。

（二）护理措施

（1）急性呼吸衰竭者应绝对卧床休息。慢性呼吸衰竭代偿期，可适当下床活动。

（2）给予高营养、高蛋白质、富含维生素、易消化的饮食。原则上少食多餐。

（3）对于生活不能自理的患者，应协助其洗脸、洗脚，及时更换潮湿的衣物，满足患者生活需要。

（4）病情观察：除观察体温、脉搏、呼吸、血压、尿量、瞳孔变化、唇、指（趾）甲发绀程度外，应特别注意以下几项指标：

（5）神智：对于缺氧伴二氧化碳潴留的患者，在吸氧过程中，应密切观察神智的细微变化。

（6）呼吸：注意呼吸的节律快慢和深浅变化，有无呼吸抑制。如发现异常，应及时通知医生。

（7）痰液：观察痰量及性状，痰量多、黄稠，表示感染加重，应及时通知医生，留标本送检。

（8）根据医嘱给予合理氧疗。

（9）保持呼吸道通畅：对于神志清楚的患者，应鼓励患者咳痰，变换体位，促使痰液引流。不能自行排痰者，应及时吸痰，每次吸痰时间不超过15min，防止缺氧窒息，并注意吸痰时无菌操作。对烦躁患者加用床栏，使用保护性约束，防止坠床及意外情况的发生。

（10）观察呼吸兴奋剂的使用效果：如给药过快、过多，可出现呼吸过快、面色潮红、出汗、呕吐、烦躁不安、肌肉颤动、抽搐等症状，应及时通知医生。

（11）对病情危重、长期卧床者，应做好基础护理，定时给予翻身拍背、协助排痰，保持皮肤、口腔清洁，准确记录出入量。

（12）备好抢救物品。如气管插管、呼吸机、简易呼吸器、吸痰器、氧气、强心剂、呼吸兴奋剂等。

（13）病情危重者须建立人工气道，行机械通气。

（14）应用呼吸机患者的护理如下：

a.严密观察：

①观察患者自主呼吸的恢复和均匀程度，以便适当调节呼吸频率、潮气量、呼吸时比。②有无自主呼吸，有自主呼吸者与呼吸机是否同步，是否因通气不足致呼吸道阻塞而引起烦躁不安，注意管道衔接处是否漏气。③观察体温、脉搏、呼吸、血压、神志、瞳孔的变化。如心功能改善，心率、血压平稳，四肢暖，皮肤红润，无汗，则说明呼吸机使用得当。

b.保持呼吸道通畅及时吸痰，防止痰栓形成，注意防止气囊破裂、导管或套管脱落。

c.加强气道湿化根据医嘱给予气道内滴药，滴药后及时吸痰。

（三）护理问题

（1）气体交换受损：与疾病致肺换气障碍有关。

（2）清理呼吸道无效：与气管插管致不能咳痰有关。

（3）生活自理能力缺陷：与长期卧床或气管插管有关。

（4）营养失调：低于机体需要量与慢性疾病消耗有关。

（5）活动无耐力：与疾病致体力下降有关。

（6）焦虑、恐惧：与担心疾病预后有关。

（7）便秘：与长期卧床致肠蠕动减慢有关。

（8）语言沟通障碍：与气管插管致失音有关。

（9）有皮肤完整性受损的危险：与长期卧床有关。

（四）健康教育

（1）注意休息，生活规律，戒烟、酒，少去人多的场所。

（2）进行适当的体育锻炼，增强自身体质。

（3）饮食宜少量多餐，应进食高蛋白、高热量、低脂肪的饮食。

（4）指导患者缩唇式呼吸及腹式呼吸，改善通气。

（5）避免受凉，预防呼吸道感染。

五、支气管扩张

支气管扩张是由于支气管及其周围肺组织慢性化脓性炎症和纤维化，使支气管壁的肌肉和弹性组织破坏，导致支气管变形及持久扩张。典型的症状有慢性咳嗽、咳大量脓痰和反复咯血。主要致病因素为支气管感染、阻塞和牵拉，部分有先天遗传因素。患者多有麻疹、百日咳或支气管肺炎等病史。

（一）护理措施

（1）病室内空气新鲜，温度、湿度适宜，防止呼吸道感染。

（2）饮食以高热量、高蛋白及高维生素的食物为宜。

（3）保持口腔清洁。在饭前、饭后应漱口。

（4）指导患者有效咳痰，协助拍背排痰，每日 4 次。

（5）控制感染：是急性感染时的主要治疗措施，全身用药配合局部雾化吸入可提高抗菌效果，有利于减少支气管分泌物的产生。

（6）体位引流时使病肺处于高处，其引流支气管开口向下，每次 15～30min，每日 2～3 次，宜在饭前进行。咯血患者禁行体位引流。

（7）合并大咯血时应卧床休息，鼓励患者放松心情，咯血时不可屏气，应轻轻将血咯出，保持呼吸道通畅，加强口腔护理，及时更换被污染的被服。

（8）密切观察痰液的性质、颜色、量和气味，必要时留痰标本送检。

（9）增加营养，保证充足睡眠，保持体力。

（二）护理问题

（1）焦虑、恐惧：与担心大出血有关。

（2）清理呼吸道无效：与痰液黏稠而不易咳出有关。

（3）活动无耐力：与疾病致体力下降有关。

（4）知识缺乏：缺乏支气管扩张的预防保健知识。

（5）潜在并发症出血。

（三）健康教育

（1）注意休息，劳逸结合，生活规律，戒烟、酒。

（2）每日开窗通风以保持室内空气新鲜。不去人多的场所，预防感冒。

（3）防止剧烈运动，避免剧烈咳嗽。可做一些适当的体育活动，增强体质及抗病能力。合并肺气肿者，应进行呼吸功能锻炼。

（4）注意饮食调节，忌辛辣、过咸，禁食过热、过硬、油炸的食品。

六、支气管扩张咯血

支气管扩张是支气管管壁组织破坏造成宫腔不可逆性扩张和变形。病变部位常伴有毛细血管扩张或支气管动脉与肺动脉的终末扩张形成血管瘤，导致反复出现的大量咯血。典型症状是慢性咳嗽伴大量脓痰和反复咯血。

（一）护理措施

（1）注意观察咯血的先兆症状，如胸闷、胸前区灼热感、心悸头晕、喉部发痒、口有腥味或痰中带血丝，出现上述症状时要通知医生。注意观察，及时处理，防止大咯血。

（2）保持患者安静，并给予心理安慰，消除恐惧与顾虑，让患者知道咯血经治疗后会逐渐控制，不要紧张，心情放松有利于止血。

（3）让患者卧向患侧，平卧时头宜偏向一侧。

（4）嘱患者将痰或血块尽量咳出，轻轻呼吸，不可屏气。保持呼吸道通畅，防止窒息。

（5）备好抢救车、药品、氧气、气管插管、纤维支气管镜、吸引器、输血用物。

（6）按医嘱使用止血药物。静脉滴注垂体后叶素时，要注意滴速，静脉推注时须缓慢注入（10U 溶于 10～20mL 的生理盐水），至少 10min 推注完，观察有无恶心、便意、腹痛及血压升高等副作用。

（7）注意观察意识状态、血压、脉搏、呼吸、体温。密切观察失血性休克的先兆，及时通知医生。

（8）患者突然出现胸闷、躁动、呼吸困难、咯血不畅时，应立即将患者臀部垫高，头低脚高 45°俯卧位，轻拍背部，使血块排出，保持呼吸道通畅。

（9）给予高热量、易消化的食物，禁食刺激性食物。

（10）在出血期应卧床休息，做好口腔护理，及时更换被污染的被服，协助患者洗脸洗脚，做好基础护理。避免用力，保持大便通畅，避免剧烈咳嗽。

（11）咯血窒息急救的护理如下：

a. 出现喷射性大咯血时，立即通知医生。在咯血过程中，若咯血突然停止，并从鼻腔中喷射出少量血液，呼吸表浅，发绀或血块滞留在气管中引起窒息时，应立即行体位引流，取头低位，倾斜 45°，叩击患者背部，以利血块咯出。若无效，应即刻配合医生做气管插管或经气管镜吸出凝血块。

b. 快速给氧。

c. 必要时进行机械通气。

（二）护理问题

1. 焦虑恐惧

焦虑恐惧与大咯血有关。

2. 躯体移动障碍

躯体移动障碍与医嘱制动有关。

3. 活动无耐力

活动无耐力与疾病致体力下降有关。

4. 知识缺乏

患者缺乏支气管扩张咯血的预防保健知识。

5. 潜在并发症

窒息与大咯血致气道阻塞有关。

（三）健康教育

（1）少到公共场所。注意保暖，随时添加衣物，防止感冒。注意通风以保持室内的空气新鲜。

（2）防止剧烈运动，可做一些适当的体育活动，增强体质及抗病能力。

（3）注意饮食调节，忌辛辣、过咸，禁食过热、过硬、油炸的食品。

（4）戒烟戒酒，劳逸结合。

（5）保持心情愉快，参加一些适合自己体力的文体活动。

七、严重急性呼吸综合征

严重急性呼吸综合征又称为传染性非典型肺炎，是一种因感染 SARS 冠状病毒引起的呼吸系统传染性疾病。其主要通过近距离空气飞沫传播，以发热、头痛、肌肉酸痛、乏力、干咳少痰等为主要临床表现，严重者可出现呼吸窘迫。本病具有较强的传染性，在家庭和医院有显著的聚集现象。SARS 患者的护理包括一般护理、专科护理、对症护理和心理护理。

（一）一般护理

1. 休息

保持病室良好的空气质量，保持病室的安静和整洁，鼓励患者多卧床休息以减少能量的消耗，入睡困难的患者应遵医嘱给予镇静剂。

2. 饮食

宜进食高蛋白、高热量、高维生素、易消化的饮食，避免刺激性食物。对于重症患者应少量多餐，流食、半流质饮食或鼻饲流质饮食。

3. 舒适

协助或为患者梳头、洗脸、漱口、剪指甲、洗头、床上擦浴等。及时更换汗湿的衣服和不洁的衣服，协助患者大小便，根据病情需要为患者调节好舒适体位，为患者按摩肢体以保持正常的功能。

（二）专科护理

（1）氧气吸入：患者入院后常规吸氧，对轻症患者给予 3~5L/min 氧流量，由鼻导管吸入；对重症患者根据其血氧浓度、血氧饱和度调节氧气吸入浓度，以血氧饱和度维持在 95% 以上为宜。

（2）保持气道通畅：协助患者咳痰或吸出呼吸道内的痰液，遵医嘱使用化痰药。观察痰液的性质、量，做好记录。

（3）合理使用无创呼吸机：无创呼吸机通过持续气道正压通可有效改善通气，改善呼吸困难；使塌陷的肺泡张开以防肺不张减少肺泡渗出，预防肺纤维化；提高血氧饱和度。上机前要向患者交代上机后可能出现的副作用，指导其学会自我监测，上机后要防止漏气，连续使用，中间暂停时间不宜超过 15min；保持呼吸道湿化，每天更换湿化瓶内的蒸馏水。

（4）密切观察病情变化：SARS 患者的病情变化很快，1h 甚至半小时后可能完全不同。应严密观察体温、脉搏、呼吸、血压、心率及血氧饱和度的变化，尤其是体温和呼吸的变化，最能反映病情的转归。轻症患者每 2～4h 记录 1 次，重症患者每 15～30min 记录 1 次，或根据病情随时记录，必要时连续 24h 进行多功能心电监护，观察生命体征的变化及药物副作用，发现情况及时报告医生。注意腹泻症状，腹泻可能是重症 SARS 的一个症状，在护理中应仔细观察，早期识别这些症状，早期给予治疗。

（5）配合医生做好血标本、痰标本及大小便标本的送检，协助患者做好床边胸部 X 线片的检查。

（6）插管上呼吸机的患者按危重患者护理常规进行护理，应严密做好消毒隔离防护工作，定期轮换该区护理人员。

（三）对症护理

1. 高热的护理

当患者的体温高于 38℃时，应立即给予冰敷物理降温，必要时遵医嘱进行药物降温，降温期间应注意水分和电解质的补充，注意协助患者多饮水，宜进食半流质、清淡、易消化的食物。注意口腔清洁，保持大便通畅。

2. 并发症的护理

SARS 本身的并发症目前发现得不多。常见的是药物（如大剂量使用激素）治疗中出现的并发症，如低血钾、高血糖、心律失常、纵隔气肿及气胸等，应密切观察病情变化，做好急救的准备。

（四）心理护理

（1）通过口头讲解、宣传资料的形式让患者了解 SARS 的相关信息，让患者相信科学，树立战胜疾病的信心。

（2）加强巡视，及时了解患者所需，为患者提供多层次的护理。

（3）有效使用肢体语言进行交流，如给患者鼓励的眼神和手势，拍肩、握手等均可给患者带来温暖和增强信心。

（4）充分调动社会支持力量，如来自患者家人、单位同事的安慰和鼓励。采用的形式有手机通话、短信、慰问卡等。

（5）请心理科医生为患者进行心理指导和治疗。指导患者学会放松，如呼吸操。有条件时让患者听轻音乐、看电视等。

八、急性呼吸窘迫综合征

急性呼吸窘迫综合征（ARDS）是指肺内、外严重疾病导致以肺毛细血管弥散性损伤、通透性增强为基础，以肺水肿、透明膜形成和肺不张为主要病理变化，以进行性呼吸窘迫和难治性低氧血症为临床特征的急性呼吸衰竭综合征。ARDS 是急性肺损伤发展到后期的典型表现，该病起病急骤，发展迅猛，预后极差，死亡率高达 50% 以上。ARDS 曾有许多名称，如休克肺、弥散性肺泡损伤、创伤性湿肺、成人呼吸窘迫综合征。其临床特征为呼吸频速和窘迫，进行性低氧血症，X 线会呈现弥散性肺泡浸润。

（一）评估要点

（1）生命体征、意识状态、皮肤颜色、四肢肌张力等。

（2）呼吸方式、胸腹运动、呼吸节律，有无三四征、呻吟等。

（3）营养状况、皮肤弹性。

（二）症状护理

1. 呼吸困难护理

（1）坐位或半坐位。

（2）病室内保持适宜的温度、湿度，空气洁净清新。

（3）保持呼吸道通畅。

（4）观察呼吸的频率、节律、深浅度、比例的变化及水电解质、酸碱平衡状况，准确记录出入量。

2. 咳嗽、咳痰护理

（1）观察咳嗽的性质、时间及有无痰液产生。

（2）嘱患者多饮水，以湿润呼吸道。

（3）指导患者深呼吸和有效地咳嗽。协助翻身、拍背，鼓励患者咳出痰液。

（4）遵医嘱给予雾化吸入治疗。

3. 发绀的护理

（1）嘱患者绝对卧床休息，以减轻心脏负担，减少耗氧量。

（2）呼吸困难时给予高枕卧位或半坐卧位，持续给予高浓度面罩吸氧。

（3）协助患者进食高热量、高维生素、营养丰富易消化的饮食，少量多餐，防止过饱。

（4）密切观察病情：注意体温、脉搏、呼吸，发绀发生的部位、程度，有无烦躁、呼吸困难等，必要时抽取动脉血做血气分析检查。

（5）注意呼吸衰竭早期症状，保持呼吸道通畅，备好呼吸兴奋剂，及时通知医生。

（三）一般护理

（1）执行呼吸系统疾病一般护理常规。

（2）绝对卧床休息，取半坐卧位。

（3）给予流质或半流质饮食，必要时协助进食。

（4）协助患者洗脸、洗脚，满足其生活需要。

（5）给予高浓度氧气吸入，必要时加压给氧。为了防止氧中毒，应注意观察氧分压的变化，使其维持在 $60 \sim 70 mmHg$（$8.0 \sim 9.3 kPa$）即可，如 PO_2 始终低于 $50 mmHg$（$6.7 kPa$），需要机械通气治疗，最好使用呼气末正压通气（PEEP）。

（6）给予特级护理，密切观察病情变化，如发现吸气时肋间隙和胸骨上窝下陷明显，呼吸频率由快变慢，节奏不整，经大量吸氧后，发绀仍进行性加重，应随时通知医生，并协助抢救。

（7）仔细观察患者有无弥散性血管内凝血（DIC）现象，如出现皮肤、黏膜、呼吸道、阴道等处出血时，应及时通知医生。

（8）注意水电解质平衡，应遵照医嘱及时输入新鲜血液及补充液体。输入量不宜过多，滴速不宜过快，以防诱发或加重病情。随时测量中心静脉压，正常值 5～12mmHg（0.7～1.6kPa），低于 5mmHg（0.7kPa）提示血容量不足；若高于 20mmHg（2.7kPa），则提示心功能明显衰弱，应通知医生，并监护心脏功能。

（9）静脉应用呼吸兴奋剂时，应观察药物的副作用，如发现患者面色潮红、抽搐等，应减慢药液滴速，通知医生。

（10）做好病情观察和出入量记录，注意观察血压和每小时尿量。

（11）加强口腔护理，及时清除呕吐物和分泌物，以防窒息。做好皮肤护理，防止压疮的发生，协助翻身变换体位，以免加重肺部感染。

（12）遵照医嘱随时测定血气分析，根据血氧分压调节呼吸机给氧浓度，行心电图检查以及有关生化送检等，协助医生监测各生命指标的动态变化。

（13）备好抢救用品，如氧气、人工呼吸器、气管插管、气管切开包、吸痰器、呼吸兴奋剂、强心剂、利尿剂等，并积极配合医生进行抢救。

（四）健康教育

（1）预防上呼吸道感染，避免受凉和过度劳累。

（2）适当锻炼身体，劳逸结合，保持生活规律，心情愉快，增强机体抵抗力。

（3）进食营养丰富、易消化的食物，戒烟、酒。

第二节　消化系统疾病

一、肝硬化

肝硬化是临床常见的慢性进行性肝病，由一种或多种病因长期或反复作用形成的弥散性肝损害。在我国大多数为肝炎后肝硬化，少部分为酒精性肝硬化和血吸虫性肝硬化。病理组织学上有广泛的肝细胞坏死、残存肝细胞结节性再生、结缔组织增生与纤维隔形成，导致肝小叶结构破坏和假小叶形成，肝脏逐渐变形、变硬而发展为肝硬化。早期由于肝脏代偿功能较强可无明显症状，后期则以肝功能损害和门脉高压为主要表现，并有多系统受累，晚期常出现上消化道出血、肝性脑病、继发感染、脾功能亢进、腹水、癌变等并发症。

（一）护理措施

（1）患者应卧床休息，平卧位有利于增加肝、肾血流量，改善肝细胞营养，提高肾小球滤过率。下肢水肿严重时，可协助患者抬高下肢，减轻水肿。阴囊水肿者可用托带托起，以利水肿消退大量腹水时可取半坐卧位，使膈肌下降，有利于呼吸运动，减轻呼吸困难和心悸。注意患者安全，防止因乏力或腹水量多而导致摔伤、碰伤。

（2）饮食方面对于无腹水和食管静脉曲张的肝功能失代偿期的患者，可采用高热量、高蛋白、高维生素、易消化的普食或软饭，避免食用刺激性调味品及油腻食物。每日4~5餐有利于提高营养摄入量；对于食管静脉曲张的患者，宜采用高热量、高蛋白、高维生素的软饭或少渣软饭。饮食一定要细软，避免粗糙坚硬、带刺带骨的食物。烹调方式以蒸、煮、炖为好；对腹水的患者应采用低盐饮食。"低盐"是指在膳食中禁用一切腌制食品，但允许在烹调或就餐时另加食盐，一般2~3g/d，食盐或酱油10~15mL/d，严禁饮酒。对于肝功能显著减退或有肝性脑病先兆者，应严格限制蛋白质食物。

（3）保持床单位清洁、平整、无渣屑。注意皮肤护理，预防压疮。活动不便者可协助会阴冲洗，并观察有无会阴部水肿。

（4）对于有黄疸及皮肤瘙痒的患者，应注意个人卫生，勤洗澡，勤换内衣。经常用温水擦洗全身，不要搔抓及使用碱性肥皂，以免抓破感染和碱性肥皂刺激皮肤。

（5）认真记录患者24h出入量。应用利尿剂者尤其要注意用药后的反应（尿量及血液电解质变化）。腹腔穿刺时，应正确记录抽出腹水的量、性质和颜色，标本及时送检。

（6）肝硬化患者应严格遵医嘱用药，将药物对肝的影响减到最小量。有

食管 – 胃底静脉曲张者，应将口服药研碎服，以防划破曲张变薄的静脉。

（7）乙型肝炎后肝硬化患者若同时处于肝炎活动期（乙肝表面抗原、E抗原、核心抗体阳性者）则应实施隔离措施。

（8）肝功能不全或有肝昏迷前期症状出现时，不能随意使用镇静药、麻醉药及四环素类药。

（9）密切观察患者神志及一般状况，监测生命体征及血尿便常规、血液电解质、肝肾功能等指标的变化。

（10）如果患者出现烦躁不安、神志恍惚甚至昏迷，则应按照肝性脑病护理常规护理。

（11）如果患者出现呕血、便血或大便、呕吐物潜血阳性，则应按照消化道出血护理常规护理。

（二）护理问题

（1）营养失调：低于机体需要量与胃肠道消化吸收功能减退、白蛋白合成减少有关。

（2）体液过多：与肝功能减退、大量腹水有关。

（3）有皮肤完整性受损的危险：与营养不良、水肿、瘙痒、长期卧床有关。

（4）生活自理能力缺陷（洗漱、进食、如厕、更衣）：与营养不良或大量腹水有关。

（5）有感染的危险：与营养不良、机体免疫功能减退、门 – 体静脉间侧支循环建立有关。

（6）焦虑：与担心疾病、经济负担有关。

（7）潜在并发症

a.消化道出血与食管 – 胃底静脉曲张破裂出血有关。

b.肝性脑病与肝硬化消化道出血、严重感染、大量利尿剂或放腹水、摄取含氮食物或饮酒、手术、用药不当等因素有关。

（三）健康教育

1. 休息与活动指导

在代偿期可参加日常生活工作，适当减少活动，避免劳累，病情加重并合并腹水、食管 – 胃底静脉曲张、肝性脑病时，应卧床休息，大量腹水者应取半坐卧位。

2. 饮食指导

以高热量、高蛋白、高维生素、适当脂肪且易消化的饮食为宜，忌酒，避免进食粗糙、坚硬或辛辣刺激的食物，以防止食管 – 胃底静脉曲张破裂出血。对病情严重或血氨偏高者，根据病情限制蛋白质的摄入；对于有腹水的患者，应限制水、钠的摄入。

3. 用药指导

按医生处方用药，勿擅自加减药物，教会患者观察药物疗效和副作用，学会病情观察，及时识别病情变化、药物副作用，以便及时就诊。

二、药物性肝病

药物性肝病是指某些药物对肝的直接或间接损伤引起的疾病。随着医药工业的迅速发展，国内外新药不断问世，药物性肝病的发病率相应增加。由于药物和（或）其代谢物引起的肝脏损害，可以发生在以往没有肝病史的健康者或原来就有严重疾病的患者，在使用某种药物后发生程度不同的肝脏损害。目前至少有 600 多种药物可引起，其表现与人类各种肝病的表现相同，可以表现为肝细胞坏死、胆汁瘀积、细胞内微脂滴沉积或慢性肝炎、肝硬化等。

（一）护理措施

1. 病情观察

严密观察药物性肝病患者的病情变化，如乏力是否加重，有无食欲缺乏、恶心、呕吐、腹胀、皮肤和巩膜黄染及皮肤黏膜出血，实验室检查（如肝肾功能、凝血酶原活动度等）的变化情况。

2.休息

充足的休息和睡眠可以减轻肝负担，促进肝细胞恢复。应劝导药物性肝病患者卧床休息，待其症状好转，黄疸消退，肝功能改善后逐渐增加活动量，活动以不感到疲劳为宜，同时要保持病房内整洁、安静，营造舒适、轻松的环境。

3.饮食

合理营养是改善恢复肝功能的基本措施，充足合理的营养可以增加机体抵抗力，促进疾病恢复。指导药物性肝病患者进食高热量、高蛋白质、高维生素、易消化的食物，保持大便通畅。对肝功能减退严重者或有肝性脑病先兆者应给予低蛋白饮食；伴有腹水者按病情给予低盐或无盐饮食，伴有糖尿病者应严格控制总热量，限制甜食；对于食欲缺乏者，要合理调整食谱，从而增加食欲。

4.预防

避免使用容易导致肝损伤的药物，必须应用时，可与还原性谷胱甘肽及磷脂酰胆碱等药物合用。慢性肝肾疾病患者、营养不良者、老人、超敏感体质者应慎重选择药物和剂量。

（二）护理问题

1.活动无耐力

活动无耐力与肝功能损害有关。

2.焦虑

焦虑与疾病本身有关。

3.营养失调

营养低于机体需要量与食欲缺乏有关。

（三）健康教育

（1）严格根据医嘱给药，避免盲目用药。尽量避免应用有肝损伤的药物，如必须使用，应从小剂量开始，密切监测，合用保肝药。

（2）避免各种促进或诱发药物性肝损伤的因素，如饮酒、营养不良等。

（3）合理饮食，进食高热量、高蛋白质、高维生素、易消化的食物。肝功能减退严重者或有肝昏迷先兆者给予低蛋白饮食,伴有腹水者按病情给予低盐或无盐饮食。

(4) 如出现乏力、恶心等不适,定期复诊。

三、急性胃炎

急性胃炎是指各种外在和内在因素引起的急性广泛性或局限性的胃黏膜急性炎症。急性单纯性胃炎的症状体征因病因不同而不尽相同,其病因多样,包括急性应激、药物、缺血、胆汁反流和感染等。临床上将急性单纯性胃炎分为急性糜烂性胃炎、急性化脓性胃炎、急性腐蚀性胃炎,以前两种较常见。

(一) 护理措施

(1) 休息与活动:患者应注意休息,减少活动,对急性应激造成者应卧床休息。根据病情及自理能力,协助患者生活护理。同时应做好患者的心理疏导,解除其精神紧张,保证身心两方面得到充分的休息。

(2) 定时测量体温、脉搏、血压,观察患者神志变化,并详细记录。

(3) 饮食护理:协助患者进食,向患者宣教饮食原则,巡视进餐情况。进食应定时、有规律,少量多餐,不可暴饮暴食、饮酒等,避免辛辣、生硬的食物。一般进食营养丰富、少渣、温凉半流质的饮食,急性大出血或呕吐频繁者应禁食,如有少量出血可进食米汤、牛奶等流质食物以中和胃酸,有利于黏膜的修复。

(4) 及时补液,纠正失水及酸中毒,遵医嘱应用抗生素。

(5) 观察急性出血性糜烂性胃炎,本病以出血为主要表现,多伴有呕吐及黑便,可突发亦可间歇性发作,可在出血 24~48h 内做胃镜明确诊断。患者呕吐时应及时做好清洁,保持床单位的整洁、无异味。

(6) 严密观察腹痛性质,可给予解痉剂。

(7) 腐蚀性药物:中毒禁忌洗胃,防止胃穿孔。

(8) 心理护理:耐心解答患者及其家属提出的相关问题,以消除其紧张情绪。紧张、焦虑还可以影响其食欲及消化能力,而对治疗的信心及情绪稳定则有利于减轻患者症状，必要时按医嘱使用镇静剂。

（二）护理问题

（1）疼痛：与胃黏膜炎性病变有关。

（2）营养失调：低于机体需求量

与消化不良、少量持续出血有关。

（3）焦虑：与消化道出血及病情反弹有关。

（4）潜在并发症上消化道大量出血。

（三）健康教育

1. 休息与活动

生活要有规律，应保持轻松愉快的心情，避免过度劳累。

2. 饮食指导

注意饮食卫生，进食应有规律，避免过热、过冷、辛辣的食物及咖啡、浓茶等刺激性饮料，嗜酒者应戒酒，防止酒损伤胃黏膜。

3. 用药指导

合理使用对胃黏膜有刺激的药物，使用时应同时服用制酸剂。

4. 随访指导

当患者出现呕血、黑便等消化道出血征象时，应及时就诊。

四、消化性溃疡

消化性溃疡主要指发生于胃和十二指肠的慢性溃疡，是一多发病、常见病。溃疡的形成有各种因素，其中酸性胃液对黏膜的消化作用是溃疡形成的基本因素，因此得名。酸性胃液接触的任何部位，如食管下段、胃肠吻合术后吻合口、空肠以及具有异位胃黏膜的 MeCkel 憩室，绝大多数的溃疡发生于十二指肠和胃，故又称胃十二指肠溃疡。

（一）评估要点

1. 临床要点

（1）慢性病程。

（2）反复周期性发作（秋冬季和冬春季）。

（3）节律性上腹部疼痛。

2. 症状

上腹部剑突下的钝痛、灼痛、胀痛或剧痛，可有饥饿样不适感。疼痛有节律。胃溃疡疼痛多在餐后 0.5～1h 出现，至下次餐前消失。十二指肠溃疡疼痛多在餐后 2～4h、空腹痛，可在睡前、午夜痛，服碱性药缓解，节律 1～2 周或更长，不治也可自行缓解，但易复发。

3. X 线钡餐造影

显示有溃疡龛影，胃镜及活检可确诊。

（二）护理措施

（1）保持乐观的情绪、规律的生活，劳逸结合，避免过度的精神紧张，这无论在溃疡活动期还是在缓解期都很重要。

（2）在溃疡病活动期症状较重时，应卧床休息几日甚至 1～2 周。卧床期间做好患者的生活护理，协助患者面部清洁、口腔护理、饮食护理。病情较轻者则应鼓励其适当活动，以分散注意力。注意劳逸结合，避免过度劳累。

（3）注意患者疼痛的部位、时间、性质及与饮食的关系等，以便区分是胃溃疡还是十二指肠溃疡，及时与医生取得联系。

（4）帮助患者认识和去除病因，向患者解释疼痛的原因和机制。避免暴饮暴食和进食刺激性饮食，以免加重对胃黏膜的损伤。对嗜烟酒者，劝其戒除，但应注意突然戒断烟酒可引起焦虑、烦躁，反过来也会刺激胃酸分泌，故应制订可行的戒断计划，并督促其执行。

（5）指导缓解疼痛，注意观察并了解患者疼痛的规律和特点，并按其疼痛特点指导缓解疼痛的方法。如十二指肠溃疡表现为空腹痛或午夜痛，指导患者在疼痛前或疼痛时进食碱性食物（如苏打饼干），或服用制酸剂，也可采用局部热敷或针灸止痛。

（6）饮食指导：

a.进餐方式：指导患者有规律地定时进食，以维持正常消化活动的节律。溃疡活动期，以少量多餐为宜，每天进餐 4 ~ 5 次，避免餐间吃零食和睡前进食，使胃酸分泌有规律。一旦症状得到控制，应尽快恢复正常的饮食规律。饮食不宜过饱，以免胃实部过度扩张而增加促胃液素的分泌。进餐时注意细嚼慢咽，避免急食，咀嚼时可增加唾液分泌而稀释中和胃酸。

b.食物选择：选择营养丰富、易消化的食物。除并发出血或症状较重外，一般不必规定特殊食谱。症状较重的患者以面食为主，其含碱能中和胃酸。不习惯面食者则以软米饭或米粥代替。由于蛋白质食物具有中和胃酸的作用，故可适量摄取脱脂牛奶，宜在两餐之间饮用，但牛奶中的钙质吸收有刺激胃酸分泌的作用，故不宜多饮。脂肪摄取应适量，避免食用机械性和化学性刺激性强的食物，机械性刺激强的食物指生、冷、硬、粗纤维多的蔬菜、水果，如洋葱、韭菜、芹菜等。化学性刺激强的食物指浓肉汤、辣椒等。

（7）用药护理：严格遵医嘱用药，注意用药后的反应。

a.抗酸药：如氢氧化铝凝胶，应在饭后用和睡前服用。服用片剂应嚼服，乳剂给药前应充分摇匀。抗酸剂应避免与奶制品同服，因两者相互作用可形成络合物酸性食物和饮料不宜与抗酸药同服。

b. H_2 受体拮抗剂药物：应在餐中或餐后即刻服用，也可把 1d 的剂量在睡前服用。若需同时服用抗酸药，应间隔 1h 以上。静脉给药时应注意控制速度，速度过快时可引起低血压和心律失常。西咪替丁对雄激素受体有亲和力，可导致男性乳腺发育、性功能紊乱，且其主要通过肾排泄，故用药期间应监测肾功能。少数患者可出现头晕、头痛、疲倦、腹泻及皮疹等反应，如出现上述反应，应及时协助医生进行处理。

c.质子泵抑制剂：奥美拉唑可引起头晕，用药期间应避免开车或做其他必须高度集中注意力的工作。兰索拉唑的副作用包括荨麻疹、皮疹、瘙痒、口苦、肝功能异常等，严重时应停药。泮托拉唑副作用较少，偶尔可引起头痛和腹泻。

（8）指导患者及其家属观察大便颜色，警惕因溃疡出血而引起的血便或黑便，同时还应注意患者有无头晕、心悸、出冷汗甚至休克等失血表现，一旦出现应及时就医。

（9）在季节更换时尤其要提醒患者注意饮食规律，劳逸结合，并保持心情舒畅，以防溃疡复发。

（三）护理问题

1. 疼痛

疼痛与胃酸刺激有关。

2. 营养失调

营养低于机体需要与摄入量减少、消化吸收障碍有关。

3. 焦虑

焦虑与溃疡病反复发作有关。

4. 潜在并发症

（1）穿孔与溃疡穿透胃肠壁有关。

（2）消化道出血与溃疡浸润血管有关。

（四）健康教育

1. 休息与活动

保持乐观的情绪，指导患者规律的生活，劳逸结合，避免过度的精神紧张，提高机体抵抗力，向患者及其家属讲解可引起及加重溃疡病的相关因素。

2. 饮食指导

指导患者建立合理的饮食习惯与结构，避免摄入刺激性食物，戒除烟、酒；胃大部分切除术后 1 年内胃的容量受限，饮食宜少食多餐，营养丰富，定时定量。

3. 用药指导

教育患者按医嘱正确服药，学会观察药物疗效及副作用，不随便停药、减量，防止溃疡复发。指导患者慎用或勿用致溃疡药物，如阿司匹林、咖啡因等。当出现呕血、黑便时，应立即就医。

4. 随访指导

定期复诊，若出现上腹疼痛节律性发生变化或加剧等症状，应及时就诊。

五、上消化道出血

上消化道出血是指屈氏韧带以上的消化道，包括食管、胃十二指肠或胰胆等病变引起的出血，胃空肠吻合术后的空肠病变出血亦属这一范围。大量出血是指在数小时内失血量超出 1000mL 或循环血容量的 20%，其临床主要表现为呕血和（或）黑便，往往伴有血容量减少引起的急性周围循环衰竭，是常见的急症，病死率高达 8% ~ 13.7%。

（一）护理措施

（1）精神上的安静和减少身体活动有利于出血停止。少数出血者应卧床休息。大出血者应绝对卧床，取平卧位并将下肢稍抬高，以保证脑部供血。呕吐时头偏向一侧，防止窒息或误吸，保持呼吸道通畅，给予吸氧。协助患者生活护理，及时清理患者的呕吐物或黑便，以减少不良刺激。随时开窗通风，保持病室空气清新，床单位整洁。

（2）迅速建立静脉输液通道，宜选择粗大血管，根据生命体征适当加快补液速度，在心率、血压基本平稳后可减慢速度，以免输液量大而引起肺水肿或再次出血。补液过程中应注意晶体和胶体液的搭配。肝病患者禁用吗啡、巴比妥类药物；宜输新鲜血。备好抢救车、负压吸引器、三腔两囊管等各种抢救仪器。

（3）测量生命体征，观察患者神志，嘱其禁食、禁水。有条件者应立即给予床旁心电、血压、血氧监测。认真记录 24h 出入量。观察出血颜色、出血量及时间，并详细记录。

（4）进一步明确是否消化道出血，须与鼻出血、吞咽血液、咯血及服用某些药物所致的大便发黑相区别。

（5）初步估计出血量：出血量为每日大于 10mL 时，大便潜血试验可为阳性；出血量为每日 50 ~ 70mL 时，可表现为黑便；出血量为每日 10 000mL 时，临床即出现急性循环衰竭的表现，潜血可持续 1 周阳性，黑便可持续 1 ~ 3d。

（6）如果需要做内镜下止血或下三腔两囊管或手术治疗，则应做好相应准备。

(7) 注意保暖，加盖棉被。

(8) 在出血活动期应禁食、禁水。出血停止 3～4d 后，可先吃冷流质食物。进食后未再出血，可一步步过渡，忌饱餐、热饮、坚硬及刺激性食物。溃疡病者应遵循溃疡病饮食原则，肝硬化食管–胃底静脉曲张患者应遵循相应静脉曲张饮食原则。

（二）护理问题

(1) 组织灌注量改变：与上消化道出血有关。

(2) 活动无耐力：与失血性周围循环衰竭有关。

(3) 恐惧：与出血有关。

(4) 有感染的危险：与肠道内积血有关。

(5) 生活自理能力缺陷：与失血后头晕、乏力、心悸有关。

(6) 潜在并发症：

a. 失血性休克与溃疡或食管–胃底静脉曲张破裂出血有关。

b. 肝性脑病与消化道出血后氨中毒有关。

（三）健康教育

1. 休息与活动指导

病情严重者应卧床休息并注意保暖，平时生活起居应有规律，避免过度劳累，注意劳逸结合，避免长期精神紧张，保持乐观情绪，保证身心休息。

2. 饮食指导

注意饮食规律和饮食卫生，进食易消化、营养丰富的食物，避免暴饮暴食或过度饥饿，避免粗糙、刺激性强的食物，应细嚼慢咽，戒烟戒酒。食管–胃底静脉曲张患者应限制钠盐和蛋白质的摄入，以避免诱发肝性脑病和加重腹水。

3. 用药指导

指导患者用药方法，讲解药物作用及副作用，在医生指导下用药，勿擅自更改用药方案。

4. 防止出血指导

应帮助患者及其家属掌握有关疾病的病因及诱因、预防、治疗知识，以减少发生再度出血的危险。教会患者及其家属早期识别出血征象及采取紧急措施。

5. 随访指导

慢性病者定期门诊随访，有呕血、黑便、上腹不适者，应随时就诊。

六、肝性脑病

肝性脑病（HE）又称肝性昏迷，是严重肝病引起的、以代谢紊乱为基础的中枢神经系统功能失调的综合征，其主要临床表现是意识障碍、行为失常和昏迷。有急性与慢性脑病之分。

（一）护理措施

（1）严密观察病情变化：注意肝性脑病的早期征象，如患者有无冷漠或欣快，理解力和近期记忆力减退，行为异常，以及扑翼样震颤。监测并记录患者血压、脉搏、呼吸、体温及瞳孔变化。

（2）加强临床护理，提供心理支持：通知患者家属，并做好患者的生活和安全护理。加床栏，烦躁不安的患者应约束四肢。在患者清醒时向其讲解意识模糊原因，安慰患者，尊重患者人格，切忌嘲笑患者的异常行为。

（3）保持病室环境安静整洁，减少不良刺激。

（4）饮食：在发病开始数天内，严禁蛋白质的摄入，应以糖类为主，如粥、面条、藕粉等。少量多餐，每日热量不低于 8368kJ。但注意禁食蛋白质不宜过久，随病情改善，在患者神志清晰后可给予少量豆浆、牛奶或肉汤、蛋类，同时要密切观察患者神志，监测血氨、电解质、血气等结果。

（5）保持静脉管道通畅，供给足够热量，以减少组织蛋白分解。遵医嘱给予降氨药、氨基酸及抗生素治疗。输液过程中应注意心、肺、脑等的情况。

（6）肝性脑病并发脑水肿甚至脑疝者，要严密观察神志、双侧瞳孔及生命体征等的变化，并保证能在一定时间内给予足够高渗液降颅压治疗，注意用药后的反应。

（7）认真记录护理过程及 24h 出入量，注意水电解质和酸碱平衡。

（8）协助患者保持大便通畅，必要时可使用缓泻剂，以便及时排出肠道内毒素和有害细菌。

（9）协助医生给予导泻或灌肠治疗，注意在灌肠时不能使用碱性液体，可使用盐水或白醋灌肠，保持肠道内 pH 在 6 以下，以利于铵盐的排出。

（10）若患者处于昏迷状态，则按照昏迷护理常规处理。

（11）肝性脑病患者若需输血，应尽量用新鲜血，因为库血含氨量随库存时间增加而上升。

（二）护理问题

1. 意识障碍

意识障碍与血氨增高，干扰脑细胞能量代谢和神经传导有关。

2. 营养失调

营养低于机体需要量与限制蛋白摄入有关。

3. 有受伤的危险

受伤与患者躁动不安或昏迷有关。

4. 排便异常

便秘或腹泻与禁食或肠壁水肿或肠道细菌感染有关。

5. 生活自理能力缺陷（进食、如厕、洗漱、更衣）

生活自理能力缺陷与肝性脑病神志不清有关。

6. 有感染的危险

感染与长期卧床、营养失调、抵抗力下降有关。

7. 潜在并发症

（1）昏迷与肝性脑病氨中毒有关。

（2）水电解质紊乱与肝性脑病患者代谢失调有关。

（3）败血症与机体严重感染有关。

（4）消化道出血与食管 – 胃底静脉曲张破裂有关。

（三）健康教育

（1）介绍肝病及肝性脑病的相关知识及各种诱发因素。

（2）告知肝性脑病的早期征象。

（3）指导合理饮食。

（4）告知患者慎用或避免应用的药物。

（5）按医嘱用药，掌握药物的主要副作用。

（6）定期复诊。

七、炎性肠病

临床上，炎性肠病患者会表现为反复的腹痛、腹泻、黏液血便，甚至出现各种全身并发症如视物模糊、关节疼痛、皮疹等。本病经治疗可好转，也可自行缓解。但多数患者反复发作，迁延不愈，其中相当一部分患者因出现并发症而需要手术治疗。

（一）护理措施

（1）在急性期应卧床休息，保持环境安静，避免体力消耗。在缓解期可适当增加活动量。

（2）饮食应以高营养、高维生素和易消化为原则，可根据患者情况给予美味可口的饮食，只要体重不再下降、大便次数不再增加即可。若有消化道出血或肠穿孔，则应禁食。

（3）有计划地使用患者外周血管，遵医嘱给予静脉高营养及必要的抗感染治疗。患者情况允许时可给予要素饮食，输注血液或血液制品时要严格核对，并密切观察有无过敏反应发生，一旦发生及时处理。

（4）监测患者生命体征及体重，观察腹泻次数、性状及腹痛等症状变化，发现问题及时处理。如患者持续高热时，应按高热护理常规护理。

（5）做好患者的生活护理，尤其在腹泻次数多时要做好肛周护理，以防频繁腹泻刺激局部皮肤，并注意观察有无肛瘘发生。除便后清洗外，还可每晚用高锰酸钾液坐浴。

（6）要遵医嘱服药，尤其在服用肾上腺皮质激素的阶段，不能自行停药或更改剂量。应注意观察激素的副作用。

（7）服用水杨酸柳氮磺胺吡唑（SASP）的患者，也不能自行停药或改动剂量，SASP 在肠内可分解为 5–ASA 即 5– 氨基水杨酸和磺胺吡唑：5–ASA 是 SASP 的有效成分，具有抑制前列腺素的作用，可减少腹泻。磺胺苯吡唑主要的副作用有肠道症状、白细胞减少、皮疹等，使用时应注意观察。该药应在饭后服用，以减少胃肠道刺激。

（8）对有些患者可以做保留灌肠治疗、灌肠前一定让患者排净大便，灌肠后嘱患者取膝胸位或俯卧位，用枕头垫高臀部 15 ~ 20min，以保证药液充分流入肠内。灌肠后嘱患者尽量保留药液。频率为每日早晚各 1 次或每晚 1 次。

（9）对于急性期患者，护士要有随时做好抢救工作的心理准备，一旦有消化道大出血，应能及时处理。若出现肠穿孔，要及时与外科联系，尽早手术治疗。

（10）平时要注意观察患者的情绪变化，因为此病迁延不愈、反复发作，易使患者灰心，甚至不配合治疗。护士要做好患者的心理护理，结合患者情况给予卫生宣教，帮助其树立战胜疾病的信心。

（二）护理问题

1. 腹泻
腹泻与肠内炎症、肠道功能紊乱和肠吸收不良有关。

2. 体温过高
体温过高与肠道炎症及组织破坏后毒素吸收有关。

3. 疼痛
腹痛与肠道炎症、溃疡有关。

4. 营养失调
营养低于机体需要量与肠吸收不良有关。

5. 活动无耐力
活动无耐力与腹泻、腹痛及营养不良有关。

6. 焦虑
焦虑与病情反复迁延不愈有关。

7. 潜在并发症
（1）消化道出血与溃疡浸润血管有关。

（2）激素的副作用与长期应用肾上腺皮质激素有关。

八、急性胰腺炎

急性胰腺炎是多种病因导致胰酶在胰腺内被激活后引起胰腺组织自身消化、水肿、出血甚至坏死的炎症反应。临床以急性上腹痛、恶心、呕吐、发热和血胰酶增高等为特点。病变程度轻重不等，轻者以胰腺水肿为主，临床多见，病情常呈自限性，预后良好，又称为轻症急性胰腺炎。少数重者的胰腺出血坏死，常继发感染、腹膜炎和休克等，病死率高，称为重症急性胰腺炎。临床病理常把急性胰腺炎分为水肿型和出血坏死型两种。

（一）护理措施

（1）患者应绝对卧床休息，以降低机体代谢率，增加脏器血流量，促进组织修复和体力恢复。协助患者取弯腰屈膝侧卧位，以减轻疼痛。协助患者做好各项生活护理，协助床上大小便。周围不要有危险物品，以保证安全。备好各种抢救设备。

（2）在急性期禁食禁水，必要时进行胃肠减压，以改善胃肠过度胀气。建立静脉通道，给予胃肠外营养，并给予抗感染、止血、抑酸治疗。向患者家属解释禁食的意义，并做好口腔护理。待急性期过后可先进食少量清淡流食，如米汤、藕粉、杏仁茶等。若无腹痛发热等副作用，则可逐渐增加低脂饮食。

（3）监测生命体征及血清淀粉酶（正常值小于 10^3U/L），观察腹痛、恶心、呕吐、黄疸等症状，给予对症处理。

（4）胰腺炎患者的腹痛症状轻重不一，轻者上腹钝痛，能耐受；重者呈绞痛、钻痛或刀割样痛，常呈持续性伴阵发性加剧。出血坏死型可出现全腹痛、压痛和反跳痛。止痛可用地西泮与哌替唑肌内注射。一般止痛剂多无效，不宜应用吗啡。

（5）准确记录全天的出入量，包括胃肠减压引流量及呕吐量，并注意观察这些物质的性状。若有出血等异常要及时通知值班医生。

（6）监测血液电解质及酸碱平衡情况，尤其应注意血糖变化。

（7）注意患者有无抽搐，因为急性胰腺炎者常可伴发低钙血症。必要时给予静脉缓慢注射葡萄糖酸钙。

（8）如果患者出现急腹症，应及时通知其家属，征得家属同意并签字后再积极手术治疗。

（9）治疗过程中应警惕有无消化道出血、休克、急性呼吸衰竭、急性肾衰竭、循环衰竭等情况，若有应及时对症处理。

（10）在护理过程中要观察患者的心理变化，给予患者安慰和鼓励，帮助患者完成各项检查并能配合治疗。在病情许可的条件下，针对患者的情况进行卫生宣教。

（二）护理问题

1. 疼痛
疼痛与胰腺组织坏死或感染有关。

2. 营养失调
营养低于机体需要量与禁食有关。

3. 体温过高
体温过高与急性胰腺组织坏死或感染有关。

4. 生活自理能力缺陷（洗漱、如厕、更衣）
此类问题与患者禁食水、发热或腹痛等导致的体质虚弱有关。

5. 知识缺乏
患者缺乏有关本病的病因和预防知识。

6. 潜在并发症
（1）消化道出血与胰腺炎肠穿孔有关。

（2）水电解质紊乱与禁食水及恶心、呕吐或胃肠减压有关。

（3）休克与低血压或呕吐丢失体液或消化道出血有关。

（4）低血糖/高血糖与胰腺炎破坏胰岛细胞有关。

（5）呼吸窘迫综合征与胰腺炎疾病有关。

（三）健康教育

（1）帮助患者及其家属了解本病的主要诱因及疾病过程。

（2）有胆道疾病、十二指肠疾病患者，应劝导其积极治疗。

（3）指导患者及其家属掌握饮食卫生知识，教育患者避免暴饮暴食和酗酒，平时应进食低脂无刺激性的食物，防止复发。

（4）出血性坏死型胰腺炎轻症病死率为 20%～30%，全胰腺坏死者可达 60%～70%，因此，积极预防病因，减少胰腺炎发生是极为重要的。

九、结核性腹膜炎

结核性腹膜炎是由结核杆菌引起的腹膜慢性、弥散性炎症。本病的感染途径可由腹腔内结核直接蔓延或血行播散而来。前者更为常见，如肠结核、肠系膜淋巴结核、输卵管结核等，均可为本病的直接原发病灶。以中青年多见，女性略多于男性。女性多于男性可能是盆腔结核逆行感染所致。

（一）护理措施

1. 休息
嘱患者应卧床休息，减少活动。

2. 发热护理
（1）高热时应卧床休息，减少活动。

（2）给予清淡饮食及补充适当饮料。

（3）提供合适的病室温度及适宜的衣服、被褥。

（4）评估发热的类型及伴随症状。

（5）体温过高时，应根据具体情况选择适宜的降温方式，如温水或乙醇擦浴、冰敷等，出汗较多时，应及时更换衣物、被褥，注意保暖，并协助患者翻身，注意皮肤及口腔的清洁与护理。

（6）高热患者、出汗多而进食少者，应遵医嘱补充热量、水电解质。

3. 饮食与营养
（1）鼓励患者尽量进食高热量、高蛋白、高维生素饮食，如牛奶、豆浆、鱼、瘦肉、蔬菜、水果等。

（2）协助患者于晨起、餐后、睡前漱口，加强口腔护理，口唇干燥患者应涂抹液状石蜡进行保护。

（3）进食困难患者应遵医嘱给予静脉高营养，如氨基酸、脂肪乳、清蛋白等。

（4）对腹泻明显者，必要时遵医嘱给予止泻剂。

（5）监测体重、血红蛋白的水平。

4. 疼痛的护理

（1）观察疼痛的部位、性质及持续的时间。

（2）耐心听取患者对疼痛的主诉，表示关心和理解。

（3）病室安静、舒适，保证充足的睡眠，减轻疼痛。

（4）腹痛的应对方法：教会患者放松的技巧，如深呼吸、全身肌肉放松、自我催眠等。教会患者分散注意力，如与人交谈、听音乐、看报等。适当给予解痉药，如阿托品、东莨菪碱等。腹痛厉害时，应遵医嘱给予相应处理，合并梗阻时行胃肠减压，合并急性穿孔时行外科手术。告知患者在剧烈疼痛时应及时报告医护人员。

5. 腹泻护理

（1）监测血清电解质及肝功能的变化。

（2）观察排便的次数、颜色、量、性状及性质。

（3）腹泻严重者应禁食，并观察有无脱水征，遵医嘱补液及止泻剂等。

（4）排便频繁者，每次便后应用软纸擦拭肛门，并用温水清洗干净，以防肛周皮肤黏膜破溃。

6. 腹水护理

（1）大量腹水患者取半坐卧位，使膈肌下降，减轻呼吸困难。

（2）限制钠盐的摄入，每天 3～5g。

（3）严格限制液体的摄入量，每日约 1000mL。

（4）遵医嘱给予利尿剂，注意观察有无低钾的症状，如四肢发软、腹胀等。

（5）遵医嘱给予全身抗结核药物治疗或腹腔内注药，注意观察药物对肝脏的损害，如皮肤、巩膜黄染、厌油腻、食欲减退等。

（6）注意每次放腹水不宜过多，并观察患者的一般情况，如面色、血压、脉搏等。

7. 心理护理

医护人员应为给予患者及其家属、同病室的患者讲解本病的基础知识，使其了解本病有无传染性，解除思想顾虑，给患者创造良好的病房环境及家庭社会支持系统。

（二）护理问题

1. 体温过高

体温过高与结核病毒血症有关。

2. 营养失调

营养低于机体需要量与该病属于慢性消耗性疾病以及舌炎、口角炎进食困难有关。

3. 腹泻

腹泻与腹膜炎性刺激致肠功能紊乱有关。

4. 腹痛

腹痛与腹膜炎有关。

5. 体液过多（腹水）

体液过多与腹膜充血、水肿、浆液纤维蛋白渗出有关。

6. 潜在并发症

潜在并发症有肠梗阻、腹腔脓肿、肠瘘及肠穿孔。

十、消化道肿瘤

消化道肿瘤是最常见的恶性肿瘤，发病率高，多见于 40~60 岁，男性发病多于女性。

（一）护理措施

1. 心理护理

医护人员应给予患者耐心、细致的护理，关心体贴患者，取得患者的信赖。经常与患者交谈，并提供一个安全、舒适和单独的环境，让患者表达悲哀情绪，在患者悲哀时，应表示理解，并维护患者的自尊。以临床上一件成功的病例鼓励患者重新鼓起生活的勇气，鼓励患者或其家属参与治疗和护理计划的决策制订过程，寻求合适的支持系统，建议单位领导或同事给予关心。鼓励患者家属成员进行安慰，必要时陪伴患者。

2. 疼痛护理

医护人员应为患者提供一个安静的环境，给予舒适的体位，保证患者得到足够的休息。观察患者疼痛的部位、性质及持续时间，分散患者的注意力，如听音乐、看书报等。晚期患者遵医嘱给予止痛剂，如盐酸哌替唑等。剧烈疼痛时，应及时报告医生。

3. 饮食护理

给予患者高蛋白、高糖、高维生素及易消化的饮食，并增加食物的色、香、味，增进食欲。让患者了解充足的营养对疾病的支持和恢复有重要作用，并鼓励患者进食。对进食困难者，多采取静脉输入高热量营养液来补充营养，如清蛋白、脂肪乳剂等监测体重、尿量、清蛋白及血红蛋白等值。给予高热量易消化的饮食，避免过冷、过热、粗糙、辛辣食物及刺激性饮料，如浓茶、咖啡等。监测有无出血症状，如黑便、呕血等。若患者出现出血症状，应安慰患者保持镇静，并及时清理床旁血迹，倾倒呕吐物或排泄物，避免不良刺激，消除紧张情绪。出血量大时，暂时禁食。观察呕血、黑便的性质、颜色、量、次数及出血时间。监测血压、脉搏、呼吸、尿量、血红蛋白值等指标，遵医嘱测定血型、交叉配血，并迅速建立静脉通路输液、输血，以补充血容量，遵医嘱给予制酸剂和止血剂，如奥美拉唑、巴曲酶等。

4. 嘱患者减少活动，并充分卧床休息

尤其是在下床活动前或吃饭前，应嘱患者减少活动，并充分卧床休息，以保存体力。根据患者的需要，把常用的日常用品置于患者容易取放的位置。在患者如厕或外出检查时应有人陪同，并协助其生活护理。根据病情与患者共同制订适宜的活动计划，以患者的耐受性为标准，逐渐增加活动量。教会患者对活动反应的自我监测生命体征的变化，有无头晕、眼花、疲乏、昏厥等，有无气促、呼吸困难、胸闷、胸痛、出汗等。

（二）护理问题

1.疼痛

疼痛与疾病本身有关。

2.恐惧、焦虑

恐惧、焦虑与对疾病缺乏了解，担忧癌症预后有关。

3.营养失调

营养低于机体需要量与摄入不足、消耗增加有关。

4.活动无耐力

活动无耐力与术后长时间卧床、禁食有关。

5.知识缺乏

与患者缺乏相关知识有关。

6.潜在并发症

出血、梗阻。

（三）健康教育

（1）强调疾病的治愈要靠术后的长期配合。

（2）强调保持乐观态度的重要性，指导患者自我调节情绪。

（3）避免过度劳累，注意劳逸结合。

（4）宜少食多餐，进食营养丰富的饮食，避免生、冷、刺激性的食物，戒烟、酒。讲解并发症的表现及紧急处理。

（5）定期门诊随访，定期检查血常规、肝功能等，注意预防感染。

参考文献

[1] 董文慧 . 分级诊疗背景下社区老年慢性病全科诊疗路径构建与实践 [J]. 新疆医学 , 2023, 53(1):4.

[2] 朱佳宏 , 刘颖 , 任菁菁 . 以乏力为表现的未分化疾病全科诊疗思路 [J]. 中华全科医学 , 2023, 21(4):539–543.

[3] 张海澄 , 余新艳 , 王红宇 , 等 . 远程心电筛查助力分级诊疗的管理难点及瓶颈 [J]. 中国全科医学 , 2023, 26(5):8.

[4] 陈宁 , 赵亚利 . 北京朝阳区基层全科医生的变应性鼻炎知识知晓与诊疗情况 [J]. 中国全科医学 , 2023, 26(7):8.

[5] 朱凯瑞 , 李霞 . 低钾血症的全科诊疗体会—附 Gitelman 综合征 1 例 [J]. 中国临床案例成果数据库 , 2022, 04(01):E03771–E03771.

[6] 吴远 , 吕宏军 , 姚孝礼 , 等 . 糖尿病合并非梭状菌皮肤软组织产气性感染二例临床诊疗分析 [J]. 中国全科医学 , 2022, 25(3):5.

[7] 高川 , 高莹 , 周俞余 , 等 . 冠心病诊疗中患者决策辅助工具干预效果的系统评价 [J]. 中国全科医学 , 2022, 25(5):6.

[8] 刘宪红 , 王林林 , 翟莉红 , 等 . 重视全科医学临床思维 , 提升全科医师诊疗水平——RS3PE 综合征诊治体会 [J]. 临床合理用药杂志 , 2022(019):015.

[9] 温晓琼 . 中医情志护理措施对乳腺癌患者心理情绪及护理满意度的影响分析 [J]. 全科口腔医学电子杂志 , 2022(9):87, 106.

[10] 邱霞 . 人性化护理与常规护理联合在中耳炎患者护理中的影响 [J]. 全科口腔医学电子杂志 , 2022(31):142, 177.

[11] 雷所荣 , 杨雪 , 陈雪琴 . 对气胸患者的观察与护理干预研究 [J]. 全科口腔医学电子杂志 , 2022(23):108, 111.

[12] 张佳囡田虹陈雪英 . 多轨道心理支持技术对缓解期双相情感障碍者社会功能恢复与护理满意度的影响分析 [J]. 全科医学临床与教育 , 2022, 20(3):286–288.

[13] 周雅婷易敏张先红何华云孟玉倩尹华英 . 儿科无陪护病房护理人员医学叙事能力与一

般自我效能感的相关性分析 [J]. 全科护理 , 2022,20(30):4268-4271.

[14] 顾云霞 . 护理专案在改善门诊输液患儿治疗依从性中的应用 [J]. 全科口腔医学电子杂志 , 2022(33):152-153.

[15] 张黎黎 . 不同护理模式在根管治疗中的应用效果探讨 [J]. 全科口腔医学电子杂志 , 2022(18):107-108.

[16] 陈佳佳高彩娥陈思敏 . 多导向特性护理在强直性脊柱炎生物制剂治疗患者中的应用 [J]. 全科医学临床与教育 , 2022, 20(11):1055-1056.

[17] 孔薇 , 王艳瑞 . 综合护理在植入式静脉输液港治疗患者中的具体运用 [J]. 全科口腔医学电子杂志 , 2022(30):74, 76.

[18] 纪建英 , 郑聪霞 , 何雪妃 , 等 . "互联网 +" 医疗护理模式在产科三位一体家庭式病房产妇中的应用效果 [J]. 中华全科医学 , 2022(020-006):1080-1084.

[19] 李佩陈文会卜明悦窦晓青 . 专病优品护理在习惯性流产主动免疫治疗患者中的应用研究 [J]. 全科医学临床与教育 , 2022, 20(10):951-952.

[20] 管蕊孙金龙宋占春 . 整合式多学科诊疗护理在老年脑血管疾病患者中的应用效果 [J]. 中国医药导报 , 2022, 19(13):173-176.

[21] 秦玉芬 , 张桂芳 . 消化内镜护理过程中的问题及对策——评《消化内镜诊疗技术》[J]. 中国全科医学 , 2022(029):025.

[22] 王蒙 , 王钧 , 卢长方 , 等 . 分级诊疗制度下我国高等医学院校全科医学学科建设现状 [J]. 中文科技期刊数据库 (全文版) 教育科学 , 2022(6):4.

[23] 郭梅因 . 情景模拟教学法在全科医学科护理实习生带教中的应用 [J]. 哈尔滨医药 , 2022(002):042.

[24] 原理 , 黄哲 , 李炜 , 等 . 以 "SOAP 问诊" 和 "六经辨证" 为核心的中医全科规范化诊疗体系建设与探索 [J]. 中华全科医学 , 2022(020-006):903-907.

[25] 胡方舟 , 赵瑞芳 , 白杨 , 等 . 某三级甲等医院全科医学科住院患者特征分析及对全科护理人才培养的思考 [J]. 全科护理 , 2022, 20(8):3.

[26] 靳敬伟 . 综合医院全科医学护理发展研究进展 [J]. 护理研究 , 2022, 36(20):3686-3688.

[27] 张玲玲 . 实用全科医学诊疗 [M]. 吉林科学技术出版社 , 2011.